U0295731

感谢国家自然科学基金对本书翻译提供的资助

（项目编号：71573175，71071094，71273176）

《红色警报：如何安全重振美国医疗保健体系》

［美］戴维·德兰诺夫 著 许永国 黄丞 译

Code Red：

An Economist Explains How to
Revive the Healthcare System without Destroying It

红色警报

如何安全重振
美国医疗保健体系

［美］戴维·德兰诺夫　著　｜　许永国　黄丞　译

上海三联书店

目　　录

致　谢

　　本书的创作灵感，源于我的母亲 Dorothy Dranove 和岳父 Sandor Salgo 的经历。二老均于 2007 年仙逝。令人宽慰的是，她（他）们在生命最后的日子里享受到了堪称一流的医疗保健，却没有为财务所困。我衷心希望通过此书，帮助全体美国人民实现同样幸运的结局。

　　谨借此机会感谢 Michael Hu，Eliot Weinstein 特别是 Christa Van der Eb 提供的研究支持。他（她）们勇敢地深入到我此前从未探索过的领域。

译　序

　　正如本书书名暗示的,跨世纪的美国医疗保健体系犹如一个
身染沉疴的垂危病人。[①] 百余年来,美国医疗保健体系的可及性警
报、成本警报与质量警报此起彼伏,但每次医疗保健体系改革都是
顾此失彼,按下葫芦浮起瓢,致使积重难返。《患者保护与平价医
疗法案》(又称奥巴马医改法案)一度被视为起死回生的金方。然
而,它在当时引发的美国党派与民众巨大分裂[②]以及实施数年后依
然面临激烈存废之争的事实表明,美国朝野对已绵延半个多世纪
的"三高症"——成本高、无保比例高、质量糟糕——的病因诊断与
最佳治疗方案仍未达成共识。这不禁令人好奇,美国医疗保健体
系究竟是如何走到今天这个境地的? 美国人民一个世纪以来坚持
不懈的探索为何并未让病情缓解? 有没有标本兼治的妙方能让濒
临昏迷的"美国病人"平安地苏醒,甚至一劳永逸地消灭这三个长
期毒害医疗保健体系肌体的"天启骑士"?

---

① Code Red 本是美国医院安全预警系统中的火警代码,此处寓意美国医疗保健体系
　危机已十万火急。
② 保守主义者与自由主义者阵营对它的态度泾渭分明,都是一边倒。民间的分歧跟国
　会一样大,喜欢和反对它的美国人各占将近 40%。

美国西北大学凯洛格管理学院著名健康经济学家戴维·德兰诺夫的这本《红色警报》，正是要回应上述重要医疗卫生公共政策问题。但是，这本书也可以被看成是对诺贝尔经济学奖得主、健康经济学奠基人肯尼斯·阿罗半个多世纪以前对医疗保健市场何以与众不同的经典之问和他提出的富有争议的大胆猜想的时代回响。正如本书及其姊妹篇《经济演变》中指出的，[①]美国百年来的一切医疗保健体系变革，都是为了解决健康经济面临的同一个根本问题——"选购难题"，也就是如何以尽可能低的成本，帮助患者从正确的提供者那里，采购到恰当的医疗服务。医疗保健制度变迁的历史与医疗市场的经济学理论，是贯穿本书的两条相互交织的主线。

本书承袭了《经济演变》引人入胜、环环相扣、深入浅出的讲故事风格，巧妙地将美国公共与私人部门破解医疗市场难题的制度变革史，与经济学理论和经验证据融为一体，是深度解析美国百年医疗保健制度演化路径和健康经济学思想精髓的上乘佳作，令人读之不忍释卷。该书极富学术严谨性与政策前瞻性，无论对中国医疗保健制度与组织创新实践，还是对中国健康政策与制度演化的学术研究，都有极其重要的启迪性，绝对是一部历久弥新、回味无穷的经典之作。

本书开篇没有前言，也未详细交代写作意图与上下传承关系，而是通过大小标题精心选用医学专业术语，巧妙地传达出这些信息。全书上部分标题是"把脉"，下部分标题是"寻方"，读者眼前自

---

① 《美国医疗保健的经济演变》已于 2015 年由上海三联书店出版，两本书之间的承接关系引言自有交代。

然浮现出一幅垂危"美国病人"的画面。第一章标题用"accidental"暗示美国传统医疗提供与保险体系乃是特定技术、经济与政治（包括战争）环境因缘际会的结果，第二章标题用"paging"揭示了医生在当时的支配性地位以及医疗决策不受财务干扰的神话行将破灭，第三、四章标题用"ailing"、"therapy"和"prescription"表明美国公共和私人部门在设法拯救"美国病人"。第五章标题用"self－help"刻画了以医生和提供者为中心的马库斯医疗和以第三方支付者为中心的管理式医疗开始转向患者驱动的自救运动。第七章标题"mending"喻义要修补美国全民健康保障网这个疮口，第八章标题"reviving"则与整本书大标题和用创口贴拼成的醒目红底白十字封面图片首尾呼应，凸显了美国医疗改革"山雨欲来风满楼"的紧迫性，预见到了即将到来的奥巴马医改。

　　倘若没有 19 世纪末以来一波波的医疗技术革命浪潮，世界上肯定会多许多悲欢离合的医疗事故，但也不会有后面那么多剪不断理还乱的医疗故事。医学技术的进步与收入水平的增长，共同拉高了医疗的需求与费用，进而催生了医疗保险机构这个独特的第三方支付组织；诊疗技术的日新月异与医学知识的专业分工，加剧了医患之间的信息鸿沟，更凸显了医疗服务的信任品属性，同时也造就了医院等复杂的医疗提供组织。[①] 在随后的一百多年里，这些重大医疗技术与组织变革将会深远地影响世界各国承担救死扶伤重任的医疗保健部门，甚至于把医疗保健体制改革变成了世界

---

① 一名患者拖着病体到医院求医，就像是开着出了故障的汽车到维修站修理。他不清楚自己的问题出在哪里、究竟需要购买哪些类型或质量的服务以及该购买多少数量。治疗结束后，他也无法证实自己是否接受了不必要的治疗或为未提供的服务付了费。这就是信任品（credence goods）的典型特征。

性经济乃至政治难题，成为每个人生命中不能承受之重。就连身处全球医疗保健创新浪潮之巅的美国也深陷其中，几乎无力自拔。我们不禁要问，在这种令人惊诧的转变背后，究竟发生了什么？医疗保健产业为什么如此卓尔不群？

　　1963年，阿罗在那篇开创性论文《不确定性与医疗保健的福利经济学》中就发出了类似的疑问。以自己构建的竞争性市场模型和福利经济学规范为参照系，阿罗发现（美国）医疗保健产业存在许多非同寻常的结构性特征。首先，与医疗提供市场密切互补的医疗风险规避市场不发达甚至根本不存在。阿罗指出，个体对医疗服务的需求最突出的特征是不规律、无法预料。患者面对的不只是疾病发生以及由此产生的财务风险，还有完全、部分或延迟康复的健康风险。然而，当时美国的现实是许多医疗（甚至大病）支出都没有保险保障，还有许多群体根本就没有医疗保险。医疗保险远未实现应有的全民和完全保障。其次，医疗服务提供市场也有许多令人费解的职业伦理和非市场社会制度。比如医生的活动面临着更苛刻的职业伦理约束，医生的行为更多地受对患者福利而非自身利益关切的支配；行医面临牌照制和医学教育标准等刚性准入限制；基于收入的价格歧视（对赤贫者免费）广泛存在；固守服务项目付费制，敌视预付制等提供者支付安排。

　　阿罗认为，医疗保健产业几乎所有特殊的经济学问题，事实上都源于不确定性的普遍存在，都可以被解释为对疾病发生和治疗效果存在的不确定性的适应。[①] 他进而提出了至今仍然富有争议的大胆猜想："当市场无法实现最优状态时，社会（至少在某种程度

---

① 　阿罗所指的"不确定性"是个宽泛的概念，既包括基本的风险，也包括信息不对称。

上)会意识到这种缺口,试图填补缺口的非市场社会制度便应运而生……医疗保健市场特殊的结构性特征,大抵都是为了克服承受合适风险的市场缺失以及信息市场的不完美造成的非最优结果。"

考虑到保险潜在的巨大福利,阿罗认为政府应该在私人保险市场缺失时提供全民医疗保险。但是,他意识到完全的医疗保险面临着严重的实际障碍。尤其是,用保险来应对不确定性的概念并未充分反映不同个体有不同不确定性这一现实。由于患者与保险商之间的信息不对称,医疗保险会扭曲人们的激励。首先,投保人规避损失的激励被稀释,对医疗保健的需求被人为拉高。其次,不受保险商控制的医生完全可能自愿或为取悦患者实施过度医疗。此外,无论患者还是医生,在保险之下都缺乏搜寻更低价格的激励。① 但是,阿罗认为这些道德风险行为并不改变政府设立更宽泛的医疗保险的基本结论。② 阿罗还阐述了保险商面对不同风险类型的投保人时的"撇脂"行为,几乎预见到了罗斯柴尔德—斯蒂格利茨模型关于逆向选择导致竞争性私人保险市场陷入"死亡螺旋"的经典结论。他强调了团体保单与个体保单在相对管理成本上的惊人差异,并认为这种规模经济是支持全民(尤其是强制)医疗保险计划的强有力的理由。

随后,阿罗从患病的不确定性,转向患病后的不确定性:其一是治疗效果总体上的不确定性。医疗产品质量的不确定性或许比任何其他重要产品都大,③而疾病的康复跟它的发生一样无法预

---

① 其实还有第四种道德风险:有保险的患者可能不会再那么关注自身的健康或疾病预防。
② 他提到大病医疗保险设置共同保险条款遏制道德风险,同时降低保险商承受的风险。
③ 尤其对重病,患者不仅缺少通过自己或他人体验来学习的机会,而且效用变动更大。

料。其二是交易双方面对的不确定性极为不同。医学知识的复杂性，决定了医生拥有的有关治疗后果与可能性的信息必然比患者多得多。在理想的保险下，患者总是按治疗结果付费，因此无需关心自己与医生之间的信息不对等。然而，在现实中，这种理想保险并不存在。这就需要产生某种替代制度，保证至少医生会最大限度地运用自己的医学知识诊病施药。在阿罗看来，患者对医生高度信任，医生秉承患者利益至上原则并克制对商业利益的追逐，以及患者将治疗、转诊或住院等重要决策授权给医生，医生像完美代理人那样恪守社会契约提供优质医疗，这些职业规范都是为解决这种信息不对称性与最优保险缺失而出现的补偿性制度。医院相对弱的逐利倾向，[①]还有价格歧视及其极端形式免费治疗，也服务于同样社会目的。严苛的准入壁垒，则是为应对医疗效果的总体不确定性，尽可能减少患者对医疗产出质量的不确定性而设计的社会制度。[②]

一言以蔽之，阿罗认为，医疗保健产业的非市场制度特征是对自由市场无效率的反应。这是达尔文式"生存法则"的经济学类比。其隐含逻辑是，从长期来看，无效率的经济组织或商业模式终究会被淘汰。20 世纪 60 年代，美国医疗保健市场占据支配地位的制度是以"马库斯·维尔比"医疗为缩影的医患关系，以及只管买单的责任赔偿保险。按阿罗的猜想，这种经过"市场检验"的医疗保健体系必定是克服信息不对称与医疗保险市场不完备带来的无

---

① 引用阿罗的原文，"'利润'一词本身，就是否认这种信任关系的信号。"

② 他坦率地说，"这种解释或许有点天真，但远比为创收寻求垄断的任何说法站得住脚。"

效率的优胜方式。

阿罗洞悉了传统美国医疗保健市场的独特性与不完美，他对医生和政府这两个"完美"代理人寄予的厚望令人格外印象深刻。他认为，患者可以无保留地信任医生，把决策权授予给医生，医生会无私地把个人的利己考虑放到一旁，以患者利益至上，全心全意为患者服务，做完美的代理人。政府会及时补位，填补市场无效率的缺口，把社会拉回到最优福利状态。他还认为，放任消费者自由选择对医疗市场而言是难以容忍的。但是，他的理论猜想有一个关键的缺环，就是没有解释医疗保健市场和政治市场何以会像福利经济学家所暗示的那样"填补最优性缺口"，并如何完成惊险的一跳，转型到那些特定的非市场制度。

假如医生真的像马库斯·维尔比那样无私地帮助患者，面对财务诱惑始终坚持患者利益至上，假如患者能确信自己所挑选的医生医术高明或能判断自己是否获得了所需的优质医疗，那么，患者将医疗决策完全授权给医生并毫无保留地信任自己的医生，或许真的是解决医疗保健市场失灵的有效率的社会制度。又假如，患者的医疗需求完全基于自己对医疗的实际需要，充分考虑到对风险池的外部性，那么，提高医疗可及性带来的医疗成本攀升或许会更有节制。遗憾的是，这些"假如"都是巨大的问号。正如马尔萨斯的人口理论，阿罗的推断似乎与之前的时代相当吻合，但即将发生的历史很快会无情地推翻它。

那么，在接下来的半个世纪里，美国医疗组织演变的历史轨迹，是否沿着阿罗预见的方向发展？阿罗期待的全民医疗保险保障是否实现了？医生是否依然是值得人们托付和信任的完美代理人？非营利组织是否仍是医疗提供与保险机构的主导形式？后来发生的医疗技术革命与信息技术革命，是否降低了医疗提供与医疗保险市场的不确定性与信息不对称性，让患者得以成为自身医疗消费的合格选购者？《红色警报》一书完整地回顾了阿罗的猜想发表前后各半个世纪左右的医疗保健体系变革史，也为我们揭晓了上述这些问题的答案。

我们看到，美国政府的确很快放弃了无为而治的做法，通过两个史上最大的公立医疗保险 Medicare 和 Medicaid 强力介入了医疗保健产业。但是，随着医疗费用节节攀升，政府的健康规划与基建审批、价格管制与支付制度改革等强大的有形之手接踵而至。无论是提供者体系还是保险体系，美国的医疗产业都变得越来越商业化了，马库斯·维尔比医生的美好神话终究还是破灭了。随着管理式医疗革命爆发，强大的垄断提供组织与保险组织开始相互斗法。在 21 世纪之初，医学实践差异与医疗的质量问题也从冰山之下浮出水面、暴露无遗。在过去的一个世纪里，医生、医院、保险商、医药公司、雇主和患者团体等利益集团丛生，权力山头林立，医疗立法的政治斗鸡博弈轮番上演，医疗保健体制立法寸步难行，只能搞零打碎敲式的"爬行渐近主义"改革，全民医疗保险保障犹在梦中。

阿罗对政府在医疗保健市场中的作用始终寄予厚望，他所依赖的是竞争性理论这个基准参照系。然而，正如著名制度经济学家哈罗德·德姆塞茨在批驳阿罗 1962 年发表的那篇创新经济学经典文献《经济福利与创新的资源配置》时尖锐地指出的，比较制度分析应该将一种真实的制度与另一种真实的替代制度做比较，而不是将人间的"不完美"制度与天堂里的理想制度做比较,否则将面临极其严重的逻辑谬误。另一位杰出的健康经济学家马克·鲍利曾提出以下质疑:我们怎么能相信,同样一名无知的消费者,从产品市场进入政治市场之后,就会摇身一变成为了有知的投票人,并投票选出以社会福利最大化为己任的政治家? 别忘了著名的阿罗不可能定理,它告诉我们理想的民意汇总机制可能根本不存在。或许是有感于政府干预医疗保健体系的巨大诱惑和美式民主政治的无奈僵局,作者在《红色警报》末尾忍不住发出了是否要基于单一支付体系实现全民保障的惊险一问,但最后为子孙后代的福祉计决意保留市场化医疗保健,读之令人掩卷长思!

纵然如此,阿罗对医疗领域的不确定性和信息不对称性的强调,对经济激励、合同设计和制度演化在医疗保健市场的重要性的重视,都源源不断地激发我们的创新灵感。沿着阿罗提供的经济学线索和《红色警报》一书中提供的翔实历史,我们可以说,无论是医疗卫生体制改革,医疗组织与制度创新,还是医患信任与矛盾冲突,根子其实都可以追溯到医疗市场中的不确定性与信息难题,以及由此引发的合同治理与激励机制设计问题。譬如,书中提炼出了所谓"医疗保健激励第一公理"和"医生激励第二公理",并将信息不充分、激励不恰当和博弈机会多视为妨碍美国医疗改革成功的三只拦路虎。比比皆是的实例还提醒我们,美国的医疗保健体系既有的种种问题和行为扭曲,也许并非所谓市场化或竞争过度所致,而分明是激励机制异常造成。其中,医疗市场价格激励缺失也许是最根本、后果最严重的。这一点可以从第五章对价格透明度的分析和第八章对明智定价的分析中看得清清楚楚。这种价格信号的紊乱,既有医疗质量无法标准化度量的技术原因,也有政府和法律不断干预的人为因素。《红色警报》一书启示我们,任何医疗保健体系改革与医疗保健制度创新,最后都要着眼于降低或消除医疗提供与医疗保险签约中遇到的各种交易摩擦,以尽可能低的成本帮助患者选购到物美价廉的医疗服务。在某种程度上讲,医疗保健体制变革的终极目的,就是要让特殊的医疗提供与医疗保险市场尽可能回归到正常的市场。

最后,我们想特别感谢冯静编辑、郑秀艳编辑等同仁。她们耐心细致地精心工作,往返数次校对调整,确定整套书的封面与装帧,最终确保了这套上下两册译著按时保质完成。

在本书翻译过程中,我们时常要在忠于原著与通达雅致之间做艰难的取舍。除了经济学专业术语之外,书中还涉及到诸多医学术语、美国地名与政治经济术语。我们已经竭尽所能一一加以仔细甄别确保无误。如有错漏或不精准之处,还请读者们不吝指教。我们的联系方式如下:许永国:xyg76@sjtu.edu.cn;黄丞,chhuang@sjtu.edu.cn。当然,所有翻译文责,皆由我们自己承担。

第一部分

把　　脉

引　言

我们的医疗保健体系令世人艳羡，因为我们坚信医疗决策是由医生和患者而非华盛顿的官员们做出的。

——乔治·W.布什总统，2004[1]

直面现实吧：假如一切可以从头再来，无论是彻底的自由主义者，还是顽固的保守主义者，都断然不会打造出美国人如今承继的这套医疗保健体系。既然如此，我们为何还要抱残守缺呢？

——参议员希拉里·克林顿，2004[2]

美国的医疗保健体系也许让世人眼红，但没人真的相信这套医疗保健体系已经完全实现了任何国家都梦寐以求的三大目标：可及性（access）、效率（efficiency）和质量（quality）。在过去一百年的大部分时间里，美国的历次医疗保健改革都是在为实现这些目标不懈奋斗。美国人民上下求索，但这些目标仍然像从前一样遥不可及。

在 20 世纪的大部分时间里,质量与效率目标始终屈居于可及性之后。美国私人健康保险在 20 世纪 30 年代前开始陆续出现,到二战爆发时保障面扩张到 1 千万人,到 20 世纪 50 年代终于腾空而起。在此期间,美国联邦政府曾多次试图通过国家健康保险立法,但最后均以失败而告终,其在提高医疗可及性上只能算是个配角。与裹足不前的联邦政府不同,州政府与地方政府倒是为那些医疗支付能力最差的美国人铺设了一张不大不小的保障网。

1965 年,美国国会终于通过了两项重大健康保险计划的立法,这就是为几乎所有老年人和残障人士提供保险的联邦医疗保险计划(Medicare)以及为看不起病的穷人提供保险的医疗救助计划(Medicaid)。这两个计划解决了数千万美国人的医疗可及性问题,但同时也引致了医疗成本上涨。于是,自 20 世纪 70 年代以来,公共与私人支付者关注的焦点从可及性转向成本控制。到 20 世纪 90 年代末,成本问题似乎已被管理式医疗攻克了(至少平息了),但患者与提供者怨声载道。1999 和 2000 年,美国医学研究院(Institute of Medicine,简称 IOM)发布了两项研究,警示公众关注医疗保健的质量问题。

21 世纪之初,我们依然深受可及性、质量与效率这三大问题的困扰。大约有 4,700 万美国人在上一年的某个时段没有医疗保险。在 20 世纪 90 年代暂时消停一段之后,医疗成本又恢复了无情攀升的态势。我们比以往任何时候都更加健康,但也更深刻地意识到医疗质量存在着让人无法接受的巨大鸿沟。价值 2 万亿美元的美国医疗保健体系危在旦夕。

就像救治任何岌岌可危的病人一样,我们首先要对病情做出恰当的诊断。这是本书前半部分的任务。我们从美国医疗成本委员会(Committee on the Costs of Medical Care,简称CCMC)1932年发布的那份里程碑式的报告讲起,介绍了研究者们如何发现美国医疗保健体系内存在的不胜枚举的系统性问题及其产生的根源。我们还介绍了为消除这些问题所做的种种尝试。"前事不忘,后事之师"。在本书的后半部分,我们将讨论美国人民为重振医疗保健体系所做的方兴未艾的努力。在全书最后一章,本人提出了自己的几点改革建议。

变革的方向

跟许多其他讨论医疗保健改革的书籍不同,本书不打算对全民医疗保障提出任何笼统的建议。这并非因为缺乏想法。在过去的大半个世纪里,政治观点不同的各路政策分析家们纷纷提出了自己的总体方案,其中既有倾向保守主义的"传统基金会"提出的基于市场的提案,也有倾向自由主义的"尽责的全民健康保险的医生"提出的单一支付提案。这些提议之所以未能通过立法,个中原因错综复杂。最有说服力的原因,或许是由哥伦比亚大学的政策权威 Eli Ginzberg 提出的:医疗保健产业有太多的权力中心,包括医生、医院、保险商、医药公司以及其他供应者[3]。我还要在这份清单上加上雇主(大多数美国人的健康保险的真正购买人)和患者保护团体(尤其是老年人权益的捍卫者)。似乎还没人提出过不会对至少两个权力中心产生负面影响的医改方案。保险商和供应者反对要求大幅扩张政府权力的提议,提供者和患者保护团体则对市场化的解决方案(尤其是那些促进管理式医疗发展的方案)兴味索然。由此造成的结果是立法僵局始终无法打破。

当克林顿总统在 1993 年揭开《健康保障法》的神秘面纱时,一些本该多做些功课的同仁拍着胸脯对我说,这项立法提案肯定会获得史无前例的成功。政治家们也信心满满地以为这项计划会顺利在国会获得通过,因为这次增加了新投票群体。他们说,"这回情况不一样"。但是,回想起以往医改失败的历史以及争取多个权力中心支持的艰辛,我意识到,已经不是头一回听到类似的乐观言论了。真是应了那句法国名言"愈多变愈不变"(*The more things changed , the more they stayed the same*)。事情果然不出我所料,对克林顿计划可能获得立法通过的乐观情绪逐渐退散,到 1994 年终于消失得无影无踪。1994 年 11 月,共和党人牢牢把持了国会,国家健康改革注定要胎死腹中。如今,国家健康改革又卷土重来,分析家们再次暗示我们,"这回情况不一样"。

我对国会打破长达一个世纪以来的政治僵局、通过一项彻底的国家健康改革立法,压根就不抱幻想。这算不上什么大智慧。在 1974 年对 Medicaid 计划出台原因的出色研究中,Robert 和 Rosemary Stevens 早就指出,我们充其量只能通过零打碎敲的立法,我称之为"爬行的渐进主义"。[4]迄今为止,他们的观点被证明是正确的,而且也没有任何迹象表明情况会立即发生根本转变。这正是我不打算提出一项综合解决方案的原因所在。何况,我也不相信,有什么灵丹妙药能一下子治好美国医疗保健体系的痼疾。但是,我确实相信,我们有可能重振这套体系,让事情再次走上正轨。比如,我相信,我们可以用最少的联邦干预将没有医疗保险的国民人数减少一半甚至更多。许多州已经先行一步,联邦政府只需要出手轻轻助推一把,就能在全美实现这一目标。将没有医保的问题缩小到可控范围之后,再借助一些规模更小的措施,就可以将保障网中剩下的大多数漏洞堵上。

旨在解决可及性问题的许多提议受到了要求同时降低成本的掣肘。这是基于一个错误前提,就是以为降低成本是改善医疗保健体系其他方面的先决条件。Medicare 和 Medicaid 在改善数千万美国人的可及性上的成功初步证明了我们可以一次集中解决一个问题。进一步说,我们应该思考的或许不是降低成本本身,而是如何确保把钱花对了地方。在本书中,我会提出一些让我们成为更明智的医疗选购者的简单办法。

假如我们过分关注成本,质量肯定要遭殃。令人欣慰的是,雇主、支付者和政府都在竭尽全力寻找度量和奖励质量最高的提供者与支付者的办法。但是,除非我们拥有更优质的数据,并能改进数据分析的方法,否则,这项运动很可能会中途夭折。做到这些也许还不够。提供者和患者还必须从根本上重新思考质量的涵义,否则,第三方的监督将无济于事,质量将会永远排在成本后面。我不想自欺欺人地说我们已经掌握了能完美地度量质量、奖励最优秀的提供者以及鼓励最差劲的提供者改进质量的妙方。但是,我会就我们如何在这些方面做出改进提出一些建议。

本书是前一本书的续篇吗?

本人在 2000 年出版了《美国医疗保健的经济演变》一书。那本书面向的是业内专家以及对美国最重要的产业感兴趣的普罗大众。它按照编年体方式记录了管理式医疗的崛起与不确定的未来。我认为,那本书相当好地阐明了美国健康经济的去向,并清楚地解释了管理式医疗可以如何控制住成本。与此同时，我还指出了健康维护组织（Health Maintenance Organizations，简称HMOs）在市场上继续获得成功所面临的严重障碍。流行的观点是管理式医疗已经失败了。实际情况却是，许多管理式医疗策略依然欣欣向荣，包括几乎被普遍采纳的提供者网络与药典，以及提供者支付制度的创新与疾病管理。即便如此，公众对部分管理式医疗计划粗暴干预和缩小提供者网络的做法的口诛笔伐，已导致管理严格的健康维护组织蜕变为更宽松的有管理的医疗模式。其结果是医疗保健成本可预见地急剧上升。与此同时，人们对质量的忧虑愈来愈深，对解决可及性的兴趣也日渐高涨。

　　本书既是《美国医疗保健的经济演变》一书的更新版，也是对该书分析焦点的扩充，其中新增了公共部门为应对质量、成本特别是可及性问题所做的不懈努力。两本书有部分内容重叠，尤其是本书前半部分对诱导需求与道德风险等基本健康经济学主题的探讨。但是，本书前半部分增加了不少有关医疗可及性和保险市场的新素材。本书后半部分完全是《美国医疗保健的经济演变》的续篇，介绍了美国朝野上下在解决成本、质量和可及性问题上的最新尝试，包括消费者导向的健康保险计划、提供者报告卡以及州政府的医改新举措。本书最后一章提出了政策建议，那是我在这两本书中集中思考的最终结晶。我由衷地希望，那里面包含了一点闪光的东西。

第一章　偶然形成的医疗保健体系

（每位国民）都有权享有充分的医疗，（并）免受疾病带来的经济恐惧。

——哈利·S.杜鲁门总统，1945[1]

早期症状

19世纪末，美国人每年在医疗保健上的平均支出还不到4美元（相当于今天的不到100美元）。当时美国人的医疗支出之所以这么低，主要是因为提供者所能提供的救治手段有限。乙醚自1847年开始就被用于麻醉。但是，由于担心感染的风险，人们仅在最严重的情况下才会动手术。医药已被普遍使用，然而人们搞不清什么是真正的灵丹妙药，什么是江湖术士骗人的狗皮膏药。（你能想象吗？19世纪末最流行的药物之一竟然是汞！）多数患者都是在家中接受药物治疗，医院只是收治穷人和无家可归者的场所。[2]

20世纪初，医疗技术突飞猛进，医疗保健支出随之水涨船高。

巴斯德于 1870 年提出细菌致病的理论，到 1900 年，提供者已经有能力查出和治疗白喉及其他传染性疾病。威廉·伦琴于 1895 年发现高压辐射的实际用途。这一发现最早的应用之一是在一张感光板上拍摄人体的骨骼图像。这些"X 光片"缩短了断骨固定所需的时间，极大地提高了患者手术后的存活率。医院也开始使用（李斯特发现的）碳酸充当消毒剂，从而降低了术后感染的风险，进一步提高了患者手术后的存活率。随着医院不断地用更先进的医疗技术武装自己，越来越多的患者开始将求生的希望转向医院。

这些新技术也让人们付出了代价。1900 年，美国人在医疗上的平均支出为 5 美元。但是，很多人的医疗支出远高于这个数字，一些人为了治病不得不花光毕生积蓄。无力负担"尖端"医疗所需费用的人们只能依靠慈善医疗或干脆放弃治疗。有些人最后在只能提供慰藉却无法救治患者与垂死者的救济农场中苟延残喘。

健康保险本来可以阻止此类大灾的发生。但是，正如我们今天所了解的，当时只有少数美国人拥有健康保险。像采矿和修路这样的高风险产业的雇主往往会为工人的工伤医疗买单。但是，雇主这么做只是为了维持员工的生产力。[3]旨在保护财富和保证与工作无关的疾病的医疗可及性的健康保险尚不存在。

美国人的医疗负担能力越来越成问题，但医疗保健的成本仍在攀升。1910 年，著名的《**弗莱克斯纳委员会报告**》（Flexner Commission Report）提高了医学教育急需的科学严谨性。但是，更苛刻的教育要求也提高了医学教育的成本，并构筑了行医的进入壁垒。人均医生数量在二十年内下降了 27％，从 1900 年的每 10 万人 173 名下降到 1920 年的每 10 万人 125 名。[4]随之而来的是医生的费用与收入猛增。与此同时,医学创新的步伐开始加快,尿样分析和验血等技术进步同时抬高了对医疗的需求与成本。

随着越来越多的美国家庭面临因重大疾病而财务破产的可能,政府不得不考虑提供某种类型的保护。1915 年,半数州颁布了工人薪酬法,像美国劳工立法协会(American Association for Labor Legislation,简称 AALL)这样的进步组织开始大力推动为所有在职的美国人及其家属提供国家健康保障。该协会的主席 Alexander Lambert 是医生出身,兼任美国医学会(American Medical Association,简称 AMA)司法理事会主席。他极力推动这两个组织携手共同提高医疗的可及性。

1916 年初,在 AMA 高层的协助下,AALL 草拟了一份旨在向全体员工提供综合性健康保险的示范性立法。这种保险将由政府、雇主和员工自身三方共同出资。AALL 的提案得到了包括《**新英格兰医学杂志**》(New England Journal of Medicine)、美国公共健康局(the United States Public Health Services)、多个州的医疗协会以及一个州政府健康官员研讨会在内的各阶层的大力支持。《**美国医学会杂志**》(Journal of the American Medical Association)甚至评论说:"眼下正是医疗界同仁们参与推动社会保险立法的大好时机。"[5]

不想承担额外费用的雇主和尚未涉足健康保险、也不愿俯首听命于他人的保险公司都反对这项建议。美国保险经济协会的主席曾诘问道:"你们能想象一下,得派多少官差来执行这样的法律吗?"Philemon Tecumsah Sherman(美国内战联邦军将领威廉·谢尔曼之子)则警告说,AALL 提案所参考的范本即德国的新国家健康保险体系之所以能成功，靠的是"德国政府铁一般的纪律"[6]。此话的用意自然不是大力声援 AALL 的提案。他还指出，为有工作的人提供保险会让那些最需要保障的人们继续缺医少药。

AMA 虽然协助草拟了 AALL 的提案，但却从未正式表态支持过。很多医生对员工薪酬计划也不再抱有幻想，亦反对降低费率和瓦解传统医患关系。如今，他（她）们开始重新思考社会医疗（socialized medicine）。在听取了会员们的反对意见之后，AMA 高层开始打退堂鼓，并于 1920 年通过了一项反对社会医疗的决议。自那以后，AMA 的这一立场再未改变过。

AMA 的反对只是导致 AALL 的国家健康保险提案最后未被通过的诸多因素之一。多数美国人都将德国视为发动一战的元凶，AALL 计划的反对者们自然非常乐意提醒人们留意这种想法的源头。

医疗成本委员会

1927 年，一个私人基金会联盟发起组建了"医疗成本委员会"（the Committee on the Costs of Medical Care，简称 CCMC）。该委员会的五十名成员大多是医疗保健提供者，但也包括六位拥有博士学位的社会科学家。委员会主席 Ray Wilbur 医生拥有辉煌的人生履历：他于 1899 年从库柏科学艺术发展联盟（Cooper's Union）获得医学博士学位，不久去德国求学，在日后化疗法的发明人 Paul Erlich 门下从事研究。此后，Wilbur 在欧洲和美国之间来回穿梭，直到 1909 年当选为新设立的斯坦福医学院医学系的首任系主任。1911 年，他被擢升为医学院院长，1916 年继续高升为斯坦福大学校长，直到 1943 年卸任。至 1927 年，Wilbur 对政治已经轻车熟路。他是沃伦·哈定（Warren Harding）总统的私人医生，并在后者1923年于旧金山逝世时相伴在侧。在主管 CCMC 之后不久，Wilbur 荣登《**时代**》杂志封面。两年以后，他被素有交情的赫伯特·胡佛（Herbert Hoover）总统任命为内政部长。1927 至 1932 年间，Wilbur 一度身兼三职：大学校长、CCMC 主席以及内政部长。

Wilbur 并不是一位成就斐然的研究者（他的论文发表记录几乎是零），但是，他对严谨的经验研究的价值坚信不疑。在斯坦福大学期间，他曾拨出大笔经费资助教师的全职研究及对博士生的培养。在担任 CCMC 主席期间，他依然保留着这种学术本能。在他的领导下，CCMC 诞生了第一批对美国医疗保健产业意义重大的研究成果。CCMC 收集了有关医疗支出、资源可及性以及提供者诊所组织等方面的详细信息。它在 1932 年发布的最终报告总结了 24 项学术研究的成果，并提出了许多今天依然突出的问题。

这份报告描述了美国医疗保健成本负担是如何逐年恶化的。1929 年，美国的医疗保健总支出为 36 亿美元，人均支出约为 20 美元（相当于今天的 340 美元），仅占当年 GDP 的 3.5%（参阅表 1.1）。尽管无论从绝对额还是相对比例来讲都很低，但这些数字掩盖了总体内极大的差异。委员会对支出数据的分析证实，有些美国人面临着极大的财务风险："如果一种疾病除需要专业服务外还得要住院，产生的成本将会给家庭带来灭顶之灾。"[7]事实上，1929 年（就在股市崩盘之前），每名患者的平均医院支出已超过 200 美元，差不多是人均年收入的三分之一。[8]这笔负担大致相当于今天的 1.5 万美元。[9]当时，极少有患者拥有任何类型的健康保险。因此，他（她）们要么自掏腰包，要么只能恳求医院提供慈善救助。

表 1.1　1929－1960 历年的健康支出

年份	总支出 （10 亿美元）	人均 支出 （美元）	真实人均支出 （换算成今天的美元）	真实人均支 出年通胀率	健康支出占 GDP 的比例
1929	3.6	29	340	N/A	3.5%
1935	2.9	23	330	－0.5%	4.1
1940	4.0	30	420	4.9	4.0
1950	12.7	82	670	4.8	4.4
1960	26.9	146	960	3.7	5.3

数据来源：Cathy Tallon 在 OA/CMS 以及 CMS 最近发布的报告。

　　CCMC 呼吁发起一项公共部门计划，彻底或几乎彻底消除"每个家庭在医疗成本上的差距"。[10] 从那时起，消除由灾难性疾病带来的财务风险就成为了医疗保健改革者的首要目标之一。这样的目标合情合理。

　　保险的价值

　　面对金钱，大多数人都是"风险厌恶者"。这意味着我们宁愿支付一笔精算公平的保费，也不愿面对巨额财务损失的风险。[11] 保险提供的财务安全感或许是无形的，但却具有极高的价值。多数美国人都愿意为健康、住房、汽车和人寿保险支付超出精算公平价值 10% 甚至更高的保费。健康保险不仅消除了人们在财务上的后顾之忧，而且保证了医疗的可及性，因为不难想见很多提供者并不情愿为没有保险的人提供治疗。毕竟，提供者有什么义务要承担社会政策广泛失败带来的财务后果呢？

　　我们通常将保险视为按年购买的东西。然而，风险厌恶的逻辑其实贯穿我们的一生。在年轻的时候，我们就预知有一天自己有可能患上糖尿病或中风之类的高成本疾病。倘若没有保险，此

类疾病可能导致财务重创。许多年轻人乐于每年支付一笔稳定的
健康保险费，换取财务上的安全。事实上，他（她）们可以对自己的
医疗搞交叉补贴，即在年轻的时候支付超过精算公平的保费，确保
自己年老以后所有医疗费用都有保障。

　　美国基于雇主的健康保险体系提供了类似于终生保障的服
务。有保险的年轻员工通常会交叉补贴年长一些的同事。
Medicare 从薪资里面扣款的作用机理亦是如此。（国有化的医疗
保健体系也是如此：年轻的纳税人交叉补贴年老的纳税人）就像本
书第五章中要谈到的，一种新型的保险产品为员工提供了跨期交
叉补贴的可能性：允许他（她）们保留保费与医疗费支出之间的差
额，并利用这一差额保障未来的医疗需要。通过这样或那样的方
式，健康保险既提供了特定时点的及时财务保护，也提供了终生的
财务保护。

CCMC 的倡议

　　在 CCMC 的报告发布时，美国几乎还谈不上有任何健康保险。
我们今天所知的私人健康保险市场还没有出现在地平线上。因
此，CCMC 提出的保护方案要求提供某种全方位的政府资助型
保险。

　　CCMC 对美国医疗保健体系的批判不仅仅针对可及性问题。
事实上，这份报告的大部分内容都是针对第二个问题，也就是美国
医疗体系的无效率。报告鞭挞了"普遍存在的浪费"以及"不必要
的用药"。在一个非常生动的段落中，报告对按服务项目收费（fee-
for-service，简称 FFS）的补偿制度——也就是医生对提供的每次
服务收取额外费用——表达了关切："现行的医生补偿方法带来的

最糟糕的后果之一便是，从业者可能存在或者可能被认为存在创造不必要的医疗服务或者延长疾病的经济激励。"[12]

CCMC研究了提升医疗保健提供效率的各项方案，并确立了优先级最高的政策："委员会建议，医疗服务，无论是预防性还是治疗性的，都应该主要由有组织的医生团体……以及其他相关医务工作者来提供。"[13]

CCMC还建议，为了给患者提供财务保障、提升医疗服务质量并限制不必要的治疗，这些有组织的团体应该按当地人口收取预付费。这些思想已经预见到了后来HMOs以及围绕HMOs建立的国家健康保险或其他有组织的医疗提供体系的崛起。

CCMC的先见之明还不只是体现在对有组织的团体执业的倡导上，它还建议人们注重疾病的预防，并呼吁对专科医生提供更多的正规培训，同时限制专科医生的数量。这些想法此后一直都是医疗政策辩论的主题。

CCMC的报告在发布时引起了极大的社会关注。但是，这些关注并非总是正面的。《纽约时报》和另外几家大报都对报告提出了批评，美国医学会的反应也是如此。可及性与成本问题的讨论再次纠缠到一起，已经是几十年以后的事情了。健康政策领袖们开始认真地对按服务项目付费的医疗支付制度提出质疑的时间还要更晚些。

数十年的国家健康保险辩论

当富兰克林·罗斯福（Franklin Roosevelt）于1933年接替赫伯特·胡佛（Herbert Hoover）就任总统时，大萧条已经爆发三年多了,25％的美国工人处于失业状态,家庭平均收入还不到今天(经过通胀调整后)的贫困线水平。健康支出的绝对水平低于1929年以前,但占GDP的比例事实上不降反升。罗斯福总统希望"探索建立统一的社会保险体系的可能性,保护美国人免受所有可能导致贫困和依赖的重大个人风险。"[14]1934年6月,罗斯福任命当时的劳工部部长Frances Perkins领导一个"经济安全委员会"(Committee on Economic Security,简称COES),主要任务是为构建一张国民社会保障网建言献策。

作为美国历史上首位女性内阁部长,Perkins的职业生涯始于一名社工,曾参与过Jane Addams建立的著名的"赫尔之家"(Hull House),为周边的芝加哥移民社区的居民提供社会服务。在加入罗斯福总统领导的内阁之前,Perkins是纽约州劳工部的部长,正在为最低工资法和失业保险鼓与呼。Perkins毕生致力于解决贫困问题,与此相关的医疗可及性问题并非是她关注的重点。罗斯福总统让Perkins领衔COES的决定反映的是他本人的优先关切。

1934年12月,COES勾勒出了一个涵盖失业保险、公共救济以及老龄保障的国家社会保险计划的蓝图。它们的报告还列出了建立国家健康保险(National Health Insurance,简称NHI)应遵循的11条原则,其中包括:[15]

- 患者应该有权自由选择提供者;
- 医学界应该选择补偿办法;
- 医学界应该对质量的提升负责;
- 健康保险应该排除商业代理人;

● 每个州都应"遵照一部有包容性的联邦法律"管好自己
的健康保险计划。

总结起来，这些原则对医疗保健市场主要有两项涵义：

(1)医疗的提供要免于第三方干预；

(2)政府要在医疗筹资中发挥更大作用。

最终，我们发现，这些原则之间彼此是不相容的。无论由谁来为医疗买单，都不可避免地想对钱怎样花掉的指手画脚。干预将是无可避免的。

尽管美国人民都支持利用税收来提高医疗的可及性，但是，有组织的医疗（organized medicine）反对任何看起来会将医疗社会化的尝试。罗斯福总统不愿意在这个节骨眼上耗费政治资本，只得将国家健康保险问题往后搁置。尽管找到了建立国家健康保险的原则，但是，就连 COES 也不得不承认，"目前还不是对健康保险体系改革提出建议的恰当时机。"

罗斯福总统和 Perkins 转而将重心放到了新政议程表的重中之重上：1935 年的《社会保障法》。该法创设了两大计划：社会保障（Social Security）和福利（Welfare）。"联邦社会保障"计划由联邦政府统一管理，并负责度量所有老年人的收入保障性。联邦福利计划的"包容性"则要大得多。尽管联邦政府分担了成本，并设立了最低要求，但是，州政府有权调整福利计划的慷慨程度。这将对以后致力于铺设全国医疗保障网的努力产生重大影响。

1935 年颁布的《社会保障法》还创设了旨在为低收入老年人增加补贴的"老年援助"（Old Age Assistance，简称 OAA）计划。跟联邦福利计划一样,联邦政府对 OAA 的管理也赋予各州极大的弹性,这导致各州存在相当大的差异。比如,1940 年各州对老年人的援助比例大相径庭,新泽西州为 10%,俄克拉马州超过 50%;每位受益者获得的年度援助额也各不相同,阿肯色州不到 100 美元,加州为 455 美元。[16]

罗斯福总统并未完全放弃医疗保健改革。在《社会保障法》通过之后,他任命了一个协调健康与福利事务的跨部门委员会。该委员会于 1938 年提交了一份报告,呼吁各州设立由联邦政府提供财务资助的健康保险计划。罗斯福批准了这个构想,但是,它在国会遭到强烈反对,最后不了了之。

国家健康保险依然遥不可及

随着美国摆脱大萧条并过渡到战时经济,医疗保健开支再度开始攀升,国家健康保险仍是突出的国内政策问题。两党的政治家们都提出了扩大保险覆盖面的立法提议:民主党人提出了一项由政府资助的保险计划,共和党人则提出补贴私人部门购买健康保险的保险计划。这为今天的健康保险争论开创了先例。[17]

但是,无论是管制的提议还是市场化的提议,都未能在国会赢得足够支持。AMA 的反对当然是一个原因,罗斯福总统疲于应对欧洲战事是另一个原因。二战以后,公众舆论转为反对工会(工会在战后组织的罢工扰乱了复苏中的经济)及其政治纲领,其中就包括将医疗保健国有化。

尽管存在这些政治障碍,可及性问题仍然是当选官员的头等大事。20 世纪 40 年代末的一项调查发现,医疗保障不足是政府资助计划面临的最大难题。[18]在1948年赢得选举之后，杜鲁门总统全力支持"联邦保障局"（Federal Security Administration）——它是如今的"美国医保服务中心"（Center for Medicare and Medicaid Services，简称CMS）的前身——Oscar Ewing局长倡导的一项方案。Truman-Ewing计划提议将"老年援助"（社会保障）计划扩张到每年最多可以保障60天的医院医疗。共和党人一致反对此项提议，AMA再次匆匆给它贴上"社会医疗"的标签。这项提议于是中途夭折。

二战结束时，国会预计到对医院的医疗需求会激增。为满足这种需求，国会于1946年设立了Hill-Burton计划，在接下来的30多年里注资60多亿美元用于新建、扩建非营利医院。为获得Hill-Burton计划的资助，医院必须同意为没有保险因而无力自行支付医疗费用的患者提供医疗。从此以后，医院利用从有私人保险的患者那里赚到的利润补贴无保险的患者的医疗，逐渐变成了美国医疗保障网的一个关键（或许有点隐蔽的）特色。

在Hill-Burton的慈善医疗法令到期多年以后，由其所创设的非营利医院才主宰整个市场。Hill-Burton提供的资金无疑是非营利医院成功的部分原因，但还有其他原因，其中包括美国人对基于社区和信仰的非营利提供者给予的信任，以及州政府与地方政府对非营利医院的税收豁免。[19]对非营利医院应该提供多少慈善医疗换取税收豁免，始终存在争论和法律较量。这是维系保障网的一种繁琐方式，但这就是美国人的方式。

杜鲁门总统依然热心于通过某种形式的国家健康保险计划立法。1951年，他指定了一个"国家健康需要委员会"（Commission on the Health Needs of the Nation),并委派一名共和党医生和医疗主管 Paul Budd Magnuson 担任主席,由其负责任命委员会成员。一年以后,该委员会建议永久性废止 Truman-Ewing 计划,转而号召所有雇主为其雇员提供健康保险保障,并补贴经济实力有限的人购买私人健康保险。为确保全体美国人拥有健康保险,联邦政府预计要花费大约 10 亿美元。这听起来好像是一大笔钱,但是,今天要为全部无保险人群提供保障所需的成本可能是这个数字的 100 倍甚至更多。委员会还建议推动 CCMC 曾经提过的团体诊所的发展,并拨款鼓励医学院和护理学院的新建与扩建。这一次,杜鲁门遇到了来自本党内部的反对,一项旨在为全体美国人提供医疗保障的新提议再次淡出了历史舞台。

与此同时,医疗保健需求上升的预言终于成真了。这部分是因为数百万老兵解甲归田以及随后到来的婴儿潮。但是,医疗技术依然是主要的成本驱动因素,因为医生将二战战场上涌现出的新外科技术带到了日常行医当中。拜新出现的麻醉术和抗生素所赐,患者完全有把握从手术台上活着下来。其他创新包括肾透析术和心脏起搏器。医院的入院人数从 1950 年的 1.8 千万增长到 1960 年的 2.5 千万。医疗保健支出也随之翻番,1960 年达到了人均 150 美元(大约相当于今天的 1 千美元)。许多老年人的开销远远超出这一数字。[20]"社会保障"退休福利平均水平还不到 1 千美元,尚不足以保障基本的生活必需品以及医疗成本。

当时的保障网包括提供慈善医疗的非营利/Hill-Burton 医院、充当最后救命稻草的县级医院以及帮助 OAA 受益者支付医疗账单的五花八门的州级"供应商支付"（vendor payment）计划。保障网上还留有巨大的窟窿。有些州在 1950 年代扩张了"供应商支付"计划，还有些州为所有年龄段的低收入个体提供了保障。但是，许多州的保障计划水平低得可怜，还有 10 个州未提供任何救助。私人健康保险市场变得越来越红火，无保险人群的问题却越来越严峻。

Kerr-Mills 法案

1960 年，参议员 Robert Kerr 和国会议员 Wilbur Mills 联名发起了统一"供应商支付"计划的立法提议。这是一次极不寻常但卓有成效的合作。Kerr 出生在契科索的印第安人保留地，在 20 世纪 30 年代从政以前靠石油发了财（没错，他就是 Kerr McGee Oil Industries 的那个 Kerr）。他是一位传统、保守的南方民主党人，反对大多数社会福利法。Mills 也是一位南方民主党人（来自阿肯色州的农村），同样是在 20 世纪 30 年代开始从政。但是，他的政治观点与 Kerr 罕有交集。作为一名大萧条时代的县级官员，他发起了一项为穷人支付医疗费的计划，并在 40 年的国会议员职位上为捍卫自由主义事业而战。Mills 曾官至众议院筹款委员会（House Ways and Means Committee）主席的高位。然而，由于卷入一桩桃色丑闻（被大量波旁威士忌灌得醉熏熏的 Mills 在华盛顿纪念碑的倒影池里跟夜总会脱衣舞娘 Fanny Foxe 共浴），他的政治生涯在 1974 年戛然而止。

Kerr 和 Mills 在社会福利计划上时常观点相左，但在一个主题上却英雄所见略同。当时，老年人正在成为一个不容小觑的投票群体，OAA"供应商支付"计划令人失望的表现，为试图控制国会进而在 1960 年 11 月的选举中问鼎白宫的民主党人创造了难得的政治机遇。1960 年的 Kerr-Mills 法案设立了"老年人医疗援助"（Medical Assistance to the Aged，简称 MAA）计划。与罗斯福总统的福利计划一脉相承，MAA 也利用联邦配套资助来鼓励州政府扩大"供应商支付"计划，但在医疗保健体系的管制上采取了放任自流的态度。

事实证明，配套资助这根胡萝卜不足以驱动多数州采取实际行动。只有少数州推出了有分量的 Kerr-Mills 计划，有些州干脆毫无行动。与此同时，无保险人群的财务压力却在与日俱增。数百万老年和贫穷的美国人仍没有保险，医疗保健成本膨胀也没有缓解的迹象，真实的年均增长率超过 5％。[21] 这些问题对约翰逊总统和他的"伟大社会"（Great Society）而言，无疑是一个政治机遇。

千呼万唤始出来：Medicare 和 Medicaid

林登·约翰逊（Lyndon Johnson）也是一名新派的南方民主党人，跟 Wilbur Mills 一样，他也认为，联邦政府应该铺设一张更大的社会保障网。他将自己的构想命名为"伟大社会"，他提出的立法议程的核心是 1965 年的《社会保障修正案》。Medicare 和 Medicaid 正是依据这部法案设立的。Medicare 是社会保障的医疗保健版。它向几乎所有美国老年人和残疾人开放（不管支付能力），最初只保障医院和医生服务，长期护理和处方药被醒目地排除在外。这种排除是出于多方面的考虑。首先，这两个类别只占医疗保健支出的 15％，被认为可有可无。其次，有人担心，为药品和长期护理提供保障会推高这两类支出。（当时流行的观点是，医院和医生的需求不会受保险太大影响）最后，美国医学会和美国医院协会拥有相当大的政治力量；只要政府买单并在其他方面不加干涉，医生和医院当然都希望加入这项计划，并乐意看到联邦资金将其他理赔排除在外。

Medicaid 是福利的医疗保健版。Medicaid 为"无钱看病"的人们也就是那些财务收入有限的个体（包括老年、残疾和有未成年孩子的家庭）提供保障。州政府对享受资格和保障范围有最后决定权。直到今天，各州之间仍有一些差别，只是没有 Kerr-Mills 计划那么大。所有的州都必须保障长期护理和药品。今天，Medicaid仍是长期护理的最大保险来源，它支付了将近一半的养老院（nursing home）账单。

随着 Medicare 和 Medicaid 的设立，联邦与州政府变成了美国最大的医疗保健采购者，其支出占 1970 年总支出的 1/3（表 1.2）。政府第一次在成本控制上拥有了既得利益。不久，联邦和州立法机构就要开始质疑自己能否继续对医疗保健提供放手不管。如同第三章介绍的，医疗保健管制的时代很快就要来临了。

表 1.2　1965 年以后政府在医疗保健支出上的增长

年份	健康总支出（10 亿美元）	政府（所有渠道）	政府占总支出的比例
1965	35.9	7.9	22.1
1970	65.4	22.4	34.3
1975	117.1	46.3	39.5

来源：美国健康保险协会，《健康保险数据年鉴》，1989，华盛顿特区：美国健康保险协会。

通过私人部门拓展可及性

早在 1932 年，CCMC 就发现了无保险人群面临的财务危机。

三分之一个世纪以后，美国国会才做出了实质性反应。幸运的是，私人部门从未消极等待。认识到消费者对保险避险价值的珍视，私人公司开始探索既能赚钱又能创造保险价值的办法。到Medicare 和 Medicaid 设立时，大多数美国人已经得到了私人健康保险的保障。

私人健康保险的起源可追溯到 19 世纪末的产业医疗保障。雇主保障与工作相关的医疗保健成本，但很少保障员工或其家属产生的其他医疗成本。1900 年代初，兄弟会开始向医生每年预付 2 美元（相当于今天不到 20 美元），换取医生为兄弟会成员提供初级保健和小手术服务。两个最大的兄弟会诊所林务员兄弟会（Foresters）和雄鹰兄弟会（Fraternal Order of Eagles）与 2,000 多名医生签约，为 60 多万名会员提供医疗。[22]

这些兄弟会诊所是人头费医疗的先行者，人头费医疗则是后来的 HMOs 的标志性特征。兄弟会和 HMOs 都是按患者人头向医生预付费，这样既控制了支付者的财务风险，又赋予了医生控制成本的激励。另一个类同之处是，兄弟会迫使医生相互竞争合同，并借此争取到低价服务。HMOs 和兄弟会诊所还有一个共同的敌人——有组织的医疗（organized medine）。医生协会在公开场合抱怨与兄弟会签约的医生的质量低，在私底下却对兄弟会诊所给医生费用带来的冲击嘀嘀咕咕。州与地方医疗协会都排挤兄弟会医生，并设法让医院拒收他们的患者入院。到 20 世纪 20 年代，兄弟会诊所已经消亡，私人健康保险几乎也消失了。

"蓝色系"的诞生

当大萧条突然降临时，医疗保健已经成为一个庞大的产业，到

20 世纪 30 年代初占 GDP 约 4％。单单是医院的费用就占医疗总支出的 1/3。但是，如果患者无力承担医疗费用，医院的利益将无法得到保证。这正是当时的情形。患者的人均医院收入下降了75％，医院必须找到新的财务模式取代传统的按项目付费。[23] 它们从芝加哥大学经济学家 Rufus Rorem 那里找到了答案。

Rorem 是一名医疗保健成本专家，也是美国医院协会统一会计委员会（American Hospital Association Committee on Uniform Accounting）的主席。1933 年，Rorem 代表 CCMC 发布了一份有关疾病财务负担的研究成果。[24] 根据他的报告，医疗保健成本的总体负担其实并不过分，甚至可以说，一旦考虑到它所挽救的生命的价值，医疗保健是很划算的。但是，这份报告的精髓是对健康支出分布不均衡的分析。这项分析证实了 CCMC 此前对保险价值的看法。

Rorem 提出了一种让医院和患者双赢的新颖解决办法。他建议医院向个人每月收取一笔适度的预付费（多数情形下大约为 2美元），同时承诺向他（她）们提供有保证的免费进入。少数医院大胆进行了尝试，其中最著名的是 Baylor 大学医院，它向当地学校的教师们提供预付医疗。这是后人公认的第一个蓝十字保险计划，第一个真正使用蓝十字名字和标志的保险计划是明尼苏达州圣保罗地区的医院。[25]

此后，Rorem 又陆续发表了有关预付制（prepayment）的理论与实践文章。他最重要的研究成果是解释如何预测一个社区的医疗支出。若想避免预付制带来亏损，医院必须得掌握这项技能。这样的医疗承保至今仍是保险公司的核心工作之一。[26] 随着可及性问题因大萧条逐年恶化，越来越多的医院开始联合起来提供蓝十字保险计划。1935 年，有 15 个计划分布在 11 个州；到 1940 年，已有 56 个计划分布在几乎所有州，总参保人数达到 600 万。这些计划很快就从只保障员工演化到同时为他（她）们的抚养或赡养对象提供保障，甚至为此前被认为属于"可预见"费用因而不可保险的孕妇保健提供保障。

除共享保费的预付制外，蓝十字计划还有另外三个特征，它们共同界定了所谓"责任赔偿"（indemnity）健康保险。首先，参保人可以选择任何一家医院。其次，蓝十字计划按服务项目向医院付费，而且不要求患者分担成本。这确保了财务考虑不会干扰医疗决策。要到几十年以后，决策者才会意识到，这些特征结合在一起会如何导致医疗成本不停地螺旋式上升。

在第一批蓝十字计划设立之后不久，商业化的营利性保险商也开始涉足责任赔偿健康保险。1850 年以人寿保险起家的安泰公司（Aetna）于 1936 年售出第一批医院保险单。[27] 作为从 18 世纪就开始为船主提供跨洋运输灾难险的保险先驱，信诺公司（Cigna）于 1937 年开始向医院医疗提供保障。此类健康保险计划成长迅速。到 1940 年，商业性的责任赔偿保险商的参保人数已经达到了可与蓝十字总参保人数匹敌的 600 万。[28] 与蓝十字一样，它们也允许患者自由选择提供者，并赔付所有合情合理的收费。值得注意的是，大约有 2/3 的保单是出售给团体，而且主要是向雇主出售。向雇主团体出售的好处是保险商有把握筑就成本可预见的代表性风险池。成本可预见意味着利润可预见。

从参保人的角度来看，蓝十字与商业保险计划存在不少差别。

各州立法允许蓝十字作为非营利组织运营，并免交各种税收（其中包括保费税）。作为交换，蓝十字必须按社区统一收费（community rate），也就是必须向所有参保人收取同样的保费。这为商业保险商创造了机会，它们可以收取更低的保费优选（cherry-pick）更健康的参保人。有些商业保险商还要求患者适度分担成本，其背后的推理是：更健康的参保人会接受成本分担以换取保费降低。这种推理在今天的健康保险商中仍有市场。

医生保障

早期的蓝十字计划小心翼翼地避免与有组织的医疗发生对抗。AMA 已通过一项反对预付医疗的决议，而且它不乏政治影响力。对 AMA 的忌惮曾经导致罗斯福总统将国家健康保险排除在"新政"立法以外。AMA 甚至说服许多州禁止蓝十字计划为医生的服务提供保险。一些州的蓝十字计划也主动迎合 AMA。但是，患者不理解自己为什么不能对医生的服务预付费用，很多医生也希望效仿医院，将患者的预付费汇集起来，从而获得有保证的收入。[29]

这些顾虑在 1938 年秋天集中爆发出来。当时，新当选的加州州长 Culbert Olson 承诺为该州全体居民谋求强制健康保险。加州医学会（California Medical Association，简称 CMA）历来积极响应 AMA 对私人部门预付制的敌视政策，但更担心来自公共部门的干预。CMA 的解决办法是提供一种另辟蹊径的私人保险计划，允许患者对医生的服务预先付费，但继续按服务项目向医生付费。起初有 500 名医生同意加入这项计划。1939 年 2 月，加州医生服务计划（the California Physicians' Service）诞生，随后即更名为加州蓝盾计划（Blue Shield of California）。推行强制健康保险的压力随之减轻，Olson 的提议最终被挫败。蓝盾计划很快在密歇根州、纽约州和宾州涌现。到 20 世纪 50 年代，它们已经遍布全美。

蓝十字和蓝盾计划要求州政府颁布专门的"支撑性"立法，准许医院和医生成为非营利的保险人。但是，两类立法令二者业务通常井水不犯河水。蓝十字出售医院保险，蓝盾则提供医生服务保险。州政府最终还准许蓝十字和蓝盾出售综合保障保单。很多商业保险公司也逐渐将医生的服务添加到医院保险单的保障范畴。

雇主保障

20 世纪中叶诞生的蓝十字、蓝盾以及商业健康保险商将大部分保单出售给了雇主团体。考虑到今天的许多健康改革提议都在设法切断雇佣与健康保险之间的纽带，我们有必要解释一下这种纽带最初何以会建立起来。宾州大学的经济学家 Mark Pauly 是当代研究健康保险的一流学术权威。他曾指出，雇主提供健康保险不是出于发善心。[30]企业之所以提供此类保险，是因为它是吸引和留住员工的有效手段。让雇主提供保险而非由员工自行购买，肯定是因为雇主能争取到比员工更有利的交易条件（包括税收方面的考虑）。事实上，雇主们很可能得争取到极其有利的交易条件才行，否则员工们将会宁愿自行购买一份最符合自身需要的个人保单，而不是一份由雇主越俎代庖挑选的保单。

雇主提供保险通常要比个人自行购买保险更便宜。保险商向雇主团体出售保单可以节约营销、销售以及管理费用。保险商也清楚，无论是在给定的时点还是在某个时期，由雇主购买保险都有助于形成自然的风险分担池:前者是今天健康的员工补贴今天患病的员工;后者则是年轻的员工补贴年老的员工。相比之下,保险商却要担心,那些有意购买个人健康保险的投保人极有可能是有重大医疗需要的特殊人群。这就是著名的逆向选择问题。(兹举一个逆向选择的有趣实例:当一对年轻夫妇计划生孩子时,他们自己对此自然心知肚明,但他们的保险商却被蒙在鼓里)

保险商试图通过经验费率法(experience rating)来应对逆向选择问题,也就是根据参保人的历史医疗保健支出经验来收取保费。但这种做法并不完美:它是基于过去的医疗需要,而参保人的保险需求却是基于自己预期的未来需要。此外,在个人保险市场采用经验费率法还会导致身患疾病的人和老年人支付的保费高于身体健康的人和年轻人,让交叉补贴提供的"保险"功能不复存在。为进一步防止逆向选择,保险商还制定了先存情况(pre-existing conditions)排除条款,拒绝为投保时已经发生的医疗状况提供成本保障。即便有这些预防措施,保险商依然无法向个体和团体保险收取同等保费。

由于以上所有这些原因,二战前拥有健康保险的美国人中有2/3是通过自己的雇主获得保险的。二战后发生的事件进一步助长了由雇主提供健康保险的趋势。

税收补贴

1942年,罗斯福总统设立"国家战时劳工委员会"(National War Labor Board,简称NWLB)来保证潜在的劳动力市场动荡不会影响到战时生产。1942年9月,NWLB为预防通胀颁布了工资冻结令。这增加了企业吸引和留住员工的难度,雇主于是越来越多地提供不受冻结令限制的非工资福利,其中就包括健康福利。与此同时,美国国家税务局(Internal Revenue Service,简称 IRS)规定,雇主在医疗保健上的某些福利支出可作为雇员收入免于纳税。[31]此项规定影响有限。但是,1954 年颁布的《收入法案》(the Revenue Act)将税收豁免永久化和全面化。

这些事件的累积效应相当深远。到 1944 年,医院保险的保障人数已经跃升到 2.9 千万。10 年以后,有超过 1 亿美国人拥有医院保险保障,超过 5 千万美国人拥有医生费用的保险保障。与此同时,通过团体保障获得保险的人数的比例逐渐逼近 70%。

今天,大多数经济学家都对免税政策颇有微词,并且确有充分的理由。一个年收入 7.5 万美元的典型美国人,工资增加 8 千美元要交纳的所得税大约是 2 千美元。当雇主以健康福利的形式将这 8 千美元发给雇员时,则无需缴税。而越是富裕的员工,税率等级就越高,享受到的税收优惠就越多。联邦和州政府每年因此少征的税收收入将近 2 千亿美元,这些"税收补贴"几乎全都流向了中产阶级和富裕的家庭。[32]

免税还带来了其他问题。如今的美国健康保险市场是一个不公平的竞技场。昂贵的健康保险计划增加的成本,以及由此增加的医疗保健,可以用税前收入支付。我们几乎所有其他东西却都是用税后收入支付。这就使得购买 1 美元的医疗保健的成本要低于购买 1 美元的其他东西的成本。这种以雇主为中心的健康保险体系还使得员工无需对自己的医疗决策带来的经济后果负责,因为雇主通常会代他(她)们支付昂贵的保险计划增加的大部分成本。此外,由雇主购买的保险保障还给有意换工作或提早退休的员工制造了障碍，下一章将对此予以介绍。

毫无疑问，由雇主主办的保险造成了某种混乱。一些批评者认为，雇主提供保障纯粹是由免税政策人为造成的，并建议所有人对自己的保险购买负责。但是，这种看法忽视了市场在免税法规出台以前就出于降低成本和规避风险的原因对基于雇主的保险保障青睐有加这一事实。这些因素今天并未消失。将基于雇主的健康保险体系当成扭曲性税收残留的落后遗迹加以摒弃恐怕过于草率了。倘若给雇主主办的保险保障留下一席之地，私人部门对美国健康问题提出的任何解决办法将会事半功倍。

当时的境况

这就是 1970 年左右的美国医疗保健体系：近 90％的美国人（包括几乎所有老年人）享有相当完整的健康保险。尽管许多保单还有漏洞，但多数美国人都可以安枕无忧，无需为付医疗费发愁。没有保险的人也有一张可以依赖的保障网。受 Hill-Burton 条款以及享受免税愿望的制约、同时也受自身使命感驱策的非营利医院，利用它们从有私人保险的患者和 Medicare 患者那里赚到的"利润"，交叉补贴无保险人群获得的医疗。地方性的政府医院充当了最后的提供者。这是一种解决可及性问题的复杂方式，也很少有美国人觉察到自己的私人保险正在向无保险人群的医疗提供补贴这一事实。但是，这似乎是一套可行之策。

解决可及性的压力消除了，至少暂时是如此。头一次，健康政策分析家们开始留意节节攀升的成本。新技术是而且总是一个主要的推手。到 20 世纪 70 年代中期，患者开始享受联合化疗、CT 扫描、超声波、心内直视术、关节替换术以及器官移植带来的好处。

医疗的质量又获得了巨大提升，但医疗支出也随之骤然上升。这似乎并未让认为医疗支出还应该再高些的多数美国人感到烦恼。[33]但是，它已经开始让给提供者开支票的人头痛。

　　大约就在这个时候，新一波的健康服务研究曝光了美国医疗保健体系中存在巨大浪费的证据。政策制定者、保险商和雇主都注意到了这一点。直到今天，我们仍能感受到由此产生的余波。

第二章　呼叫维尔比医生

　　造成成本不合理和不必要上升的主要原因,是医疗体系固有的盘根错节的扭曲激励……包括对医生按服务项目付费、对医院按成本赔付以及保护消费者的第三方中介。

　　——Alain Enthoven,《新英格兰医学杂志》1978[1]

马库斯·维尔比医疗

　　1970 年,大多数美国人都认为当时的医疗保健体系运转得不错。[2]美国人对医生格外尊敬,这可以从当年收视率最高的电视节目**《马库斯·维尔比医生》**中看出来。这位虚构出来的医生在加州圣塔莫尼卡有一间私人办公室。他还为一家名为"朗格纪念医院"的非营利医院的患者看病。维尔比医生和朗格纪念医院的专科医生拥有不容置疑的决策权威,医院的管理者无权过问他(她)们作出的生死决策。如果患者没法来自己的办公室或医院的急诊室,维尔比医生会上门服务。患者在财务上气定神闲,因为有健康保险代自己全部买单。根本不会有人因为被保险拒付而咒骂 HMOs！维尔比医生丝毫不受保险的繁文缛节的羁绊，也无需担心成本问题，他为电视里面的患者提供的医疗质量和私人照料，跟全体美国人自认为从医生和医院那里获得的医疗相差无几。从某种程度上讲，美国人至今仍然怀念"马库斯·维尔比医疗"（Marcus Welby medicine）时代。

无独有偶。在扮演主角马库斯·维尔比之前，Robert Young 还在另一部高收视率的电视剧《**老爸最懂**》中扮演过 Jim Anderson。医生在美国人心目中的形象跟父亲一样高大，我认为这并非巧合。美国人信任自己的医疗保健体系，马库斯·维尔比连同代理父亲象征了人们如此信任他（她）们的原因：他慈悲为怀，掌控一切，并且似乎提供了最佳的医疗质量。

在前两个维度上，我认为美国人的信任是有根有据的。常常有人说，医疗是一种召唤，我认为这并非纯粹是电视剧编出来的故事。这些富有崇高职业抱负、以优异成绩从医学院毕业的年轻人本来前程似锦，他（她）们完全可以在法律或商界挣到更高的收入（按净现值比较）。他（她）们之所以投身医学，往往是出于造福社会的渴望。谁都难免会追求自私的目标，但是，医生确实要比大多数其他的专业人士更加深切地关心"客户"的福祉。美国人也有理由相信自己的医生拥有所宣称的掌控力。在真实的医院里，医生确实可以像维尔比医生和他的同仁们在"朗格纪念医院"里那样发号施令。用经济学家 Victor Fuchs 的话来说，医生就是"船长"。[3]

但是，我对美国人对马库斯·维尔比医疗质量毫无置疑的信任却不以为然。有时候，我会忍不住想象《**马库斯·维尔比医生**》

的某一集出现如下的结尾：在无人知情的情况下，维尔比医生搞砸了一项诊断，"朗格纪念医院"的专科医生付出了艰苦卓绝的努力抢救，但最后还是无力回天。最后一幕是在墓地，伤心的家属安葬了自己挚爱的亲人。在离开墓地时，他（她）们看到维尔比医生站在附近。他（她）们会对他怒目而视吗？不会。他（她）们会提出打官司的威胁吗？也不会。他（她）们只会对维尔比医生心怀感激，因为他那么富有同情心，自始至终对患者及其家属"不离不弃"。他（她）们不会为亲人的逝去而责怪他，因为他（她）们根本不相信维尔比医生会犯下如此可怕的错误。

并非只有维尔比医生的患者存在这种盲目信任。我们每个人都认为自己的医生跟维尔比医生一样永不犯错。直到很久以后，美国人才逐渐意识到，医生跟我们大家一样也会犯错，而且有些医生比别的医生更优秀。然而，早在维尔比深得美国民心以前，就有一些研究医疗成本的学者开始质疑这位"船长"是否总是能制定出最佳航向。

激励与医疗决策

罗伊默定律

罗伊默（Roemer）是一个博学多才的人物。在 1939 到 1943 年间，他相继获得了密歇根大学的公共卫生学士、康奈尔大学的社会学硕士以及纽约大学的医学博士等学位。他负责监管新泽西州的花柳病诊所，并在美国公共卫生服务部（U. S. Public Health Services）主抓农村健康工作。1951 年，他在刚成立不久的世界卫生组织担任领导职位，并撰写了一份影响深远的世界健康体系比较分析报告。他甚至在加拿大萨斯喀彻温省发起了第一个社会健康保险计划。但是，他对美国医疗保健体系演变最重要的贡献源于他在 1961 年发表的一篇不太长的研究论文。当时，他在康奈尔大学教授医疗保健管理。[4]

罗伊默的这项研究考察了 Hill-Burton 法刺激的医院产能增长对医疗可及性与成本的影响。他特别关注了纽约州北部一个靠近他执教单位的地区，并从数据中发现了一些蹊跷：只要医院增加床位，床位似乎就会被填满。对像罗伊默这样的医疗人士来说，这种现象不合情理，因为他并未找到患者在床位扩张之前无法获得医院医疗或患者的医疗需要急剧增加的证据。直到现在，健康服务研究者和政策分析家们都这样援引罗伊默定律（Roemer's Law）："新造的床位总是会被填满"[5]。

罗伊默定律隐含着一个令人不安的言外之意：医院必定诱导患者使用了他（她）们并不需要的服务。更令人忧虑的是它对向来直接负责收治患者入院的医生的弦外之音：肯定有医生们单纯出于填满空置床位的考虑收治患者入院。造就马库斯·维尔比医疗神话的，是我们对医生的决策完全是基于医疗的考虑以及财务因素不重要的信念。或许，我们错了。

罗伊默的研究只涉及到美国的方寸之地，而且使用的是相当简陋的统计工具，这可能导致他的研究结论出现偏误。即便如此，他的发现仍然挑战了美国健康经济唯一的问题是可及性这一传统观念。何况，这个结论也符合人们的直觉。指望医生完全不受影响我们所有人的财务激励的影响是不合情理的。如果医生（及其所属的医院）可以通过填满床位来挣更多的钱，我们就应该预期他

（她）们真的会这么干。毕竟，患者缺少质疑医生的建议所需的必要医学知识，因此自然会对医生的话言听计从。"新造的床位总是会被填满"成为了控制医疗保健成本的政策制定者们的金科玉律。

在今天的加拿大、英国及其他地方都可感受到罗伊默定律的影响。出于对医生不管人口基本需要"填满"任何可得的服务的担忧，这些国家限制了技术的可及性。但是，罗伊默绝不只是启迪了一代政策制定者。在 CCMC 首次对传统的按服务项目付费医疗的效率提出质疑 30 年以后，罗伊默的研究为新一波健康服务研究奠定了基础。到 20 世纪 70 年代，研究者们提供的大量证据表明，美国医疗保健体系饱受诱发成本不必要地上涨的扭曲激励的困扰。这些发现为许多仍在支配着我们健康资金支出方式的规则和管制提供了依据。

是罗伊默发现的古怪事实激发了对美国医疗保健体系效率的争论。但是，帮我们提供理解马库斯·维尔比医疗的优点与局限性的强大分析框架的，却是一位单枪匹马闯入医疗保健经济学的新世界的才华横溢的数理经济学家。

阿罗与不确定性的重要性

每年，国际健康经济学会（International Health Economics Association，简称 IHEA）都会向杰出的研究成果颁发阿罗（Kenneth Arrow）奖。这个奖是以诺贝尔经济学奖得主阿罗的名字命名的。阿罗在 1963 年撰写了他平生第一篇也是唯一的一篇健康经济学论文，题为**《不确定性与医疗保健的福利经济学》**。[6] 这篇论文对研究者和政策分析者思考医患关系的影响怎么高估也不为过。今天，此文仍然被广泛引用，而且是几乎所有健康管理学习者的必读文献。

阿罗因为提出"福利经济学定理"获得了 1972 年的诺贝尔经济学奖。这些定理描述了自由市场在什么条件下是有效率的并能最好地造福于消费者。[7]阿罗解释了消费者拥有对自身选项的完全信息以及能自由地买卖所有商品和服务何以必不可少。用经济学的行话来说，这意味着必需有完美信息和完备市场。否则，资源就会被不恰当地配置，消费者会面对不必要的高价。由于信息往往是不完美的，市场也经常是不完备的，阿罗的研究常常被引用来证明政府干预的合理性。

在《不确定性与医疗保健的福利经济学》一文中，阿罗将这些思想应用于医疗保健。他解释说，医疗保健"市场"其实包括两类截然不同的市场。其一是我们通常会想到的商品与服务的提供市场，包括住院、医生的医疗以及药品。按照阿罗的理论，若消费者可以从一大群提供者当中挑选，而且对自己的选项了如指掌，则没有政府干预的提供者市场也会良性运转。问题是这些"如果"是否成立。阿罗承认，医生与患者之间的信息不对称性可能导致罗伊默描述过的那种扭曲的选择。

另外一类市场旨在消除人们不想要的风险。这包括不想要的财务风险。除非消费者能按精算公平的价格获得健康保险，否则，自由市场的医疗保健将无法达到竞争性的理想境界。但是，阿罗提醒我们，患者面对的不只是财务风险，他（她）们还面对自身健康的巨大风险。跟财务风险不同，健康风险也许无法保险。毕竟，我们通常是没法通过牺牲一点健康就免于死亡。[8]用阿罗的话来说，防范健康风险的市场是不完备的。

　　阿罗接下来的观点是影响最为深远也最富有争议的。他说，制度的演变是对自由市场无效率的响应。这是达尔文式的观点，其预设假定是，创新的思想和新的商业模式会逐渐推翻失败的思想与制度。政治力量有时候确实会插手维护现状，但是，主张维持无效现状的政客们最终将被替换掉。因此，如果我们观察到一种制度幸存了好长一段时间，就可以合理地推断，它已经成功地解决了之前的制度存在的至少一部分无效率。20 世纪 60 年代，美国医疗保健市场的支配性制度是以马库斯·维尔比医疗为缩影的医患关系，以及只管支付医疗费对其他不闻不问的责任赔偿保险。按照阿罗的逻辑，一种由马库斯·维尔比医疗和责任赔偿保险主宰的医疗保健体系必定在解决信息不对称与不完备的保险市场带来的问题上做得相当好。

　　确实干得相当好，但还远远称不上完美。患者无力自行诊断和治疗所患疾病，只能信赖有同情心、知识渊博的专家。阿罗甚至说"同情心与医术是他（她）们（医生们）谋生之本"[9]。但是，这种信任是要付出代价的。医生们同样会犯错。有些医生甚至会利用自己的信息优势牟利。有保险的患者则会忽视自己的决策对照单全付的保险商的财务后果。当然，没有保险的人要面临财务风险，而且不可能完全避开健康风险。因此，患者有保险会倒霉，没有保险同样会遭罪。健康服务研究者们很快就会用事实证明这些问题是如何推高了成本，并让数百万美国人陷入财务危机。

需求诱导

　　1974 年，加拿大健康经济学家 Robert Evans 受罗伊默对医院使用量研究的启发提出了一种新理论。Evans 是这样引出"供给诱导需求"（supplier induced demand）理论的："这种职业关系源于医生和患者之间的重大信息差异，并让医生有机会通过直接的、非价格的方式影响对自身服务的需求。"[10]

这一理论是对阿罗的医生代理（physician agency）思想的一种迥异的解读。它始于同样的前提（医生比患者更懂医学），也得出了同样的初始结论（医生必须充当患者的代理人）。但是，跟阿罗的医生是会为患者最大利益服务的接近于完美代理人的观点不同，Evans 和其他诱导理论家更愤世嫉俗。他（她）们指出，作为代理人的医生面临着内在的利益冲突。他（她）不仅要对患者的疾病进行诊断，而且还要推荐治疗方案，并通过提供治疗获得收入。诱导理论认为，面对这种激励的医生往往会开出昂贵的大处方。[11]

Evans 的需求诱导理论与罗伊默定律一脉相承。根据诱导理论，医生不是因为患者数量增加或者可及性提高填满新的医院床位，而是因为填满床位有助于增加自己的收入。Evans 对加拿大不同地区的考察提供了诱导存在的新证据。他发现，无论所在地区的人均医生比例多高，医生似乎都有办法创造更多的工作量。Evans 的解释简单但令人警醒：当医生冗员时，他（她）们就会诱导更多的需求，从而维持自己的收入不变。这就是著名的"目标收入"假说。该假说往往与诱导理论密切联系在一起。

对 Evans 的发现其实还有另外一种解释，这是由我的同事 Mark Sattherthwaite 提出的：医生的迁徙趋于让收入保持均等。[12] 也就是说，医生们倾向于从低收入地区迁移到高收入地区。只要各地存在任何需求或成本差异，你就会发现不同的人均医生比率，但也会发现与之相当的收入。Sattherthwaite 这个合情合理但平淡无趣的经济学观点往往被学者们漠视，Evans 更富有争议的理论却备受青睐。

如果 Evans 的诱导理论属实，这将是对信任马库斯·维尔比医疗的所有患者和政策制定者的沉重打击。因为它意味着，医生完全是出于提高自身收入的考虑而实施不必要的治疗。[13]而且，随着医生的供给继续增加，不必要的治疗数量也会随之增多。按照对 Evans 的结论的最悲观的解读，医生供给上升 10％将导致不必要的手术量增加 10％。

诱导理论提供了对——尤其是像美国这样医生供给与床位数同步增加的国度——医疗保健成本快速上升的一种煽动性解释。也许，医疗支出的增加跟患者的需要毫不相干，只跟这种扩张性的供给有关。问题甚至会自我强化。医生和医院总是忙忙碌碌、生意兴隆，这将鼓励更多的医生接受培训和更多的医院开张。然而，无论医生或医院数量增加多少，似乎总还有继续增加的必要！需求诱导将导致支出毫无节制地螺旋式上升。

诱导需求的更多证据

Evans 研究的发表激发了一批经济学家前赴后继地研究诱导问题。最重要的后续研究或许是斯坦福大学经济学家 Victor Fuchs 发表的成果。Fuchs 是一名著名的公共财政——研究公共部门的经济作用——学者，曾担任过美国经济学会（American Economic Association）主席。他的开创性著作《**谁将生存？**》对所有国家都无法回避的健康与财富的重大取舍提出了发人深省的见解。

Fuchs 指出，如果诱导理论要说服对医生代理持更积极态度的人,无论是 Evans 还是罗伊默的工作都必须借助更高级的统计技巧。他格外关心医生供给与患者需求之间的反向因果关系:也许是因为医生涌向了高需求的地区,而不是相反。Fuchs 将最新的研究方法应用于美国外科医生的数据,并估算出 0.28 的诱导"弹性"。也就是说,外科医生数量 10% 的增长与手术数量 2.8% 的增长相关联。随后利用更丰富的数据和更精炼的方法开展的研究也发现了统计上显著的诱导证据(尽管所报告的弹性更接近于 10%)。这么低的弹性似乎不足以令诱导成为成本螺旋上升的主要解释。有些学者(包括作者本人)对这些弹性更小的发现的统计有效性提出了质疑,我们怀疑 Fuchs 和其他学者使用的方法是否真的解决了因果问题。[14]

尽管 Roemer-Evans-Fuchs 的"供给创造自身需求"观点只得到了粗略的经验支持,但是,诱导理论的核心思想是毋庸置疑的:医生的财务激励会影响医疗决策。我称之为"医疗保健激励第一公理":

> 如果你付费让提供者多做 X,他(她)们就会多做 X。

这条公理背后的逻辑不言自明。它是大多数经济学家(包括本人)相信医生确实会在某种程度上诱导需求的原因。

今天,很少有人会对医生的判断可能因为几千美元的诱惑而受蒙蔽这一点感到惊讶。但是,在 30 或 40 年前,我们曾经以为自己的医生拥有更高的道德水准,医疗保健界一度被诱导的证据震惊。也许,我们本来应该对 CCMC 在 1933 年提出的按项目付费医疗赋予医生"创造不必要的医疗服务的经济激励"的评述给予更多关注。CCMC 甚至提出了一种解决办法：实行预付制（prepayment）。相当多的新研究证实，拿固定工资的医生提供的服务要少于那些按服务项目收费的医生。[15]

诱导文献最重要的研究主题之一是医生对诊断化验设备的所有权。[16]医生作为所有者时预定的化验量往往要比并非所有者时多得多。有些研究表明，前者的预定量是后者的两倍那么多。这些事实导致一些州禁止医生拥有化验设备。但是，这些事实提出了另外一个鸡与蛋的问题：究竟是所有权导致更多化验，还是倾向于预定更多化验的医生发现拥有设备是值得的？1990 年 David Hemenway 及其同事的研究通过对购买诊断设备的医生的事前事后分析避开了这个难题。[17]他们发现，成为所有者以后，医生的化验预定量上升了大约 $10\%\sim20\%$。所有权的影响也许没有先前宣称的那么大，但确实存在，而且相当大。

多项因素的综合——控制不断攀升的医疗支出的压力、诱导理论的直观吸引力以及 Evans 和 Fuchs 的鼎鼎大名——促使健康政策制定者相信，需求诱导是造成无效率的一个主要根源。诱导理论对公共政策的影响之大，无论如何形容也不过分。政府援引该理论为限制医生供给以及配给患者对昂贵医疗技术的可及性进行辩护。私人保险商也用该理论来证明使用控制的合理性、宣扬 HMOs 的效率。

规模经济

研究诱导的理论家们反对医院扩张的理由是它鼓励了无谓的医疗使用。这种观点与同时代的另一类研究得出的结论相辅相成。20 世纪 60 年代,经济学家开始估计将企业的效率与规模和产品组合挂钩的"成本函数"。由于医院在经济中举足轻重,而且医院的成本数据容易大量获取,许多研究者估计了医院的成本函数。早期的多数研究都表明,医院无论在总体上还是在特定服务(比如心内直视手术)上都存在可观的规模经济性。[18]另有证据表明提供者的结果与数量之间存在联系,表明复杂治疗的提供有一条重要的学习曲线。[19]这些研究得出的最终结论是,将医疗的提供集中到一些大医院对我们的财富与健康可能都有好处。我们很快要谈到,政策制定者急不可耐地想促成此事。

保险与患者激励

道德风险

诱导理论似乎忽视了患者在医疗决策中的作用。但是,即使患者并未觉察到自己是纵容诱导的共犯,他(她)们客观上仍然难脱干系。多数患者都有不反对医生提出的昂贵治疗方案的充分理由,因为有保险代为买单。医生甚至无需诱导对昂贵化验与手术的需求,有保险的患者自然会主动提出这方面的需求。

无论我们是否相信医生面对恰当的激励,可以肯定的是有保险的患者面临错误的激励。免费医疗会导致过度使用。参保者即使没病也会去拜访提供者,购买根本不需要的药,在更简单的诊断就能解决问题时非要做一组化验,并在挑选提供者时忽视价格高低。当患者的就医行为漠视价格时,每个人的成本都会上升。保险商给这种行为起了个名字叫"道德风险"(moral hazard)。经济学家对道德风险问题的研究已经有几十年了。

当阿罗发表他对医生代理的论文时，经济学家 Mark Pauly 正在攻读博士。受阿罗的启发，Pauly 的研究为我们思考保险如何影响医疗需求提供了经济学基础。[20] 他指出，当涉及到价格时，人们对医疗的需求与对任何其他商品或服务的需求并无二致。尤其是，当医疗的价格下降时，消费者会想要购买更多。他（她）们还可能购买一些成本超过所值的医疗服务。用经济学的行话来说，这给社会带来了"无谓损失"。

Pauly 还指出，保险商可以通过设定起付额（患者在享受保险保障之前必须自付的费用）和共同保险（对提供的额外服务向患者收取一笔固定费用或固定比例的费用）等共同支付（copayment）条款来减少这种无谓损失。完全剔除无谓损失的唯一方式是彻底取消保险，但这也就取消了风险分散的好处。换句话说，我们只能拥有良性运转的提供者市场和运转不畅的保险市场，反之亦然。二者不可能同时完美地运转。

价格影响医疗使用量的思想难以被医学界接受，医学界长期以来都将医疗使用应基于医生的医学判断而非患者的财务考虑视为医学的典范。医生们并非对经济学的作用完全置之不理。多数医生都理解，有保险的患者更有可能求医并同意接受治疗。[21] 但是，多数医生都不相信，这种效应会大到有必要设定 Pauly 描述的那种共同支付条款的地步。

兰德研究

对经济学家而言，问题不在于道德风险有没有，而是它是否够大。如果价格确实在医疗决策中发挥了重要作用，那么，强行规定共同支付可能有巨大的潜在好处。到 20 世纪 60 年代末，国家层面的新动向促使立法者不得不搞清楚价格是否重要。尽管 Medicare 和 Medicaid 已经获得通过,但是,美国支持普遍可及性的人士对现状仍不甚满意。仍有 65 岁以下的人享受不到健康保险的保障。就连非营利医院提供的保障网也在逐渐萎缩,因为快速攀升的医疗成本和拖后腿的 Medicaid 支付使得这些医院越来越无力提供慈善医疗。

为堵上这个漏洞,参议员 Ted Kennedy 和国会议员 Wilbur Mills 提出了一项由联邦政府运作的综合性国家健康保险计划。这将是对按服务项目向自主医生付费的马库斯·维尔比医疗提供体系的补充。考虑到 Kennedy-Mills 法案可能要花费几十亿美元来实施,他们建议设定 20% 的共同保险比例和 1 千美元的起付线。

为寻求一种联邦政府不全面接管健康保险体系同时又能扩大保障面的折衷办法,尼克松总统建议提高 Medicaid 的收入资格上限。尼克松希望控制扩张计划的成本,因此要求"经济机遇办公室"(Office of Economic Opportunity,简称 OEO)搞清楚共同支付究竟能节省多少钱。由于已发表的研究无法提供可靠的答案,OEO 决定征集实施全国性"健康保险实验"(Health Insurance Experiment,简称 HIE)的方案。[22]

1970 年,OEO 选择兰德公司实施该实验。兰德研究由 Joeseph Newhouse 领衔,他被今天的学界同仁奉为健康经济学的"泰斗"。他组建了一个由社会科学家和学术型医生组成的卓越团队,其中许多人后来借助 HIE 这块跳板在一流大学拥有了成功的学术生涯。[23]他(她)们广泛的兴趣与才华体现在 HIE 试图解决的大量问题上。

HIE 的研究设计相当简单。从 20 世纪 70 年代中期开始,来自美国六个地区的数千名参保人被随机地指派到不同的保险计划,参保期为三到五年。[24] 随机指派有助于保证每个保险计划都有典型的患者,有些人安然无恙,有些人重病缠身。所有保险计划都涵盖了几乎全部的医疗保健服务,包括精神健康、药品和长期护理。

各项保险计划之间的主要差别在于患者的成本分担程度。有些患者被指派到保障全部成本的"免费医疗"计划,其他患者则必须共同支付最高为 50% 的成本。有些要支付较高的起付线。[25] 成本分担的上限是家庭收入的 15% 或 1 千美元的家庭总费用(取二者中的最小值)。这是个相当高的上限。要知道,当时的人均医疗保健支出大约为 700 美元。(如今,人均支出已超过 7 千美元)兰德向潜在参保人提供了足够诱人的"参与激励"。这些财务激励挺管用,与兰德公司接触的大约 7 千人中有超过 80% 的人同意参与 HIE。

HIE 产生了 100 多篇公开发表的成果。[26] 其中最广为人知的结论(20 世纪 80 年代初首次发布)可以相当简炼地概括为:**价格是重要的**。享受免费医疗的典型参保人产生的医疗保健成本要比共同支付的典型参保人高出大约 40%,但更多的医疗未必意味着更好的医疗。在 HIE 结束以后,那些享受免费医疗的人总体上并未比那些共同支付的人更健康。最初健康状况差的低收入参与者是一个重要例外。价格对他(她)们同样重要,但共同支付带来的成本节约与健康结果的恶化相伴而生。

HIE 的结论有许多重要的细微差别。最大的结余来自个体从完全免费医疗转向 25％的共同支付。共同支付继续提高放大了财务风险，却只带来了温和的新增结余。在任何特定年份，超过半数的结余都来自当年未使用过任何医疗服务的个体。换句话说，成本分担最大的影响是阻止患者向提供者求医。我们有理由质疑，这是否应该是成本控制的主要着力点。与此类似，兰德实验还发现，成本分担对那些已经设法入院的患者的住院费用几乎没有影响。HIE 的结论表明，如果我们想让医院更富有效率，成本分担无助于解决问题。但是，我们不应该对这一发现过分解读。HIE 的参保人数只占所研究的每个地区的极小比例。提供者极有可能根本没有意识到研究正在进行，自然也没有理由降价或设法提高效率。如果所有个人都面对 HIE 类似的成本分担合同，提供者恐怕不得不予以正视。

当 HIE 的研究结果出来时，当初开展实验的动因却已不复存在。无论是 Kennedy-Mills 还是尼克松方案最终都未能进入国会议题。纵然如此，HIE 对今天的健康政策辩论仍有重要启示。Newhouse 的团队展示出的高超技艺几乎打消了人们对价格重要以及免费医疗会造成浪费的疑虑。兰德实验甚至还对患者必须自付部分医疗费带来的节约提供了有价值的估算。

保险与提供者竞争

如果得到完全保险的患者在决定购买哪些医疗服务时无视价格，他（她）们在选择提供者时也极有可能会不把价格当回事。其结果是，市场力量——正如事实上发生的那样——无法阻止提供者提高价格。一位同事在了解到这种情势后好奇地问我，为什么提供者不收取无限高的天价？我解释说，按照目前医疗价格膨胀的速度，我们正在非常靠近这种结局。[27]烦透了这种局面的保险商采纳了一种曾被公用事业部门广泛使用的支付模式。为降低资本成本，电力公司和地方性电话公司通常会被赋予垄断地位。为防止这些垄断者漫天要价，州政府管制者基于它们的经营成本（加上对资本报酬的补贴）来设定价格。

在大型蓝十字和蓝盾计划的引领之下，保险商们将同样的逻辑应用到医院。若以市场上只有唯一的提供者为标准，医院算不上垄断厂商。但是，考虑到患者缺乏价格敏感性，它们很可能是事实上的垄断厂商。健康保险计划不再对医院高得离谱的收费买账，而是转向基于会计成本（加上适度利润）付费。保险计划同样担心医生漫天要价。它们不再乖乖地对医生开出的账单照单全收，而是支付最低的"例行、习惯与公道的"（简称 UCR）收费，从而基于本地市场规范来设定价格。[28]早期，Medicare 和 Medicaid 也是基于成本向医院赔付，并基于 UCR 向医生付费。

基于成本的保险似乎是一种让医院的支付与成本保持一致的公平合理的方式。遗憾的是，它创造了一种新的扭曲性激励。会计师们很快就学会了如何创造性地配置成本实现赔付额的最大化，结果是实际上没有节约任何资金。（1980 年，作为一名 MBA 学员，我曾听过一门医院会计课程，老师讲的几乎全都是如何钻基于成本的赔付制的空子。）医院也逐渐悟出一个道理，只要自己的成本上升，付费就会相应上升。后果完全可以预料。急于吸引医生和患者的医院在基于成本的赔付制下添置了新技术和额外的辅助人员。成本根本不是它们考虑的问题。

我不清楚"医疗军备竞赛"（medical arm race）一词最早出自哪

里。但是,它第一次引起我注意是在 1979 年。当时,我的博士论文导师 Alain Enthoven 指出,加州圣塔芭芭拉的心内直视术提供者几乎跟整个加拿大一样多,并将其归因于基于成本的赔付制激发的竞争。多年以后,加州大学经济学家 Harold Luft 和 James Robinson 提供的系统证据表明,医院正在通过添置 CAT 扫描仪、透析设备以及心内直视手术套间并扩大护理队伍竞相博取医生们的欢心。[29]这是一个让经济学家难以接受的事实。但是,竞争看起来确实是导致成本螺旋上升的另外一个祸因。

医疗保健的四难困境

责任赔偿保险的本意是保护消费者免于承受疾病的成本。令人意想不到的是,通过诱发道德风险和医疗军备竞赛,它反而帮倒忙拉高了医疗成本。经济学家 Burton Weisbrod 从健康经济中发现了一种牵涉范围更广泛的联系模式,并将保险、成本、医疗技术与质量四者之间的关联形容为"医疗保健四难困境"。[30] Weisbrod 是一名跨越非营利部门经济学和技术经济学这两个与健康经济学密切相关的研究领域的杰出学者。20 世纪 80 年代,作为威斯康辛大学健康经济学与法学中心的主任,他对医学研发的经济学开展了大量研究,并获得了美国国家科学院和美国艺术与科学院院士的双重荣誉,这对一名经济学家来说是颇为罕见的。

Weisbrod 认为,制药公司及其他医学研发企业在挑选研究项目的类型时主要考虑的是预期的市场回报,而不只是科学潜力。当然,这一点在今天已是公认的常识,但在当时算得上是一项新发现。医学研发企业清楚,有保险的患者无需承受任何医疗成本。因此,在出售自己的研发成果时,成本根本不会成为问题。事实上，高成本的治疗意味着高利润。因此，可以放开手脚不计成本地搞研发。由此带来的技术进步令人叹为观止，医疗质量也随之不断提升。但是，它们的价格也高得离谱，而更高的成本进一步激发了对保险的需求。除非保险商调整研发的激励，否则，这种循环就会周而复始。Weisbroad 并未对这个过程做评判。毕竟，新技术带来的健康福利也许值得我们付出高代价。但是，他找到了当时医疗成本膨胀循环背后的另外一个原因。

令人眼花燎乱的价格的后遗症

基于成本的赔付制还留下了一个后遗症，任何患者在审视医院的账单时都会留意到这一点。他（她）们会看到一份长长的清单，上面列出了医院的各个"成本中心"的每日收费，譬如医学外科急救病床位天数、重症监护天数、手术、药品、医疗用品、理疗、实验室、放射，等等。这套收费体系可追溯到 50 年甚至更久以前。但是，它在基于成本的赔付制推出之后才制度化，因为基于成本的赔付要求医院跟踪每个成本中心提供的服务。

遗憾的是，医院的收费往往与成本毫不相干。诊断性化验的收费可能比成本高出三倍甚至更多，重症监护的收费则可能低于成本。这些怪现象对医院几乎毫无意义，因为支付者很少会按医院的收费来付费。（实际支付是基于一套复杂公式，涉及到会计师计算出来的"成本收费比"）但是，多数患者都不知道自己的医疗账单只是摆摆样子给人看的，许多人看到阿司匹林"收费"50 美元都相当恼火。基于成本的赔付制早已是过去时。然而，Medicare 仍然要求医院进行类似的计算，以便设定支付费率。如今的医院账单会显示每个 Medicare 成本中心的收费，不理解这套体系的运转方式的患者依旧是稀里糊涂、火冒三丈。要求简化定价的呼声此起彼伏,而且合情合理。我们在第五章会解释,这个问题说起来容易,但要做起来可就难了。

医疗实践差异

跟罗伊默一样,Jack Wennberg 起初也是一名公共健康官员。他在20世纪60年代初获得了医学博士学位和公共健康硕士学位。在约翰·霍普金斯大学完成住院医师实习以后,他成为佛蒙特大学的一名教员。在那里,他领导了该州的区域医疗项目。为更有效地配置佛蒙特州的健康资源,他建立了一套流行病学数据系统,度量本州患者如何使用医院和其他医疗服务。他惊讶地发现,患者使用医疗服务的比率存在广泛的差异。更令人惊讶的是,这种差异显然与患者的基本医疗需要没什么关系。即便是像扁桃体切除这样简单的手术程序的干预率,镇与镇之间也存在相当大的差异。Wennberg 用"医疗实践差异"(medical practice variations)这一术语来描述这种现象。转到达特茅斯医学院以后,Wennberg 全身心地投入到对这种差异的研究中。由于这些努力,Wennberg 被贯以医疗实践差异的"克里斯托弗·哥伦布"和"约翰尼苹果核"(Johnny Appleseed)的双重绰号。[31]

Wennberg 及众多其他学者发表的大量文章佐证了医疗实践差异在全世界各地的程度。他(她)们的研究显示,像阑尾切除术、剖腹产、髋关节置换、前列腺切除术以及扁桃体切除术之类的大量手术的干预率在各个城市和乡镇之间可能相差两倍甚至更多。临终支出也存在巨大差异,预防支出也是如此。这种差异不能用保险保障的差别、其他经济因素或医疗供给的可得性来加以解释。它们在实行社会医疗保健体系的国家中与在美国一样普遍。

对医疗实践差异最可能的解释是，每个医生有自己的行医风格，比如有人偏爱做剖腹产。这些风格可能源于教育、继续培训或个人偏好的差异。一个社区内的某位主导提供者（比如一家重点教学医院的部门主管）可以影响当地医生的风格，并吸引那些原本就倾向于这种风格的医生进入社区。最终结果是一家医院内甚至在整个社区内多数医生行医风格相似。

就像 Wennberg 描述的，对医疗差异研究的最初反应是"寂然无声"。[32] 人们对医生和患者的财务激励的关切，远胜于对医生在医疗过程的恰当性上可能有分歧的担忧。1982 年，Wennberg 在《科学美国人》上发表了一篇有关医疗实践差异的文章。两年后，富有影响力的政策刊物《健康事务》（Health Affairs）以实践差异为主题发表了一期特刊，并在美国国会大厦开了一场发布会，Wennberg和多位国会议员在会上发言，政策制订者终于留意到了 Wennberg发现的差异。

在 Wennberg 看来，医疗实践差异的背后是医疗决策出了问题。假定医疗提供的方式有明确的对错之分，他质疑不同的社区何以会有如此大相径庭的医疗标准。政策制定者逐渐意识到，医疗实践差异可能与需求诱导、道德风险和医疗军备竞赛一样，是无效率的一个根源。

到目前为止，我已经列出了与医疗保健服务市场有关的种种无效率性。在接下来的章节，我会介绍政策制定者们是如何设法解决它们的。但是,下面我想先考虑另外一个重要市场,也就是防范财务风险的健康保险市场。该市场也深受自身特有的一系列问题的困扰,并引出了更多的政策建议。

保险市场的崩溃

逆向选择与撇脂

20 世纪 70 年代和 80 年代,多数健康服务研究者都把自己的研究重点放在提供者市场的无效率上。但是,两位主流经济学家 Michael Rothschild 和 Joseph Stiglitz 在 1976 年发表的一篇保险理论研究论文提醒人们,保险市场也会受到无效率的困扰。[33] 如今,人们普遍认为,要阻止 Rothschild 和 Stiglitz 识别出的那种自由市场健康保险的崩溃也许是不可能的。

Rothschild 和 Stiglitz 用模型刻画了保险公司与保险购买者(个人或企业)在后者拥有对自身医疗保健需要的"私人信息"情形下的行为。(这意味着,每个保险购买者清楚自己的医疗需要,但保险公司只知道一个人群的总体需要)保险公司自然想跟预期健康的客户签约,并避开那些预期会产生大笔医疗费用账单的客户。这就是著名的"撇脂"(cream skimming)现象。这是个带有贬义的术语,但却是任何追求利润的保险商都不可避免会用到的策略。反之,那些预期会产生最大医疗费用账单的人也是最渴望购买保险的。这是第一章中介绍过的"逆向选择"问题的一个实例,它是自由市场健康保险市场无可避免的另一个后果。

Rothschild 和 Stiglitz 证明,如果保险商能完美地按经验设定费率,也就是根据每个参保人的预期医疗需要来设定保费,是能够消除"撇脂"和"逆向选择"行为的。但是，这样一来就违背了保险旨在防范财务风险的初衷。一旦有人患上慢性病，保费就会急剧上升。只有在健康人和病人分担风险时，保险才能发挥真正的财务保护功能。

风险分担市场具有内在的不稳定性。在任何风险分担池内，健康的参保人必然都要补贴病得更重的参保人。这带来了一种商业机遇，新来的保险商可以向健康的参保人提供一份福利更低但保费也更低的保单，从既有保险商手里"撇脂"客户。病得更重的参保人珍视自己享有的福利，仍会留在原有的保险商那里。经历逆向选择的既有保险商于是不得不提高保费，结果却将更多的低风险参保人赶出池子。

Rothschild 和 Stiglitz 的模型表明，保险商可以利用营销策略进一步抽走最健康的参保人。我最喜欢引用的是下面这个真实性尚且存疑的例子：据说有一个保险商将自己的办公楼设在一幢没有电梯的老式建筑的六楼，爬不上楼梯的人就不能认购保单！更绝的例子是健康保险公司将广告刊登在年轻人和健康人士情有独钟的健美和旅游杂志上。

后来的研究者从理论上拓展了 Rothschild 和 Stiglitz 的模型。然而，所有研究都证实了一点，风险分担池的确容易诱发"撇脂"与"逆向选择"行为。只有雇员构成医疗需要相对平均的稳定风险分担池的大雇主才能避免这些策略性行为。保险产品不断更新换代，加上遭遇逆向选择的保险商收取的保费急剧上升，共同造就了私人健康保险的一个更伤脑筋的问题，就是长期存在一个没有任何保险保障的庞大人群。

无保险人群

根据两项权威性的全国普查,大约有 4,700 万美国人(占总人口的 16%)在过去一年的某个时点没有健康保险。[34] 这些人几乎都没有资格加入 Medicare 或 Medicaid。他(她)们若想获得保障,最可能的途径是通过私人部门。这不是什么新问题。私人健康保险市场从未实现过全民覆盖。

汇总来源不同的数据可以看出自 20 世纪中叶(Medicare 和 Medicaid 设立前)以来美国健康保险覆盖的趋势。享有医院费用私人保险保障的人数从 1940 年的 1.2 亿上升到 1965 年的 1.53亿(表 2.1)。1965 年美国的总人口大约为1.9 亿,因此,大约有 3.7 千万人(占 20%)没有私人医院保险。Kerr-Mills 及其他政府计划为数百万人提供了医院的成本保障,还剩下至少 3 千万美国人没有任何医院保障。对医生和其他非医院的医疗费用的保障也相当低,只有极少数美国人能享受到处方药或长期护理的保障。

表 2.1　私人健康保险保障(1950—1965 年)

年份	享有医院 保障的人数	享有医院 保障的比例	享有医生 保障的人数	享有医生 保障的比例
1940	12.3 百万	9.3%	3.0 百万	2.3%
1950	76.6	50.6	21.6	14.3
1960	130.0	72.5	86.9	48.5
1965	153.1	80.6	111.7	58.8

数据来源:美国健康保险协会,《健康保险数据年鉴》,各年份。这些数据来自保险公司报告的参保人数,可能未考虑到有人加入多份保险计划并准确调整。

1966 年,Medicare 和 Medicaid 正式启动。当年就有 2 千万人加入 Medicare。一些州几年后才力推 Medicaid。[35] 但是,到 20 世纪

70 年代初，Medicaid 的参保人数也达到了 2 千万。Medicaid 的许多参保人也加入了 Medicare，而且有许多 Medicare 和 Medicaid 参保人以前享有 Kerr-Mills 法案的保障或拥有私人健康保险。因此，净增的参保人数远低于 4 千万。

保障网中仍留下不少漏洞。Medicare 不提供药品或长期护理保障，并对其他保障设定了起付线和共同支付条款。Medicare 允许私人保险商出售"综合"保险计划填补漏洞。年老的贫困人士与残疾人士还可以利用 Medicaid 补充支付 Medicare。但是，要获得 Medicaid 的保障没那么容易。个人必须花光毕生财富才有资格加入它。这意味着 Medicaid 实际上设置了一个等于一个人的终生储蓄的起付线。对任何一个积累了一定养老储蓄但渴望加入 Medicaid 的人来说，这都是个头疼的问题。

除了向贫困老人和残疾人提供 Medicare 补充保险外，最重要的 Medicaid 类别是"向有孩子要抚养的家庭的援助项目"。[36] 但这种援助实际上仅限于父母都没有全职工作的单亲家庭的孩子。后文会讨论，若要将 Medicaid 的保障面扩大到这些类别以外，还有大量的补丁要打。

到 1970 年，仍有大约 2.5 千万美国人（大约占总人口的 12%）在一年中没有健康保险。另据估计，有 1/6 的儿童没有健康保险。与人们的固定印象相反，绝大多数的无保险儿童都来自家长有工作的家庭。绝大多数无保险的成年人也是如此。随着美国人口增长，无保险人群的队伍也在相当稳定地增长，并随商业繁荣与萧条忽下忽上。令人不安的是，在过去几年的经济复苏期内，无保险人群的数量仍在持续攀升。

雇主保险产生的不平等

尽管 Medicare 和 Medicaid 获得了成功,多数美国人仍然靠自己的雇主代购健康保险。如果你在一家大公司上班,情况相当不错。因为雇员超过 200 人的企业有 98%甚至更多都提供了健康保险。[37]但是,如果你在一家小一点的企业上班,情况就不妙了。这些企业的保险购买率还不到 60%。只有搞清楚造成这种差异的根源,我们才能对雇主赞助的保险存在问题的解决办法加以评判。

首先要记住,保险商收取的保费至少要足够补偿预期的健康成本、管理费用以及销售成本。有两个因素会造成保费与雇主(及其雇员)意愿的开支出现分歧。第一个因素是保险商和参保人对健康支出的预期存在差异。若潜在参保人身体健康,但保险商不这么认为,则保费会高于个人愿意承受的金额。(这不过是对逆向选择问题的重新表述)第二个因素是保险的销售成本,包括销售、管理以及保险商为遏制逆向选择所做的医疗承保。[38]

对大企业的普通员工来说,这种分歧不大。原因之一是保险商认为大企业是稳定、有代表性的风险分担池,逆向选择威胁较小。另一个原因是保险商可以在更多员工中间分摊成本。对小企业的员工和个体户来说,分歧则要大得多。保险商显然不能在那么点人中间分摊固定成本。每份保单的成本将因此增加数百美元,足以令许多潜在参保人望而却步。保险商也更有理由担心逆向选择问题。有时候,它们可以按经验来设定保费。大公司受益于大数定律,而且雇员的平均医疗需要不可能有非常大的波幅。小公司就没那么幸运了,尤其是考虑到一场大病就会产生几十万美元的医疗费。

　　即使保险商不按经验设定费率，大企业也有明显优势。大企业每年都参与保险市场，它们的风险属性没有太大变化。小企业和个人则会在市场进进出出，风险属性变化无常。保险商总是心里犯嘀咕：为什么一家过去没买过保险的企业现在想买了？是因为有一个或两个雇员有重大医疗需要吗？预期面临逆向选择的保险商会提高对所有小雇主和个人的保费。那些身体健康的人会发现，保险价格高得难以忍受，宁可不买保险。

　　遵循同样的逻辑，我们容易明白，兼职员工和临时工面对的保费为什么要高得多。何况，这些员工往往收入低，因此可能有更大的开支需要。只有30％的美国企业向兼职员工提供保险，只有3％的向临时工提供保险。

　　尽管面临这些障碍，很多无保险的个人似乎有足够多的可自由支配收入可用于购买个人保险，他（她）们只不过是选择了不买。Kate Bundorf 和 Mark Pauly 最近的一项研究表明，大约有60％～80％的无保险人士其实买得起保险。[39]许多人本来可以购买雇主提供丰厚补贴并有联邦免税补贴的保险，但却没有这样做。他（她）们为什么会放弃保险呢？有些无保险人士或许是低估了自己的医疗需要，还有些则宁愿承受自付大笔医疗费的风险也不愿支付高额保费。如果他（她）们继续积欠庞大的医疗费，就有资格享受Medicaid 或者与提供者协商定期支付部分费用。资产少的个人或许愿意面对破产的风险，这等于控制了大笔医疗费带来的消极影响。许多个人愿意求助慈善医疗或负责最后救助的提供者。很多年前，曾有一位同事评论说，他从未遇到拥有健康保险的出租车司机，因为他（她）们总是知道哪里有免费医疗。这种夸张的说法其实包含了真理的成份。

　　无论我们多想对无保险人士的问题置之不理,有一点是可以肯定的,就是至少有几百万(就算没有几千万)美国人并不是因为自己的过错而没有健康保险。许多人(也许是大多数人)因病遭遇财务灾难,被迫卖掉房子、花光退休储蓄金或者破产。[40]这还只是财务方面的后果。无保险者拥有私人医生的可能性也要低得多。他(她)们接受的预防性医疗更少。病情严重的人可能拖延治疗。一旦开始治疗,他(她)们也更少有机会获得最好的提供者和最新的技术。结果是无保险者拥有更低的"健康资本":他(她)们活着时生产力更低,死得也更早。据美国医学研究院估计,无保险者每年损失的人力资本超过 650 亿美元。[41]

保险市场的溢出效应

　　基于雇主的健康保险体系对整个经济产生了溢出问题。一个明显的问题是,更小的企业在雇佣市场上处于竞争劣势。它们可以付更高的保费并降低工资或利润来缩小差距,或者选择干脆不提供保险。无论哪种方式,它们跟大企业相比都要吃亏。这未必是不公平的,至少跟小企业在其他生产投入上的支付比大企业高相比而言。但是,因为政府改进保险市场运转方式受益最大的也肯定是小企业。

　　遗憾的是,治理雇主主办的健康保险的某些规则和管制将小企业置于更不利的地位。1974 年的《雇员退休收入保障法》(简称ERISA,它是设立个人退休账户的法律依据)中的一项关键条款免除了"自我保险"(self-insured)企业——也就是为雇员的医疗费承担财务风险的企业——接受州政府健康保险管制的义务,包括税收以及提供针灸疗法、足部治疗、滥用毒品治疗或者假体毛等服务保障的保险强制。[42]平均的州健康保险税是保费的 2⅕～3⅕，几乎不足以影响小企业。但是，强制保险的成本则是另一个故事了。一些强制保险（比如健康儿童保健）可以省钱，但多数都增加了成本，有些（比如人工授精）还会导致保费上升许多个百分点。加起来，强制保险总共可以将保费抬高 30％甚至更多。[43]事实上，多数保单涵盖了强制令规定的多项服务，比如化疗和乳房切除。因此，实际的影响可能要小一点。据 Gail Jensen 和 Michael Morrisey 对强制保险的估算，强制保险导致保费上升了大约 10％。[44]这就难怪多数大企业会选择自我保险了，因为这样可以免除州政府的强制保险义务。

尽管面临免除强制保险的诱惑，但是，更小的企业往往无力承受自我保险的风险。只要有一名员工积欠了庞大的医疗费，小企业就会面临破产的风险。更大的企业则可以受益于大数定律，更有能力承受得起自我保险的风险。不能自我保险的小企业必须购买传统的健康保险，税收和所有强制福利一应俱全。当州级立法考虑是否要强制提供新服务时，不管是孤独症、生育、助听器还是肠癌筛查，争论的焦点都不是服务是否重要，因为雇主和雇员可以自行决定。真正要争论的是，这些强制保险背后的利益集团是否比代表小企业的利益集团有更大的影响力。小企业通常都是输掉的那一方。

工作锁定

基于雇主的保险不仅扭曲了大企业与小企业之间的竞争格局，而且扭曲了员工的就业选择。要使经济实现最大效率，员工应该流向他（她）们最富有生产力的地方。但是，在选择一份工作时，很多员工考虑的是自己能否获得健康福利。[45]他（她）们可能拒绝一份最适合发挥自身才干的工作，转向另一份提供更好的保险的工作。如果将保险保障与就业脱钩的话，绝不会发生这种情况。

对拥有保险并且正在考虑换工作的员工来说，情况甚至更危险。在下一章将要介绍的最新立法改革出台以前，员工们都必须面对会让他（她）们在更换雇主前三思而后行的等待期和先存条件排除。有些研究表明，由此造成的"工作锁定"导致劳动力市场的周转率降低了20％。但也有一些研究表明问题要小得多。这是个大问题：当员工为实现自身最大潜力而更换工作时，我们都能从中受益。工作锁定却扼杀了这种流动性。同样，如果保险与就业脱钩的话，这种情况也绝对不会发生。这是对经济真正的拖累。

基于雇主的保险体系的影响贯穿于一个员工终生的职业生涯。多数美国人都计划提前退休，有将近20％的人在达到65岁并有资格享受 Medicare 之前就退休了。实际提早退休的人们拥有退休健康福利的机会要大得多。有退休健康福利的人提早退休的比例要比没有的人高出6％～8％。

自由绝不免费

自 Medicare 和 Medicaid 颁布以后，美国健康经济就变成了由联邦、州和私人部门保险计划东拼西凑的大杂烩，医疗的提供则几乎完全由私人部门承担。健康服务研究者们在20世纪60年代和70年代研究的医疗保健市场（马库斯·维尔比医疗）几乎从未达到阿罗描述的自由市场的理想境界。受需求诱导、道德风险、实践差异以及医疗军备竞赛的困扰，医疗市场可能一直"免于"第三方干预，但是，它缺乏效率和有效性所必需的纪律（或规则）。有讽刺意味的是，这种"自由的"医疗保健市场被证明是极其昂贵的。作为回应，支付者设法捆住维尔比医生及其患者的手脚。在下一章，我将介绍这些规则与管制措施。

美国人在医疗保健上花了那么多钱，却仍有这么多美国人缺少健康保险及其提供的保护，这对一个国家来说可谓奇耻大辱。对劳动力市场的不利溢出效应不过是增加了解决基于雇主的健康保险市场存在的问题的迫切性。

阿罗曾预测，如果一个市场的关键制度不能造福于消费者，就会被别的制度取而代之。到20世纪70年代，人们越来越达成了一种共识：马库斯·维尔比医疗正在走向衰落。取代它的管制与市场制度由住院医疗的支付者提出，并被愤怒的参保人不情愿地接受。自始至终，为全体美国人提供高质量、有效率的医疗保健的政策目标似乎跟从前一样飘忽不定。

第三章　医治不健康的健康经济

> 有不祥之兆似乎表明，为穷人和老年人争取到的全部好处可能很快会在"经济"的幌子下得而复失。
>
> ——参议员 John Tunney（加州，民主党人），1971[1]

隐形体系

电视剧《**马库斯·维尔比医生**》描绘了一套朝气蓬勃的美国医疗保健体系。多数美国人都相信这个神话。为什么不呢？这套体系看起来挺管用，至少对有保险的人们是如此。尽管有越来越多的学者发出警报，然而，大多数美国人对医疗成本或质量基本上不关心。

如果愿意用心去找的话，其实是不难发现出现问题的苗头的。受 Medicare 和 Medicaid 扩大保障范围的刺激，美国人均医疗支出从 1960 年的 126 美元上升到 1970 年的 300 多美元（表 3.1）。与此同时，大约有 12％的 65 岁以下的美国人还没有保险。美国的医疗成本和无保险比例，比世界上任何其他发达国家都高，这绝不是什么光彩的事。出问题的迹象远不止于此。跟其他发达国家相比，美国人的预期寿命和婴儿死亡率仅达到平均水平。尽管一国的医疗保健体系不能完全决定人民的健康状态，但是，主张维持现状的人们也不敢妄言，美国人花在医疗保健上的钱是物有所值的。

表 3.1   1960 – 1980 年历年的健康支出

年份	健康总支出（10亿美元）	人均支出（美元）	真实人均支出（按现行美元）	真实人均支出年增长率	健康支出占GDP比例
1960	27.6	146	960	3.7%	5.2%
1970	75.1	357	1800	6.5%	7.2%
1980	254.9	1110	2640	3.9%	9.1%

数据来源：美国医保中心当前报告。注意 1970 年以后的数据计算方法有变动，这导致老数据与新数据之间存在些许不一致。

诸如此类的事实引起了商业保险商和政府监管者的关注。但是，真正迫使它们正视问题的，是医疗保健占雇主劳动成本和政府预算的比例在加速攀升。支付者认为这种局面难以为继，该出手干预医疗保健体系了。马库斯·维尔比医疗的时代即将落幕。

管理式医疗的起源

美国的医患关系从未完全脱离外部的影响。回想一下，AMA在历史上之所以反对国家健康保险，部分原因就是一个世纪以前州政府运作公务员薪酬计划的方式太过粗暴。政府干预医疗保健的历史更为悠久。持照行医制始于 18 世纪中叶。当时，有救死扶伤之志者必须向殖民地的总督申请才能获准执业。19 世纪早期，持照行医制曾一度被取消，但在几十年以后又死灰复燃。州政府最终强迫几乎所有医疗从业者和机构提供者（比如医院和养老院）

接受许可限制。患者从来未曾完全自由地选择过提供者；只有政府批准的提供者方能行医。

这些限制表面上是为了保证医疗质量，实际上却产生了限制进入的副作用。这提醒我们，管制有时候是服务于被管制者的利益的。州和地方政府没有再对医疗实践施加别的管制。还有诸如医生同行评议和医疗机构资质认证之类的自律管制。[2]除此以外，行医几乎就没有来自第三方的限制了。

对大多数美国人而言，这意味着他（她）们可以自由地选择任何持有执照的提供者就医。提供者直接向患者出售服务，并按服务项目获得无需第三方审查的付费。从 19 世纪 90 年代开始，一种极为不同的医疗保健提供模式开始在美国一些偏远的小地方悄然兴起。少数医生开办了"共济会诊所"（lodge practices），向兄弟会、工会和其他工人协会提供预先付费的医疗服务。到 1920 年，俄勒冈州和华盛顿州共有 24 家诊所向雇员团体提供预付安排。

从经济学角度来说，共济会诊所与传统诊所最大的区别是实行预付制（prepayment）。患者或许对财务激励上的这种重大变化一无所知，但肯定意识到了共济会诊所意味着自由选择的终结。若雇主提供的是一家共济会诊所，雇员就只能从这家诊所的医务工作者那里获得免费医疗。要想从诊所以外获得医疗，就必须自行负担全部费用。这是必然的后果。接受预付制的医生不可能向每个提供者都开放诊所，否则支出将会失控。预付制与选择受限是密不可分的。

医疗成本委员会（CCMC）1932 年发布的报告对这些诊所大唱赞歌。CCMC 认为，预付制是一种让雇员免除疾病带来的财务风险的保险形式。CCMC 还称赞预付制限制了医生提供不必要医疗的激励，这比罗伊默和 Evans 提出类似看法早了 30 年。CCMC 强烈支持医生们抱团行医，并列出了这么做的四大好处：

1. 抱团的医生抗得起预付制带来的财务风险；
2. 抱团的医生能实现诊所的专业化；
3. 抱团的医生负担得起技术资本投资的成本；
4. 抱团的医生负担得起职业化管理的费用。

这些好处与激发一战后美国公司成长的商业实践变革类似：风险分担、专业化、技术投资与职业化管理。CCMC 实际上建议将整个美国医疗保健体系从一个羽翼未丰的行业彻底转型成一个有效率的商业帝国。但是，这些思想还要再等 40 年甚至更长时间才能成为主流。

凯泽（Kaiser）与 GHC

在接下来的几十年中，预付诊所在美国各地陆续涌现，主要是在西海岸。第一个大型预付团体是洛杉矶的 Ross-Loos 诊所，20 世纪 30 年代中期参保人数将近 4 万。1980 年，Ross-Loos 被北美保险公司收购，后者又跟康涅狄格总公司合并成信诺（CIGNA），是目前全美最大的管理式医疗保险商之一。

凯泽保险计划源于二战期间向西海岸数万名船坞工人提供医疗的需求。随着工人在二战结束后解甲归田，凯译再无力负担现代化医院和训练有素的医生，于是向公众开放了医疗机构。"凯泽基金健康计划"（Kaiser Foundation Health Plan）及其附属的"永久"（Permanente）医疗团体一推出就大获成功，到 1950 年会员人数已逾 15 万。20 世纪 70 年代,凯泽已经扩张到五个州,总参保人数逾 300 万。

普吉特海湾(Puget Sound)公司所属的"团体健康合作社"(Group Health Cooperative,简称 GHC)是二战之后不久启动的一个将共济会诊所引入当地社区的实验项目。西雅图的一个团体健康合作社找到当时已经在俄克拉荷马成功开办了一家共济会诊所的 John Garfred。双方共同设立了 GHC,并说服 400 个家庭分别出资 100 美元收购了"西雅图医疗保障诊所"以及一家拥有 60 张床位的医院。刚起步就成长迅速的 GHC 在 20 世纪 50 年代已经声名雀起,1960 年在西雅图地区拥有 25 万参保人。还有少数别的成功的预付诊所,其中最著名的是纽约的 HIP。这家诊所创立于 20 世纪 40 年代,到 1960 年已拥有 50 万名会员。尽管取得了这些成就,1970 年整个美国仍然只有大约 40 家预付团体诊所,而且多数美国人丝毫未意识到在马库斯·维尔比医疗以外还有这样一种替代选项。

健康维护组织

管理式医疗之父

1970 年 5 月,Paul Ellwood 创造了"健康维护组织"(Health Maintenance Organization,简称 HMO)这一术语。迈着缓慢但坚实的步伐,它逐渐引起了全美人民的关注。Ellwood 是斯坦福医学院毕业的研究生,接受过儿童神经专科医生培训,当时已转型为一名健康政策专家。作为预付团体诊所的坚定支持者,他曾有缘向在飞机上偶遇的尼克松总统的一名高级顾问推销自己的思想。这次碰头的时机相当好，因为当时尼克松政府正在寻求 Kennedy-Mills 国家健康保险的替代方案。Ellwood 受邀到华盛顿与政府官员深入交流。在那里，他创造了 HMO 这一术语，并形容它是"一种就价格和质量进行竞争并将保险和医疗保健一体化的组织形式。"[3]Ellwood 说服政府将重点放在一项旨在提高预付团体参保人数的提案上，从而促成了 1974 年的《HMO 法案》，它是 HMOs 成长的催化剂。

Ellwood 还组建了一家名为 Interstudy 的咨询公司，专门收集和解读有关 HMO 绩效的数据。Interstudy 的客户包括美国大多数健康保险巨头以及许多雇主和学术研究者。在政策方面，他组建了一个名为杰克逊小镇团体（Jackson Hole Group）的医改政策智库，其半永久性会员包括管理式医疗的著名支持者和独立的商界领袖。该团体在 20 世纪 80 年代和 90 年代在 Ellwood 杰克逊小镇的度假村时不时地聚会。它提出的思想是后来不幸夭折的克林顿总统《健康保障法》提案的灵感来源。然而，1970 年，就连 Paul Ellwood 自己也没有预料到 HMOs 会在未来的健康政策辩论中成为如此耀眼的角色。

HMO 的策略

只有一直关注的少数政策分析家才能分辩出 HMOs 区别于传统按项目付费医疗的几种独特策略。最明显也最重要的当然是预付制。1971 年一份凯泽 HMOs 报告标榜自己"不存在按服务项目收费制下那种违背审慎的手术标准乱动手术的激励。"[4]凯泽和 GHC 还自建了医院，从而消除了罗伊默定律中内在的冲突。结果是凯泽和 GHC 的参保人的人均床位供给与入院患者的人均住院期限都比按项目收费的部门低得多，更接近于加拿大和其他严格控制床位供给的国家的数字。

　　将保险商与提供者整合到同一个组织内还激发了其他节约成本的创新。凯泽建造了专门的康复医院，并启动了家庭护理计划。患者出院的速度加快，医疗总成本也下降了。凯泽医院是全美提供全天候急诊医疗团队（而不是医生和护士轮班）的少数医院之一。GHC 则推出了一个护士电话问诊计划，设立了医生与护士监控患者的"快速救治单元"，取代传统住院。20 世纪 70 年代和 80 年代，凯泽和 GHC 继续通过提供独立手术与急诊机构来突出门诊治疗。这些创举被形容为"从每一分钱中拧出最大健康而不是从每种疾病中榨出最多钱的举措。"[5]这些创举后来几乎全都变成了医疗实践的标准。

　　HMO 的支持者还将重视预防当成自己的卖点对外宣传。[6]GHC 的一名创始人 Sandy MacColl 医生曾撰文说，他和同仁们致力于打造一套"以优质医疗、健康维护以及预防服务为目标的……家庭医疗体系"[7]。"健康维护组织"这一术语反映了 Paul Ellwood 的这样一种信念：预付制奖励了让患者保持健康的提供者。凯泽-永久医疗集团北加州的行政主管 Cecil Cutting 医生则称之为"经济学的逆转"（the Reversal of Economics）。他指出，在预付制下，"让患者保持健康对医院和医生都更有好处"[8]。就连 HMOs 的许多批评者也将这一点视为常识。但是，它依赖于一种对传统医疗实践略显愤世嫉俗的观点，它意味着在按服务项目收费的制度下患者生病对医生"更有好处"。医生们或许在财务上会更好（假定患者不离开的话），但是，我们很难相信，他（她）们更宽泛意义上的职业成就感也提高了。即便如此，下一章提供的证据还是有力地支持了 HMOs 在预防上确实做得更好的观点。

被许多人视为 HMOs 的重要局限的提供选择限制也变成了它们最突出的优势。州立法实质上禁止责任赔偿保险商将任何持照提供者排除在网络之外，HMOs 却是一种网络封闭的保险计划。这意味着如果你要享受凯泽或 GHC 的保险，就只能到凯泽-永久或 GHC 的医生那里就诊。人们普遍认为，HMOs 通过招募行医风格保守的医生发挥了这一优势。更倾向于顺产而非剖腹产、理疗而非换关节以及服药和观察性等待而非心脏手术的医生可以帮 HMOs 省下大笔钱。他（们）还可以通过预付制赚到更多钱，从而赋予了"少即是多"这一短语新的含义。如果 HMOs 招募的是保守的医生，这意味着其他人将由"开明的"医生来提供治疗。若不考虑 HMOs 的成功给其他保险商带来的想方设法保持成本竞争力的压力，这似乎是对整个医疗保健体系的一次重新洗牌。

HMOs 对质量问题相当敏感，并尽最大努力消除消费者的顾虑。比如，凯泽将自己的医生招募形容为"无休止的天才猎头"，并夸耀自己的医生有高超的技术水平和沟通技巧。[9]一份凯泽报告曾这样写道："在受过训练的观察者看来，永久的首席医生与医学院临床院系的部门首席医生并无二致，唯一的区别在于他（或她）们对社区医疗组织的理解和领悟更为深刻。"[10]

一份残缺的遗产

自创立 60 年以后，凯泽、GHC 和 HIP 仍然是美国医疗保健体系中的重要角色。凯泽无疑是美国最大的保险商与提供者完全一体化的组织，目前在九个州共有近 800 万名会员。凯泽在其发祥地西海岸始终是最强大的。但是,20世纪90年代它试图向东面扩张。凯泽缺少建立独立医院与专科团体所需的规模,因此选择与当地提供者签约。凯泽无力控制提供者成本,潜在参保人对它的质量的疑虑也总是挥之不去。[11]结果是数亿美元的巨额亏损,凯泽的这些保险计划大部分都失败了。GHC和HIP则固守它们的母市场。目前,GHC在华盛顿州及爱达荷州的部分地区拥有60万名会员,HIP在纽约州的都市区拥有大约80万名会员。

大型预付团体诊所未能成功地扩张到原始市场以外的原因很多。要知道,凯泽、GHC和HIP是在商业保险尚未站稳脚跟的情况下发起的。它们能够在本地市场上迅速吸引参保人签约并实现规模经济,同时在质量上维持良好的声誉。一旦蓝十字和商业保险计划开始扩张,对预付团体保障的需求就下降了。

HMOs要费尽心机才能招募到医生,因为医生们担心遭到"有组织的医疗"的排挤。医疗团体经常攻击HMO医生的质量,并嘲讽限制患者对提供者的选择的做法"不合乎职业伦理"。地方医疗学会敦促会员和医院抵制团体诊所的医生与患者。1943年,美国最高法院裁定,这种抵制属于非法的行业限制。AMA的反应是推出预付诊所"二十点"审批制,表面上服从了法院的裁定。但是,许多地方医疗学会仍拒绝与之合作。King County医疗学会就是其中之一,它拒绝接纳GHC的医生成为其会员。由于学会会员协助非会员被认为是有违职业伦理,这等于是一种变相抵制。1951年,华盛顿州最高法院全票通过一份判决,命令该学会接纳GHC作为会员。此时,责任赔偿保险部门已经腾空而起。HMOs还要再等30年,方能对传统的按服务项目付费的医疗体系构成真正威胁。

Medicaid"改革"

预算爆表

20 世纪 60 年代，责任赔偿保险及其对医疗保健付费的不干涉主义主导了整个市场，这意味着医生对医疗实践保留完全自主权。但是，就在马库斯·维尔比主宰电视收视率的时候，马库斯·维尔比医疗的时代即将走向终结。一个管制与医疗保健规划的新时代即将降临。

干什么都得跟钱打交道，这不足为奇。1965 年以前，联邦与州政府对医疗保健筹资的参与相当有限。Medicaid 和 Medicare 的设立改变了这一切。在 1960 到 1970 年之间的十年里，各州与联邦政府的医疗保健总支出上升了四倍多。这种增长速度是空前绝后的。

Medicaid 对各州来说是一柄双刃剑。所有的州都欢迎联邦政府补贴地方支出。但是，联邦的配套资金有限，Medicaid 授权给州级预算带来了巨大压力。早在 1971 年，Medicaid 的参保人数就超过了 1,600 万，总支出超过 60 亿美元（按名义美元来算）。两个数字都比最初的估计高出一倍。毫不奇怪，拥有最大 Kerr-Mills 计划的州（包括马萨诸塞、新泽西、纽约、华盛顿和威斯康辛州）往往也拥有成本最高的 Medicaid 计划。这让这些州的立法者进退维谷：如何才能在不增税的情况下维持医疗保健的保障网呢？保险商和雇主们也对私人部门医疗保健支出的不断上升表达了关切，这增加了实行某种成本控制监管的压力。

任何试图勒住健康支出这匹野马的州都不需要特别发挥创造性。众所周知，成本控制策略无外乎两种：要么限制数量，要么限制价格。加拿大和欧洲等由政府资助的医疗保健体系已经试验过这两种策略，并取得了一些明显成效。美国人很快就要亲自品尝其中的滋味了。

用健康规划限制数量

加拿大和欧洲国家刻意避开了自由市场的医疗保健。无论对错，美国以外的多数健康政策制定者都对市场心存疑虑，对政府管理医疗保健体系的能力则满怀信心。他（她）们最重要的手段之一便是健康机构规划，也就是由政府来决定该建多少家医院、铺多少张床位、提供多少服务，以及它们分布在哪里。

美国真正意义上的健康机构规划始于 1948 年推出的 Hill-Burton 计划，其初衷是防止医院床位出现预期的短缺。当时的产业专家认为，美国每个地区都要达到每千人 4.5 张医院床位（远高于当时的水平）。Hill-Burton 计划准备的新医院建设资金瞄准了那些距离每千人 4.5 张床位的"理想"最远的地区。1970 年，美国实现了 Hill-Burton 计划的目标，随着床位数继续攀升，床位的占用率开始下降。

接下来，规划者们将注意力转向预计会出现的医生短缺。美国医学院协会 1965 年发布的一份报告称，"美国无力产出国家需要的全部医生"[12]。联邦与州政府投入了数十亿美元巨资用于增加医学院的招生人数和建设新医学院。医生收入的飞涨——部分受 Medicare 和 Medicaid 刺激——吸引了创记录的大学生申请攻读医学院。联邦政府还放宽了对海外医学院毕业生的移民和许可限制。政府干预与市场力量联手的效果非常明显。到 1980 年，规划者宣布，美国出现了医生过剩，直到今天依然有不少人这么说。

20 世纪 60 年代到 70 年代的联邦健康规划常常与州健康规划者的努力背道而驰。随着 Medicaid 预算失控,州政府试图减少供给。它们将目标瞄准医院,套用银行劫匪 Wille Sutton 的话讲,因为这是钱最多的地方。罗伊默定律和 Evans 的诱导理论为规划者提供了学术上的某种合法性:限制医院床位与服务的供给将制约医生诱导需求的能力。

纽约州是第一个对医院增长设限的州。那是在 1964 年,纽约州规定医院扩张或新建皆须经过政府批准。负责评审申请的规划理事会会考虑医疗的需要以及备选提供者的可得性。任何未获得"医院投资许可证"(Certificate of Need,简称 CON)通过就擅自建设的提供者都要冒得不到赔付甚至被吊销牌照的风险。1966 年颁布的联邦《综合健康规划法》鼓励州和地方机构全面推进医疗机构规划。到 1972 年,超过 20 个州都实行了 CON 审批制。

指望 CON 控制成本的人们提到了罗伊默定律。尽管该定律在学术圈内颇受关注,它的涵义却相当难以把握。该定律更多是一项有趣的观察而非系统事实。而且,健康支出的持续增长可能主要是因为人口统计因素变化与技术,而不是供给。即使罗伊默部分正确,我们也不能指望 CON 能对攀升的成本构成什么打击。

此外还有实施方面的问题。根本没法保证规划理事会会驳回要求增加医院资助的请求。决策者是政治代理人,他(她)们固然要接受规划者的指导,但也必须对利益相关者有交代。可以预料,这些政治傀儡会更偏袒像本地医院这样集中度高的利益团体而不是分散的纳税人的利益。医院很快就明白了游戏规则。它们拒绝否决彼此的扩建方案(但常常一致否决新医院进入)。为防止政治压力失灵,医院会递交多份申请,希望有一份或两份申请能获批;或者开设新的非医院医疗机构规避 CON 审批。尽管医院成本得到了控制,但是,由此导致的范围不经济事实上反而推高了整个体系的总成本。

这些潜在问题都挡不住规划者前进的步伐。1972 年颁布的《社会保障修正案》要求各州将医院建设与扩张的审查当成获得 Medicare 和 Medicaid 资金的必要条件。1974 年颁布的《国家健康规划与资源开发法案》(PL 93 - 641)进一步将健康规划提升到国家层面。PL 93 - 641 将美国划分成 200 个健康服务区(Health Services Areas),每个区都设有独立的健康体系机构(Health Systems Agency,简称 HSA)。HSAs 负责评审所有医疗机构的扩张、现代化改造以及超过 15 万美元的资本采购。负责监管 Medicare 和 Medicaid 的"医疗保健筹资管理局"(Health Care Finance Administration,简称 HCFA)拒绝向未通过 CON 审批擅自扩建的医疗机构提供赔付。

历史学家 Anne Somers 和 Herman Somers 曾指出,PL93 - 641 条款是"创建综合性'国家医疗保健体系'的首次真正尝试"[13]。然而,没过多久,多数观察家就断定 PL 93 - 641 根本不起作用。研究者们发现,CON 审批也许略微限制了床位增长,但除此以外对健康经济几乎甚至完全没有影响。[14] Michael Morrisey 最近对 CON 文献的回顾得出的结论是"CON 计划未能控制住成本(如果说对成本有影响的话),反而往往提高了成本。"[15]

健康规划的生与死

20 世纪 80 年代中期,里根(Ronald Reagon)总统试图减少政府对市场的干预。CON 显然是受打击的目标。在里根的敦促下,联邦政府于 1986 年废止了 PL 93－641。自那以后,大约半数的州已经废止或明显放宽了本州的 CON 立法。1998 年,Christopher Conover 和 Frank Sloan 的研究并未发现这些法律废止以后导致医疗机构收购或医疗总支出增长的证据。作为一项国家医疗保健政策,CON 已寿终正寝。[16]

幸存者:伊利诺伊州

一些州仍保留着严格的 CON 立法,我所在的伊利诺伊州就是其中最严格的州之一。该州最近批准在未开发地区建设一家医院,这是二十多年来获批的第一家。尽管如此,伊利诺伊州的医院部门却一直在扩张。但是,这不是通过建设新医院,而是在原有设施基础上开枝散叶。很多医院看起来就像美国漫画家 Rube Goldberg 笔下的作品,这里几幢新的配楼,那里几个新的手术套间。理性医院设计的好处在别处存在,但在伊利诺伊州不存在。今天伊利诺伊州的医院布局与 20 世纪 50 年代一模一样,50 年前获得 Hill-Burton 许可的医院决定了哪些今天的成长中郊区能享有的当地医院服务。

对原有医院投那么多资毫无道理。你能想象,美国的汽车制造商以自己拥有足以满足美国人的汽车需要的产能为借口来阻止日本和韩国的竞争对手进入美国吗？允许老牌医院阻止新医院进入同样荒谬可笑。CON 的捍卫者会说"医疗保健自有其特殊性",却不解释让医院免受新进入者的竞争会给公众带来什么好处。

有些规划更令人火冒三丈。我曾听伊利诺伊州健康机构规划委员会的成员说,让患者步行 45 分钟去医院是可以接受的,因为有些州的农村居民步行的时间更长。我们能否将同样的逻辑延伸到教育上，强迫伊利诺伊州的学生走 30 英里路去上学呢？因为蒙大纳州的一些孩子就是这样上学的！

当地人对此已经见怪不怪了。但是，伊利诺伊州的 CON 还牵涉到腐败问题。多年前，位于 Naperville 城郊的 Edward 医院提出要在快速发展的 Plainfield 地区建一所新医院的 CON 申请。在规划委员会打算对此投票之前，委员会成员 Levine 似乎与其他成员进行了私下磋商，委员会最后否决了这项 CON 申请。Edward 医院的首席执行官 Davis 愤怒地冲出会议室，并誓言"事情一定会有转机"。就在听证会开始几周前，一家开发商和一家投资公司分别派出代表传话给 Davis，如果她想得到委员会的批准，最好是聘请自己提供服务。他们万万没想到，Davis 早就怀疑其中存在此类猫腻，并随身携带了 FBI 的窃听器！在开发商和银行家与 Levine 关系密切的消息曝光以后，整个规划委员会被解散了。

CON 在伊利诺伊州还活着，至少目前是这样。该州正在就是否定期废止此项政策举行听证会，目前的规划委员会似乎准备网开一面，允许建造新医院。但是，它似乎偏袒那些财务上有困难尤其是为因病致贫的人提供服务的医院。对一个缺钱资助 Medicaid 计划的州来说，这是明智的政治选择。获得 CON 批准的保障网医院可以从有私人保险的患者那里获得新收入，填补 Medicaid 资助的缺口。该州立法机构因此摆脱了寻找更直接的方式帮 Medicaid 渡过难关的困境。

这也许是不错的政治学，但却是危险的经济学。CON 固化了医院的市场权力，并拉高了保费，纳税人将因此怪罪于保险商。在这个过程中，州政府掌握了挑选医院赢家与输家的生杀大权。这种做法无法鼓励医院满足民众的需要。

对医生指手画脚

医生从未真正享有过完全的自主权。他（她）们的决策总是要经过同行评议。（寻求保持自主权的是医疗行业，而不是个别医生）所有医院都有内部同行评议流程，确保医疗工作者遵循既有医疗规范。此外，许多医生在收治患者入院或做手术以前还要听取第二位专家的意见（second opinion）。医疗专业学会还通过建立各种疾病的治疗指南参加行业的自我监督。比如，AMA 准则规定，收治糖尿病患者住院须满足胰岛素治疗、失控地呕吐以及多项其他要求。未达到其中任何一项标准的患者不应该被收治住院。[17]

政策制定者认为医学界在确立指导原则上做得还很不够，而堆积如山的医疗实践差异证据意味着将医生实践标准化有潜在好处。1972 年的《社会保障修正案》确立了做到它们的过程。该法设立了职业标准评议组织（Professional Standard Review Organiztions，简称 PSROs），这是负责监督向 Medicare 和 Medicaid 住院患者提供的医疗的必要性、恰当性及质量的地方性医生组织。[18] PSROs 根据研究文献回顾为大量疾病建立医疗标准，HCFA 可以据此扣除治疗决策未达标的医生的费用。

PSROs 被证明是无效的。大多数 PSROs 花了 5 年多时间才建立起来，确立标准的时间更长。PSROs 不愿意惩罚在统计上"异常"的医生，而且除就事论事扣除付费以外很少采取其他行动。HCFA 得出的结论是，PSROs 仅将医院住院天数缩短了不到 2%。[19] 医疗实践差异依然存在。

我们不清楚 PSROs 是否真的有可能成功。它们代表了限制医疗行业自主权的第一次大规模的第三方尝试，而且只能利用有限的数据和资金。但是，PSROs 并未完全消失。1983 年，它们化身为负责监督 Medicare 最新成本控制计划的职业评议组织（Professional Review Organizations，简称 PROs）。这些 PROs 后来又剥离出提供使用审查（utilization review，简称 UR）服务——或许是管理式医疗最令人深恶痛绝的做法——的私人公司。在今天的按绩效付费（pay-for-performance，简称 P4P）运动中依然可以窥见 PSROs 与行医标准的身影。

到 20 世纪 80 年代初，规划思维在华盛顿失宠了。经济激励成为新潮流，联邦政府很快就要大张旗鼓地运用激励手段控制医疗成本。同当年搞 CON 审批一样，这一次也是由州政府打头炮。

价格管制

州级费率设定计划

前文提到过保险是如何让患者对价格失去敏感性的。假如保险商不对基于成本的赔付制加以干预的话，医院甚至可以收取"天价"。但是，基于成本的赔付制无济于事，医疗保健支出仍在攀升。面对勒住 Medicaid 缰绳的压力，一些州开始寻求别的办法控制医院的支付额。

拥有超大规模 Medicaid 计划的纽约州再次成为领跑者。该州提出用固定日费率取代基于成本的医院赔付。担心 Medicaid 付费低的医院会通过提高其他支付者的付费——一种被称为"成本转嫁"的策略——来弥补亏空的私人保险商要求被纳入一个综合性支付体系。1970 年,在 HCFA 的支持下,纽约州推出了第一个囊括所有支付者的预付费率设定计划。另外七个拥有庞大 Medicaid 计划和庞大预算赤字的州在随后五年内也经 HCFA 批准启动了类似计划。

这些计划之间存在很多差异,但都包括让医院降低成本的激励措施。不过,它们也有局限性。纽约州的按日费率鼓励医院增加住院天数。其他州复杂的支付规则也诱发了五花八门的会计骗术。研究显示,这些州立的费率设定计划成效寥寥,医院费用的年增长率仅比未实施此类计划的州低大约 1%。[20]

Medicare 预付体系

从 1970 到 1980 年间,联邦政府在 Medicare Part A(主要保障医院费用)上的支出从 50 亿美元上升到 250 亿美元。HCFA 必须设法降低增长速度,它从各州的费率设定计划中找到了灵感。尽管这些计划成效不大,HCFA 依然认为,一种修正的费率设定计划可以扭转医院成本膨胀的趋势。HCFA 的关键创新在于按每次入院支付固定费用。这将带来两个积极效应:首先,它控制了 HCFA 的财务风险。其次,也更重要的是,它赋予了提供者降低每次住院成本的激励。如果医院真这么做,HCFA 就可以在不危及医院财务状况的情况下降低未来的支付额。

HCFA 向每家医院支付同样的每次住院费显然是不公平的。每个地区的经营成本都不一样,因此,HCFA 补充了地区成本调整。教学医院可以拿到一笔用于补偿住院医生培训成本的津贴。HCFA 还意识到,不同类型的治疗给医院带来的医疗成本有显著差异。比如,治疗一名髋部断裂患者的成本大约比监控一名胸腔疼痛患者高出 10 倍。HCFA 需要根据每名患者的临床需要以及预期的治疗成本对支付额进行校准。幸运的是，耶鲁大学的研究者正在开发将有类似医疗需要的患者归并到一个诊断类别的方法，它很快就被冠以"诊断相关疾病组"（diagnosis related groups，简称 DRGs）的绰号。1975 年，HCFA 授权新泽西州利用与 DRG 类似的调整方法检验一套预付体系。在消除诸多瑕疵——包括搞清医院会如何与这套体系博弈——之后，HCFA 于 1983 年揭开了 Medicare 预付体系（Prospective Payment System，简称 PPS）的面纱。

PPS 背后的基本经济学在 25 年中始终未变：医院降低住院成本就能让自己的腰包鼓起来。医院对这些激励的反应是缩短住院天数、减少人员并限制化验与手术。医院还发现了许多跟这套体系进行博弈的办法：它们操纵诊断代码，将患者转到赔付额更高的 DRGs（这种做法以"代码升级"著称）；提供门诊服务（以便创造额外支付）；将患者转到自己的长期护理机构（同样可以创造额外支付）；并且故意延长住院天数触发"异常"支付额。

预见到诸如此类的规则滥用，HCFA 将 PSROs 转型为负责监控医院对 PPS 的反应的 PROs。（如果您被 Medicare 的字母汤搞晕了，请参阅本书末尾提供的书中首字母缩略词的词汇表）即便有 PROs 的评议，到 20 世纪 90 年代初，危险警报还是再次响起，尤其是关于代码升级。**《新英格兰医学杂志》**上发表的一篇文章报告了新英格兰医院系统性的代码升级问题。[21]**《波士顿环球报》**报道说，"在健康与人类服务部（Department of Health and Human Services，简称 HHS）调查的所有领域中，编码欺诈可能是最普遍和代价最高的"。参议员 William Cohen 声称，Medicare 欺诈每年给美国人带来了高达 1 千亿美元的成本。[22]

作为对此的回应，美国联邦调查局加大了医疗保健反欺诈的力度，将从事健康侦查的特工人数增加到原来的三倍。[23] 在打击 Medicare 欺诈的过程中抓到了几条大鱼。美国司法部对美国最大的两个提供者体系 HCA（Hospital Corporation of America）和 Tenet 提出了欺诈指控。这些体系最后支付了将近 10 亿美元的赔款。

尽管有医院使尽浑身解数与之博弈，这套 PPS 体系似乎真的控制住了成本。从 1985 到 1987 年，Medicare 的医院服务支出年增长率为 8%。过去 20 年来高达两位数的增长暂时消停了。但是，显然还存在用门诊替代住院的问题。因此，1985 到 1987 年间 Medicare 的总支出年增长率仍高达 9.5%。在思考成本控制举措时，政策制定者开始利用压气球来打比方：你在一端挤压气球，它必定会在另一端鼓起来。

减支的缺点

许多观察家指望 PPS 会迫使医院开展"全面质量管理"（total quality management，简称 TQM），并尝试既能降低成本又能提升质量的类似做法。多数医院在尝试 TQM 之后取得了不同程度的成效。但是，无论减的是肥肉还是瘦肉，PPS 都鼓励了医院降低成本。PPS 的批评者抱怨患者被医院转出得"更快但却病得更重"（quicker but sicker）。系统性的研究并不支持这种批评：住院天数或许下降了，但患者出院时的境况似乎并未恶化。[24] 其他研究得出的结论却令人灰心丧气：Medicare 对医院支付额的减少伴随着死亡率的上升。[25]对 Medicaid 的研究也得出了类似结论。[26]看起来,从体系中压榨出的每一元钱原先并非都打了水漂。

医院通常向所有患者提供同样的质量水平,因此,Medicare 或 Medicaid 的付费降低可能影响所有患者获得的医疗质量。[27]私人保险商被政府减支会影响定价的想法搞得心神不宁,它们本应该同样关注对质量的影响的。

对质量的上述讨论绝不是要为成本螺旋式上升找借口,而是要提醒人们"天下没有免费的午餐",医院医疗也不例外。既然我们决意要降低对医疗的支付,就不应该对质量因此遭殃感到奇怪。这也许是我们愿意接受的取舍,但也是我们不应该忽视的取舍。在考虑新出现的"消费者驱动的健康保险计划"时(第五章介绍),我们要牢记这一点。

提供者对 Medicare 和 Medicaid 减支的另一种反应可能是拒绝收治它们的患者。到目前为止,Medicare 的支付大体上与管理式医疗不相上下。但是,不少州的 Medicaid 支付非常低,而且常常对可及性构成毁灭性打击。本人曾与芝加哥的"儿童纪念医院"密切协作。它们的宗旨向来是不论支付能力高低,收治所有患者入院。当伊利诺伊州减少 Medicaid 支付时,该医院来自偏远的临近地区的转诊量上升了,原因是那些地区的医院将不能给自己创造盈利的患者"倾倒"到了"儿童纪念医院"。好消息是,这些患者享受到了世界一流的医疗服务。其他患者却没有这么走运,常常被倾倒到只能利用有限预算勉强度日的过度拥挤且人手不足的乡村医院。极端的时候,Medicaid 减支甚至可能导致医院关门,迫使患者不得不寻找其他提供者。[28]

支付额降低还影响到了医生的可及性。在 1991 年的一项研究中，Anne Schwartz、David Colby 和 Anne Reisinger 发现各州 Medicaid 的医生支付额有重大差异，并报告说"不同州的 Medicaid 受益人可能面对不同程度的医疗可及性问题，这仅仅是因为他（她）们的居住地不同"。[29] 当 Medicare 通过大幅降低支付率来平衡预计的巨大预算赤字时，很多医生表示自己会停止收治新的 Medicare 患者。我要重复一遍：天下没有免费的午餐，只有取舍。如果我们想要更高的质量和可及性，就必须准备为此买单。我们的目标应该是找到最有效的付费方式。

配给

我们没有无限多的资源可用于医疗保健。一旦设定了自己愿意的支出上限，按照定义，就必须进行配给。通常情况下，我们是通过价格来对商品和服务进行配给的。在自由市场中，商品和服务会被收入最高和欲望最强的人买走。但是，这不是医疗保健通常的运转方式，因为有保险的患者对价格无所畏惧。因此，我们必须用别的方式配给，比如管制供给的可得性（CON）或者改变提供者的激励（HMOs）。唯一的价格配给方式是取消保险。但是，这种解决办法比不解决问题更糟糕。

除非万不得已，政客们绝不会明确地提出搞医疗保健配给。然而，配给是无可避免的。第七章和第八章会介绍，美国俄勒冈州和许多国家已经旗帜鲜明地利用成本有效性准则来配给医疗服务。其结果也许要比本章介绍的其他高压手段高明得多。我们已经开始对医疗的可及性实行配给；设法让我们花在医疗保健上的每一分钱更有所值对我们没有坏处。

修补健康保障网

爬行的渐进主义

即使在 Medicare 和 Medicaid 通过以后，仍有几千万美国人没有保险。与此同时，还有几百万有私人保险的美国人必须在换工作或提早退休前三思而后行。综合性的国家健康保险能矫正这些问题，但爬行的渐进主义是过去四十年来的特征，我们习惯于通过不温不火的立法来修补保障网上的某些漏洞。

最大的一些漏洞多与 Medicaid 有关。很多无保险的个人和家庭不够资格享受 Medicaid，有资格享受 Medicaid 的个人和家庭也得"通过"经济实力检验；20 世纪 80 年代，平均的收入门槛是联邦贫困线（FPL）的 60％。由此带来的结果是许多低收入家庭及其孩子得不到保障。

过去二十年来，联邦政府采取了许多措施拓宽保障面。20 世纪 80 年代末，有孩子的家庭的收入门槛提高到 FPL 的大约 133％，有些州甚至选择了更高的门槛。此外，无论家庭结构如何，孕妇和年幼的孩子都享有保障。在这些变革之前，仅有 18％的儿童以及 21％的 15～44 岁的妇女有资格享受 Medicaid。到 1992 年，这些数字分别上升到 27％和 45％。即便如此，到 20 世纪 90 年代末，仍然有大约 14％的美国儿童处于无保险状态。[30]

1997 年，联邦政府决定设立"州立儿童健康保险计划"（State Children's Health Insurance Program，简称 SCHIP）进一步降低无保险儿童的人数。像 Medicaid 一样，SCHIP 也是一项由州政府管理、恪守联邦政府规则并由联邦配套资助的计划。州政府可以选择进一步扩张 Medicaid、设立一项新计划或者二者并举，各有 1/3 的州选择其一。SCHIP 适用于所有年龄的儿童，平均收入上限提高到了 FPL 的 200％。SCHIP 还规定，州政府必须宣传自己的计划并简化申请流程。SCHIP 一经推出就获得了成功，享有 Medicaid 或 SCHIP 保障的儿童数量从 1997 年的总人口的 30％ 上升到 2000 年的 40％。SCHIP 仍然颇受欢迎。到目前为止，两党的政客们都支持继续扩大该计划。

挤出效应

即便有 Medicaid 的扩张和 SCHIP，仍有数百万美国人没有保险，其中包括 11％ 的美国儿童。一个简单又令人沮丧的原因是，公共部门保障面的扩大被私人部门的保障面下降部分抵消了。经济学称之为"挤出效应"。

挤出效应是公共财政中一个古老而又熟悉的问题。社会保障支付的承诺打击了私人养老金计划的投资，政府赔偿飓风损失打击了私人部门购买水灾保险。同样地，公共资助健康保险也降低了对私人部门保险的需求。在所有例子中，问题都不是挤出效应是否存在，它确实存在。更关键的政策问题是挤出效应是否严重。若公共计划基本取代了私人计划，公众除了面对更庞大的政府官僚机构和更高的税赋以外，绝对得不到任何好处。

公共健康保险可能对私人保险产生两种挤出效应。回顾一下，雇主是将健康保险福利当成综合性的"工资＋福利"包的一部分来提供的。若雇员能通过政府计划获得保险，精明的雇主就会更倾向于向雇员发放更高的工资，让政府来提供保险。即使雇主不改变工资-福利组合，雇员或许也更愿意将原先投入到雇主保险计划的钱留在自己手里，转而选择 Medicaid 或 SCHIP 获得保障。我们甚至可能观察到二者同时出现，雇主提高强制缴费额，期待有些雇员会选择退出。

对 Medicaid 扩张和 SCHIP 设立的研究表明，挤出效应确实相当大。每 10 个加入这些政府计划的人中，大约有 5 个放弃了私人保险。[31] 尽管年龄与收入不同的人们在挤出的性质上略有差异，但是，其中似乎有一个可用于帮助我们评估未来公共保险扩张计划的经验法则：给无保险者每提供 1 美元的额外福利，我们就得花纳税人大约 2 美元的钱。

从私人转向公共保险计划还带来了许多与基于雇主的保障带来的劳动力市场扭曲不相上下的经济扭曲。简而言之，当健康保险由雇主出资时，个人有更大的工作激励。当由税收尤其是所得税来提供资助时，个人的工作激励会下降。这是许多政策制定者努力减少劳动力市场扭曲但同时保留基于雇主的医疗保障的原因。

减少劳动力市场扭曲

COBRA 和 HIPAA

遏制由雇主购买健康保险带来的劳动力市场扭曲的主要举措有两个。第一个是 1985 年颁布的《综合预算和解法案》（Comprehensive Omnibus Budget Reconciliation Act，简称 COBRA）。根据 COBRA，个人离开一份提供健康保险的工作后仍有资格在 18 个月内继续通过原先的雇主购买团体保险。原先的雇主可以向个人收取不超过平均团体保费 102％的费用。这 18 个月涵盖了新保险商提供保障的平均等待期。如果个人找到了新工作，新雇主可以为 COBRA

的保障付费，直到等待期结束。

只有大约 20％ 的有资格的员工利用了 COBRA 的保障。这个比例似乎太低，但许多未利用 COBRA 的人还有其他保险渠道，比如通过配偶或新雇主。经济学家 Brigitte Madrian 和 Jonathan Gruber 发现，无其他保险渠道的员工大约有 65％ 会选择 COBRA 的保障。[32]他们还发现，连续保障的可得性将提早退休的概率提高了 1/3。[33]对年轻一点的员工，COBRA 将工作锁定的程度减少了将近一半。[34]

尽管如此，COBRA 显然没有延伸到每个应该延伸到的人。缺少其他保障的个人大约有 1/3 并未选择它。简单地在 COBRA 上贴张创可贴无法保证这些人获得保障。COBRA 还有别的问题必须修补。COBRA 只能保护退出劳动力市场的个人 18 个月。它对停止提供保障企业的雇员（包括破产企业的员工）毫无帮助。

对 COBRA 最大的抱怨或许是管理负担。雇主必须在 36 个月内筹集和处理前雇员的 COBRA 支付。事实证明这种负担相当重。根据 Madrian 和 Gruber 的估计，每年的成本高达 100 亿美元。COBRA 还将雇主暴露于逆向选择风险，因为病得最重的雇员最有可能申请 COBRA 保障。最后，COBRA 过于复杂以至于引发了大量法律诉讼。

尽管 COBRA 仍在为被辞退或换工作的员工提供可及性，但是，它的许多条款已经被另一部更雄心勃勃的法律取代，这就是 1996 年颁布的《健康保险便携性与责任法案》（Health Insurance Portability and Accountability Act，简称 HIPAA）。HIPAA 最为人们所熟知的是它制定了保护患者数据隐私的规则，但是，它也包括了解决保险保障的条款。其中最重要的是,允许员工将过去未间断的保险保障顺延到新保障必需的等待期内。换工作的员工现在大多都能立即从新雇主那里获得保障,他(她)们不必担心老雇主停止提供保障。老雇主也不需要再密切留意跳槽的员工。

COBRA 和 HIPAA 填补了基于雇主的医疗保障的缺口,让雇员在换工作或退休时更容易继续维持保障。这无疑是一项重要成就。但是,Madrian 和 Gruber 坦承,流动的劳动力市场带来的确切货币收益尚难以估计。[35] HIPAA 引发了一些新问题。雇主原本可以利用等待期防范逆向选择;失去这一武器以后,雇主在雇佣医疗需要较大的个人时就容易上当受骗。HIPAA 让许多目前愿意提供保险但无力承受新雇员提出的重大理赔的小雇主不得不谨慎行事。这或许解释了小雇主的保险提供率为什么从 2000年的 68% 下降到 2007 年的 59%。[36] HIPAA 确实降低了雇主跟踪老雇员的保险状态的负担,但是,雇主现在必须了解新雇员入职前的保险状态。

HIPAA 不仅仅是对换工作提供保护,它还要求保险商提供续保,并严格限制医疗承销,这令保险商难以迅速根据个别雇主的理赔经验调整保费或对首次购买保险的雇主团体提高定价。HIPAA的本意是通过人为地提高保险商的风险分担池的规模与多样性来遏制逆向选择,但是,它也可能完全阻止保险商涉足小团体市场。到目前为止,对这些 HIPAA 改革如何影响总体保障率和同一风险类别内的保障率的研究——主要聚焦于各州以前颁布的类似改革——得出的结论毫无疑问是混杂的。[37]

第四章　管理式医疗药方

很多美国人担心，低成本意味着低质量。

　　——比尔·克林顿总统声援《患者权利法案》[1]

　　如果这就是重申克林顿医疗保健计划的秘密途径，那还是算了吧。

　　——Larry Neal，共和党参议员 Phil Gramm 的代言人

一场悲剧

　　20 世纪 90 年代，雇主转而求助管理式医疗来控制成本。管理式医疗的参保人数猛增，从 20 世纪 80 年代末占总人口不足 30％上升到十年后的 90％以上。美国人终于从势如脱缰野马的医疗成本膨胀中得到了喘息的机会。然而，许多人担心管理式医疗会将利润置于生命之上。随着越来越多的美国人耳闻像麻省少女Janet Thieriot 那样的故事，这些担忧终于演变成了全面的强烈

抵制。

Janet 身患糖尿病，她从 1988 年开始发觉大腿疼痛，一度痛到无法行走。医生和护士们将病痛归因于她的糖尿病。她的父亲请求 HMO 付费将其转诊到镇外的专科医生，但遭到拒绝。她的病情不断恶化。一次急诊检查表明，她患上了尤因肉瘤症，这是一种罕见但治愈率很高的癌症。Thieriot 先生再次请求 HMO 准许自己的女儿到别处接受治疗，但 HMO 以他们没有"走合理流程"为由再次拒绝了这一请求。1989 年，Janet 死于尤因肉瘤症。

像这样的悲剧在美国医疗保健体系中并不鲜见。鲜见的是人们对此的反应。在马库斯·维尔比医疗时代，亲人去世后人们多半只在私下哀悼一下，人们几乎不会指责提供者，更别提起诉了。很少有人会归咎于整个医疗保健体系。20 世纪 80 年代，对医疗事故的起诉频率一度上升，但这场医疗事故"危机"很快就平息了。管理式医疗提供了易于攻击的新目标。正如管理式医疗迅速赢得市场份额大战一样，它也很快输掉了赢取公众信任的战役，被迫改弦更张或者完全退出市场。

HMOs 崛起

认真对待健康福利成本

管理式医疗在商业上的成功反映了 HMOs 在满足市场需求上的能力。直到 20 世纪 80 年代初，雇主在自己的健康福利上大体上还是被动的。多数雇主向雇员提供的都是从看起来像克隆出来的竞争对手那里选择的单一的责任赔偿保险计划（只在保费和服务上略有差异）。随着保费开始在劳动总成本中占据醒目的份额以及研究者曝光医疗保健市场的无效率,一些雇主开始思考是否应该将健康保险视为一笔要控制的费用,而不是无节制的员工福利。

参与全球市场竞争的大企业尤其关心医疗保健福利上升对自身竞争力的影响。底特律的汽车制造商最憋屈,因为工会合同强迫它们必须向所有在职以及退休员工提供慷慨的健康福利。由此造成的结果是,它们每年在健康福利上的人均支出超过 5 千美元,每辆售出的汽车的成本因此上升大约 5%~10%。[2] 克莱斯勒公司的主席 Lee Lacocca 曾警告说,除非医疗保健支出有所减少,否则"人们会看到许多企业破产"[3]。

Mark Pauly 将医疗保险视为雇佣包的组成部分的观点表明,Iacocca 的看法有一点误导性。上升的医疗保健成本对员工工资的威胁跟对公司利润的威胁一样大,甚至有过之而无不及。抛开理论不谈,真正重要的是,美国雇主们认为自己已处于存亡之交,无法继续对医疗保健福利处之泰然。

探索新路

大雇主走出的第一步是组建"健康商业集团"。华盛顿健康商业集团(Washington Business Group on Health)创建于 1974 年,中西部、纽约州、德州以及加州的区域性集团组建于 20 世纪 80 年代。起初,这些商业集团会告知会员不同健康保险计划的特色,并游说通过降低成本的立法。如今,商业集团对质量至少同等重视,太平洋健康商业集团(Pacific Business Group on Health)已经成为质量报告卡运动的全国先锋。

除组建此类集团之外,20 世纪 70 年代的企业仍将控制成本的希望寄托于政府管制和健康规划。当政府干预失败以后，企业不得不另谋出路。它们从兰德健康保险实验中汲取到灵感。20 世纪 80 年代，责任赔偿保险商开始在保单中增设起付线和共同支付条款，HIE 研究结果的发表加快了这种趋势。对医院服务设定起付线的雇主比例从 1982 年的 30％提高到 1984 年的 63％。[4]要求进一步设置共同支付条款的比例则从 58％上升到 74％。

　　所涉及的资金通常不大。典型的起付线大约为 150 美元（相当于今天的 300 美元），共同支付比例为 10％～20％。自掏腰包的费用封顶线大约 1 千美元（相当于今天的 2 千美元）。这比兰德研究者确定的成本与风险分担的最优平衡水平略低一点。Joseph Newhouse 指出，保险的税收减免解释了真实世界的保险为什么比"最优"保险更为慷慨。[5]他还担心，全面的成本分担或许得不偿失，因为它打击了有助于降低成本的预防性医疗以及患者服药的依从性。无论如何，力度这么小的成本分担要求对降低医疗保健总支出帮助不大。[6]

求助于 HMOs

　　雇主想找到有望彻底降低支出的方案，替代马库斯·维尔比医疗。HMOs 提供了这种剧烈变革的可能性。在 20 世纪 80 年代以前，HMOs 一直被恰如其分地形容为一种"西海岸现象"。在 1980 年估计的 900 万 HMO 参保人中，有将近 500 万居住在加州、俄勒冈州和华盛顿州这三个州。[7]另有 160 万人住在科罗拉多州、明尼苏达州和纽约州。在美国其他地方，HMOs 尚未进入人们的视野。不过，局面很快就要改观了。

　　早期变革的部分推动力来自人们意想不到的地方。1967

年，刚刚走马上任的蓝十字协会主席 Walter McNerney 敦促旗下的保险计划支持对预付团体诊所（prepaid group practices）的研究并开展相关讨论。到 1973 年，已有六个蓝十字 HMOs 在运营，"蓝色"品牌是帮助它们赢得客户认可的关键要素。此时，尼克松总统正在寻找集中化健康规划的替代方案。经过 Paul Ellwood 的奔走，美国国会于 1974 年通过了尼克松总统提出的《HMO 法案》，要求雇主们为雇员提供加入"得到联邦认可"的 HMOs 这一选项。

HMOs 在 1978 年进一步提速。那一年，经济学家 Harold Luft 在《**新英格兰医学杂志**》上发表了一篇题为"HMOs 如何实现结余"的研究论文。[8] Luft 呈现了"过去 25 年来有关 HMOs'结余'的几乎全部证据……并考察了这些'结余'如何实现的各种解释。"[9] 这些证据——主要针对凯泽、GHC 和 Ross Loos 等预付团体诊所——表明，HMOs 参保人的人均医疗总支出大约比传统责任赔偿保险计划低 10%～40%。Luft 对论文标题中提出的问题提供了许多可能的答案：HMOs 的参保人明显更少入院，住院天数也更短（尽管这些好处有时候被更高的门诊利用量所抵消）。Luft 还猜测，HMO 的质量可能更低，HMO 患者或许比购买责任赔偿保险的患者更健康。

诸如此类的研究引起了美国"健康、教育与福利"部长 Joseph Califano 的关注，他开始敦促大公司向员工提供 HMOs 降低健康支出。随着越来越多的雇主意识到 HMOs 结余的潜力，参保人数开始迅速上升（参见表 4.1）。尽管如此，多数美国人依然选择了参保传统的责任赔偿计划，医疗保健支出仍在无情地攀升。

表 4.1 HMO 的参保数据

年份	HMO 参保人数(百万)	健康支出占 GDP 比例(%)
1970	2.9	7.2
1975	5.7	8.3
1980	9.1	9.1
1985	18.9	10.5

数据来源:各年份的 Interstudy Edge。注意,HMO 的参保数据出了名的难以确认,这部分是因为缺少一致的定义。Interstudy 的数据基本上来自各州管制机构提供的保险公司文档。

另一种 HMO

凯泽、GHC 及其他大型预付团体诊所都得益于公众对 HMOs 兴趣的激升。但是,参保人数的增长主要来自新的保险计划。蓝十字和蓝盾开始出售诸如 HMO Illinois 和 HMO Kansas 之类的计划。(直到今天,一项通用名为"HMO xx 州"的保险计划很可能属于蓝十字旗下)20 世纪 80 年代初,两家新企业 United Healthcare 和 Humana(当时它是全美最大的医院公司)也开始涉足 HMO 市场。

这些新型 HMOs 选择了一种与传统预付团体诊所极为不同的商业模式。凯泽和 GHC 是控制医疗保健纵向链条所有环节的一体化组织。参保人通常只有一家地方医院可选,而且只能到受雇于 HMOs 或专门为 HMOs 服务的医生那里就诊。为控制成本,这些更老牌的 HMOs 按固定工资雇佣大多数员工,并限制昂贵的新技术的可得性。新出现的 HMOs 则是纵向非一体化的。它们不是自建医院并雇佣专职医生(或与大型团体签订排他协议),而是在每个地方市场组建提供者网络,并要求参保人在这个网络内就医。这些新型 HMOs 依赖合同激励以及对网络提供者的明智选择来控制成本。

这些新 HMOs 必须设法吸引以前专门为传统责任赔偿部门工作的提供者。它们承诺给提供者带来患者量，但赔付率更低且附带了条件。（换个角度看，医生也担心自己若不跟 HMOs 签约会流失客户）最重要的附加条件之一是要求提供者在收治患者入院、做手术或者发起对某种慢性病的长期治疗（比如糖尿病或艾滋病）之前，必须先经过一个使用审查（UR）机构的批准。这些 UR 机构——通常是 Medicare 的 PROs 的衍生品——基于成本有效性研究建立了一套标准，并利用这些标准来评估患者的治疗请求。

医生们强烈反对使用审查。根据一项调查，超过 80％ 的医生认为成本有效性是评判医疗决策的恰当准则，但却有几乎同样比例的医生认为保险商不应该参与成本有效性评判。[10] 这种看法可能源于他（她）们之前接受第三方监督的体验。医院的同行评议与 PSROs 几乎都未改变医疗决策，保险商的 UR 何以就会带来变化？[11] 随着医生们与 UR 机构打交道的经验越来越多，他（她）们的态度变得更加消极。医生们发现，自己总是可以对 UR 机构否决的治疗请求提出上诉，而且总能胜诉。这使得 UR 机构看起来只是为了迫使医生在治疗患者时俯首听命，并非真的关心医生建议的治疗是否成本有效。

这些新 HMOs 还仿效预付团体诊所，依赖"经济学的反转"来控制使用量。它们向初级保健医生（PCPs）支付人头费，也就是按选择某位 PCP 提供初级保健的参保人人数每月付一笔固定费用。人头费预计能补偿这位 PCP 的门诊费以及任何药品、化验或由他

（她）预定的专科医生转诊的成本，具体金额取决于 HMO。HMOs 还试图对人头费进行风险调整，但必须依赖于诸如年龄和性别之类的有限的风险调整因子。事实证明，HMOs 难以找到公道地向专科医生付人头费的方法。因此，专科医生依旧是按服务项目收费。

PCPs 的人头费制应该能消除他（她）们过度医疗和将患者转诊到高成本专科医生的激励。但是，批评者抱怨人头费制矫枉过正，又赋予了 PCPs 不足治疗的财务激励。比如，很多专科医生抱怨患者并未得到恰当的转诊。批评者对新增的文书工作——尤其是患者看专科医生之前必须填写转诊表格——也提出了抱怨。即便是在今天，多数提供者仍未建立简化这些流程的计算机管理系统。这种繁文缛节在抵制管理式医疗运动中所起的作用不容低估。

经济学的反转的激励作用有限。HMOs 并未指望 PCP 人头费制能补偿医院的医疗成本，因为这会让 PCP 面临过高的财务风险。它们也没有找到直接对医院实行人头费制的合理办法。最初，HMOs 向医院支付折扣价格或者按日支付固定费用，这给医院创造了过度医疗的财务激励。直到 20 世纪 80 年代末，Medicare 展现了基于疾病诊断相关组（DRG）预付体系的生命力，许多 HMOs 才采纳了这套体系。

并不是所有提供者都愿意乖乖遵守这些规则，或者给 HMOs 足够高的折扣。HMOs 也不认为自己有为参保人组建大型网络的义务。因此，多数 HMO 网络只纳入了大约半数的本地医生，以及半数以上的本地医院。通过与少数提供者选择性地签约，HMOs

支付给提供者的价格低于责任赔偿保险商，但也剥夺了很多参保人自主选择心仪的提供者的权利。这是管理式医疗遭到抵制的另一个重要原因。

"选择"跟"质量"是一回事吗？

购买慷慨的责任赔偿保险的患者没什么理由对提供者进行比较选购，因为他（她）几乎得不到由此产生的任何结余。即便患者有心，也无力做到。他（她）们会被不透明的医疗账单搞得晕头转向，而且必须在胁迫之下做出重要抉择。相比之下，HMOs 不仅有充分的激励选购提供者（因为可以保留全部结余），而且也更有能力选购。它们聘请会计师审查医疗账单，聘请统计学家分析大量数据。因此，HMOs 相当清楚哪些医院最有效率。既有动力又掌握信息的 HMOs 有资格跟每家医院坐下来谈判，冷静地磋商出便宜的价格。这对 HMOs 无疑是好消息，对它们的患者更是好消息。只要 HMOs 之间存在竞争，多数的节约最终都会通过保费降低的方式回馈给参保人。

但是，若这一切是以牺牲质量为代价换来的，那 HMOs 成为优秀的价格选购者就没什么意义了。公正地说，在 20 世纪 80 年代 HMOs 出现以前，支付者和患者几乎都不存在质量选购。对患者而言，质量选购始于对 PCPs 的选择。更普遍的情况是，患者根据个性和地理位置（以及相对不知情的亲朋好友们的口口相传）来评判自己的 PCPs。除了诊所走廊里悬挂的资质证书外，患者几乎没有别的客观质量信息可资参考。对于看似复杂的疾病，患者会寻求专科医生与医院的帮助，他（她）们清楚，对高端医疗，有些医院（比如梅奥、约翰·霍普金斯和麻省总院）要比别的医院更优秀。

但是,除此以外,患者只能靠 PCPs 帮忙选择医院和专科医生。跟患者选择 PCPs 类似,PCPs 的选择更有可能基于便利性和社会因素,而非有关质量的客观信息。

多数患者和医生认为这套体系管用。几乎每个人都认为自己接受了高于平均水平的医疗。这不禁令人想起了幽默大师 Garrison Keillor 虚构的"乌比冈湖"(Lake Woebegone),那里的"男人个个身强体壮,女人个个端庄秀丽,孩子个个天资聪颖",并且永远如此。我经常向医生们询问他(她)们是否相信某些专科医生和医院要优于其他,每个人都点头称是。但是,当我询问是否有人将患者转诊到低于平均水平的专科医生或医院时,却无人应答。这些医生也患上了"乌比冈湖综合症"。半数转诊必定流向了低于平均水准的专科医生和医院。只是没有人肯承认自己做了这样的转诊。当然,患者也患上了同样的综合症,并不加怀疑地接受了转诊。

深陷马库斯·维尔比的神话当中,患者对这种质量"选购"方法感到满意,对 HMOs 强加的选择限制却心怀敌意。至于 HMOs 选择的提供者是否提供了客观上可比甚至更高的质量并不重要;几乎没人考虑这一点(本章后面会讨论,有关这一点的真实证据是混杂的)。医生们长期以来认为,选择自由对于医疗实践来说神圣不可侵犯。多数患者也认同这种观点,并且常常将质量与选择的自由划等号。

控制成本

证据

在 20 世纪 90 年代的大多数时候,HMO 的成本控制策略似乎都奏效了。HMO 的保费低于责任赔偿保险，医疗保健总支出也开始趋缓。尽管仍面临医疗创新——包括支架植入术、假肢、超轻儿童医疗的巨大进步以及正电子扫描——带来的持续成本压力，但是，20 世纪 90 年代中期的医疗保健成本上涨率比整体经济的通胀率高不了多少（见表 4.2）。

表 4.2　1980－2000 年历年的健康支出

年份	健康总支出（10 亿美元）	人均健康支出（美元）	真实人均健康支出（按今天美元算）	真实人均健康支出年均增长率（%）	健康支出占GDP 比例（%）
1980	255	1110	2640	3.9	9.1
1990	720	2820	4220	4.8	12.4
1993	910	3470	4700	3.7	13.7
1997	1130	4100	5000	1.6	13.6
2000	1350	4790	5440	2.9	13.8

数据来源：美国医保中心。

1994 年，Harold Luft 和 Robert Miller 从另一个角度审视了有关 HMO 成本的研究证据。在回顾了十余篇最新研究之后，他们发现，无论是预付团体诊所还是更新的 HMOs，相对于责任赔偿保险计划都有更低的住院使用量、相近或略高的门诊使用量以及略低的成本。[12]多数分析者将自己的发现解读为 HMOs 节约资金的证据，而 Luft 和 Miller 仍无法排除 HMOs 拥有更健康的患者的可能性。自 1994 年以来发表的许多研究提供了 HMOs 确实节约成本的更有说服力的证据，比如发现 HMOs 成长更快的州的成本增长率也更低。[13]其他研究则发现，HMO 的增长导致了住院利用量降低，以及 PCPs 数量上升和专科医生数量减少。

HMOs 是如何实现结余的？

学术界对 HMOs 节约资金这一点存在相当高的共识。然而，Luft 和 Miller 提出的原问题"HMOs 如何实现结余？"的答案依然是个谜。节省开支的终极办法无外乎两种：要么降低价格，要么减少购买量。HMOs 究竟是怎么做到的呢？ HMOs 是向提供者支付更低的价格，还是让患者接受更少的医疗服务呢？ HMO 的哪一种策略——选择性签约、人头费还是使用审查——实现了最大结余？非正式的经验主义加上系统性的研究对此提供了部分答案。

选择性签约的效果正如预料的那样。HMOs 从医院那里争取到了相当优惠的折扣价，有时候甚至是半价。参保人从中受益，因为保费最后似乎稳定了。但是，这是有代价的。折扣价剔除了私人保险商的交叉补贴，这是保障网中彼此心照不宣的一个关键元素。医院再不能将慈善医疗的成本或者资金不足的 Medicaid 患者的医疗成本转嫁给私人保险商。政府又不愿意扩大保障或提高 Medicaid 的赔付额。于是，医院不得不设法提高效率。这说起来容易做起来难。很多医院不得不裁员并减少对所有患者的服务。当一切努力都失败之后，私立医院只好将更多的无保险患者推给政府医院。即使这样，仍然难免有许多保障网医院关门。[14]

实行选择性签约的支付者还争取到了门诊服务与处方药的优惠折扣价。药品折扣可能高达 80%，尤其是在有仿制药或疗效相当的品牌药竞争时，比如艾力达、西力士和伟哥（三者都是治疗男性勃起功能障碍的药），不管人们如何夸大其词地抱怨美国的药比加拿大贵得多，私人保险商支付的价格事实上并未比加拿大的省政府高出多少。而且，它们往往会将结余的好处回馈给了参保人。

（当然，没有处方药保险计划的美国人付的价格确实要高得多）

选择性签约还给医疗保健带来了前所未有的市场纪律。在竞争者越多的市场以及面对产能过剩的医院，折扣就越大。讽刺的是，最有可能被要求支付全价的恰恰是无保险的人（尽管最终很少有人付费）。

另有证据表明，HMO 患者获得的服务更少，这很可能是因为经济学反转的力量。比如，Jason Barro 和 Nancy Beaulieu 的研究发现，当医生的收入不再与账单直接挂钩时，账单金额下降了30％。[15]医生们对更复杂的激励也做出了反应。Martin Gaynor 和同事们研究了一种与医生团体的绩效挂钩的薪酬方案，这种方案稀释了每个成员医生降低成本的激励。[16]他们发现，团体规模每扩张 20％，收入就会增加 7％。20 世纪 90 年代，HMOs 实验了各种各样的薪酬方案，试图形成"恰当的"激励。他们发现，根本不存在什么最佳方案，只有个人激励、团体监督与团体风险共担之间无可避免的取舍。

关于使用审查的证据就没那么有说服力了。1989 年，Thomas Wickizer 等人发现，UR 导致住院成本降低了 10％。[17]但是，这些结余可能被门诊量的上升抵消了。人们普遍认为，UR 机构最终批准了几乎所有的医疗请求（尽管它们也会否决不必要的医疗请求）。总体的共识是，UR 只对提供的医疗服务量产生了微弱影响。

总而言之，对选择性签约、医生激励与使用审查的研究表明，HMOs 既降低了价格，又减少了数量。最近由 David Cutler，Mark McClellan 以及 Joseph Newhouse 共同完成的一项研究试图搞清究竟哪个更重要。[18]他们考察了一个大雇主的医疗理赔数据，这个雇主允许雇员自行选择购买更新的 HMOs 选项或标准的责任赔偿计划。聚焦于心脏病的成本，他们发现，HMOs 的医疗成本明显更低，成本的差异几乎全都源于更低的价格。这与像人头费制这样的 HMO 策略减少数量的先前研究结论加不起来。这或许是因为治疗心脏病的医生没有响应激励限制患者的服务。我认为，两种因素同时在起作用：(1)提供者确实对激励做出了反应；(2)提供者倾向于向所有患者提供大致相同的医疗服务水平。结果是，更低的 HMOs 支付导致了对所有患者都略低的数量，但不同类型保险之间的数量差异微乎其微。其他研究表明，对某些医疗状况，HMOs 可能既降低了价格又减少了数量。[19]

"有管理的竞争"与国家健康保险

Enthoven 的消费者选择健康计划

利用 HMOs 扩大可及性的想法对大多数人来说是难以想象的。30 年前，Alain Enthoven 的想法却与众不同。他设想通过一项鼓励 HMOs 相互竞争的全国性方案来扩大可及性。Enthoven 的想法仍是今天基于市场的覆盖面扩张计划的核心。

在斯坦福、牛津和麻省理工三所名校都受过教育的 Enthoven 无论在公共部门还是在私人部门的表现都出类拔萃。他是将成本收益分析引入肯尼迪总统国防部的先行者，也担任过利顿医疗产品公司(Litton Medical Products)的主席。他对 HMOs 的兴趣可以追溯到他在家乡西雅图当小学生的时代，那时，兼职当报童的他每天都要经过一家隶属于 GHC 的医院。但是，他的兴趣在 1971 年才被激发出来。当时，他在科罗拉多州 Aspen 参加了一个全国性的医疗保健研讨会,并在山坡上邂逅了 Paul Ellwood。两年后(1973 年),他成为斯坦福商学院的教员,并与凯泽-永久医疗项目建立了联系。

1977 年,Enthoven 成为吉米·卡特(Jimmy Carter)总统的顾问。正是在这个岗位上,他围绕两项关键原则构思了一套国家健康保险计划:其一,允许消费者自行选择保险计划;其二,废除成本更高的保险计划享有的税收优势。Enthoven 将这个提议称为"消费者选择健康计划"(Consumer Choice Health Plan,简称 CCHP)。[20] CCHP 成为了后来著名的"有管理的竞争"(managed competition)的典范。Enthoven 也收获了"有管理的竞争之父"的美誉。Enthoven 的目标是通过克服传统的信息与逆向选择问题,实现竞争带来的福利。要做到这一点,政府必须为竞争设立一些基本规则,然后就退居幕后。

CCHP 的核心是一年一度的开放参保期。在此期间,保险计划必须接受所有参保申请。在开放参保之前,每个保险计划须先发布有关保障范围、质量与定价的详细信息。为保证全体美国人的可及性,政府要按经济能力发放票券,至少覆盖不那么昂贵的保险计划的成本。患者可以选择购买更昂贵的责任赔偿保障,但必须用税后收入弥补额外成本。Enthoven 认为,只要营造好了公平的竞争环境,HMOs 就会在竞争中击败更昂贵的责任赔偿保险计划。

Enthoven 还试图尽可能削弱保险计划的"撇脂"(即撇去最健康的参保人)激励。他建议根据经验来确定保险计划的支付费率,也就是根据参保人的健康需要来调整保费。[21] Enthoven 意识到,按经验定费率的成败取决于能否找到有意义的风险调整因子。当时，我正在他门下受教，他要我查明是否有现成的数据和方法可用于进行恰当的风险调整。结果令人失望，我发现政府难以进行有意义的风险调整，保险商仍有"撇脂"的机会。即便在今天，市场化健康政策的拥护者也公然抨击政府缺少现成且预测力强的风险调整因子。Enthoven 没有被这一切吓倒，他把这一点看成自己的提议中的一个无法避免的瑕疵。

Enthoven 在《新英格兰医学杂志》上发布了 CCHP 的框架，然后开始设法劝说政策制定者将自己的理论付诸实践。卡特总统邀请 Enthoven 担任"规划与评估部"副部长，Enthoven 谢绝了这一邀请，因为他认为卡特重视的是福利改革，对医疗保健政策本身并无兴趣。国会议员 Richard Gephardt 和 David Stockman 精心筹备的一项基于 CCHP 的议案得到了两党的部分支持，但在卡特执政时从未获得被提交投票的机会。

1981 年，里根总统走马上任，市场化的医疗保健改革的践行机会似乎来了。健康与人类服务部的新任部长 Richard Schweiker 公开支持更富有竞争性的医疗保健，甚至为此推出了某些重要措施。里根政府允许 Medicare 的受益人退出传统的责任赔偿计划转到私人的 HMOs，并将 PPS 引入到医院的赔付。但是，里根在政府管理的竞争面前退缩了，他不愿意发放保证普遍可及性所需的票券。CCHP 从未有过在国会投票的机会。

Enthoven 决定重起炉灶，在 20 世纪 80 年代花了许多时间继续完善 CCHP。他向小布什（George W. Bush）总统呈上了一种改良版的 CCHP。但是，布什的办公厅主任 John Sununu 传话给

Enthoven 说，"如果美国人民想要医疗保健的话，他（她）们会投民主党的票，"CCHP 就此被束之高阁。[22]

克林顿的《健康保障法》

美国人民果然在 1992 年投了民主党的票，"有管理的竞争"的概念被克林顿（Bill Clinton）总统复活了。希拉里（Hillary Clinton）领导了一个 500 人的医疗保健特别行动组，其成员主要是公务员和学者，包括许多著名的健康政策与健康研究专家，其中有曾与 Enthoven 一道参与 CCHP 改良的政治科学家 Richard Kronick、普林斯顿大学的社会学家和《美国医疗的社会转型》一书的作者 Paul Starr，以及哈佛大学的青年经济学家 David Cutler，后者是 Joseph Newhouse 和未来美国财政部长与哈佛大学校长 Lawrence Summers 的高足。（Cutler 本人也非等闲之辈，他是哈佛大学艺术与科学学院的院长，也是奥巴马总统的政策顾问）这是一个值得寄予厚望的才华横溢的团队。

随着特别行动组就政策选项展开辩论，许多政策分析者都猜测，美国国会通过国家健康保险的时机终于到了。以前的 NHI 提议也曾有过类似的激情时刻，但结果每次都以失望告终，提案甚至从未被提交到国会投票。然而，传统的观点是"这次不一样"，消费者、雇主和提供者终于做好了支持 NHI 的准备。许多迹象确实指向这一点。无保险的人数还在增加，雇主厌倦了不断攀升的成本，美国医学会对 HMOs 的鄙视更甚于对政府干预。作为一名当选的"新民主党人"，克林顿的提案承诺将以市场化为基调，因此有望赢得两党支持。

1994 年 7 月，克林顿特别行动小组对外发布了《健康保障法》

的文本。看似基于 Enthoven 的"有管理的竞争(managed)"原则，实际上却是"被管理(MANAGED)"竞争，政府在其中发挥的作用要比 Enthoven 最初预想的大得多。克林顿长达 1,700 页的提案中包含了许多重要的新规则，貌似涵盖了健康经济的方方面面。个人必须加入由地方政府理事会挑选的名为"区域健康联盟"的健康保险计划。(较大的雇主可以选择不加入该体系)这些联盟有权批准所有或者部分保险计划。在医生的施压下，克林顿要求联盟提供现存的所有责任赔偿计划。与此同时，HMOs 还必须提供一个为网络外的使用提供部分保障的"服务点"(point of service)选项。所有计划都必须按同样的共同支付水平提供同样的综合性福利。这有助于遏制 Rothschild/Stiglitz 类型的"撇脂"行为，迫使保险计划就效率和质量展开竞争。然而，该保障什么，不该保障什么，却是由政府来定的。这让许多人想起了州的福利强制令给小雇主带来的成本。一个全国委员会将负责评审所有新技术的成本有效性。共和党人指出，这将导致配给或完全扼杀创新。

克林顿总统提议取消雇主作为健康福利中间人的角色，但仍依赖雇主提供资助。雇主提供固定资金支付健康保险计划的成本，雇员支付剩余部分成本。若选择更便宜的保险计划，雇员可以保留部分结余。没有保险的人将通过一名雇主按同等条件购买到个人的保险计划。低收入的个人将获得补贴。

这种市场激励与政府控制的调和反映了克林顿急于一下子实现多重目标同时不对既有体系构成重大冲击：控制成本、提供全民保障、让劳动力市场平滑运行以及遏制逆向选择。该计划的支持者认为，它代表了经济学理论与政治现实之间的最佳折衷。诋毁者来自政治频谱的两端：保守主义者认为这将在日后成为行政管理的噩梦，竞争将被过于热情的管制者扼杀；自由主义者则认为，现存的体系已经彻底失败了，应该完全推倒重来，用一种简单的加拿大体系取而代之。Enthoven 的反应或许最能说明问题。1994年，他在西北大学一次研讨会上评论说，"我们应该把这份长达1,700页的计划中的每一页统统扔掉。"[23]

克林顿计划为什么与 Enthoven 当初的构想有如此大的偏离？部分原因是特别小组的专家们意识到，若不限制保险竞争，就无法遏制逆向选择。这种想法是许多遭到 Enthoven 谴责的限制措施出台的原因。克林顿总统也认为，若没有内置的成本控制，自己的计划将无法得到国会批准。这平添了计划的复杂性。希拉里则是出于更单纯的理由要求对保险商、提供者和供应商进行管制。据一位特别小组内部人士透露，希拉里女士认为，医疗保健体系最大的三个问题是"贪婪、贪婪、贪婪"。只有在政府开明的监督之下，这种贪婪才能被驯服，进而更好地造福于社会。

1994 年夏天，克林顿的健康计划变成了舆论攻击克林顿总统和政府职能扩大的靶子。克林顿计划预期只会导致健康总支出温和增长，但国会预算办公室（Congressional Budget Office，简称 CBO）预计联邦支出会大规模增长（部分源于私人部门的支出减少），因此必须进行同样大规模的增税。共和党人在 1994 年的选举中猛烈抨击克林顿计划，以至于发动了金里奇革命，并最终控制了国会。

就在克林顿总统推进《健康保障法》之际，一些州也在考虑建立自己的基于市场的全民健康体系。西北大学社会学家 Steven

Shortell 帮助爱荷华州和华盛顿州打造了由一体化递送体系（integrated delivery system，简称 IDS）——医院拥有医生的诊所，并提供独立的人头制健康保险计划——展开有管理的竞争的计划。Shortell 是美国学界高举 IDS 的干将。他认为，IDS 会从全局角度考虑社区健康，因此成本更低，健康结果更好。当时，很多医院都在忙于组建 IDS。这种策略最终因为医院在管理纵向与横向一体化组织上遇到麻烦陷入困境。然而，IDSs 在 20 世纪 90 年代曾一度被视为医治患病的医疗保健体系的灵丹妙药。

爱荷华州和华盛顿州的方案相当复杂，不仅要求组建新的 IDS，而且必须筹集额外收入为无保险人士提供保障。这些方案在 20 世纪 90 年代根本不具备成功的条件，因为当时还没有妥善管理 IDS 所必需的信息系统。不过这已经不重要了，因为这些方案遭遇了跟克林顿计划同样的命运。但是，爱荷华州和华盛顿州受 Shortell 启发提出的方案向美国其他州传达了一个信息，就是州政府可以提出独立的经过深思熟虑的 NHI 版本。

克林顿计划最终失败了。但是，联邦政府并未放弃对扩大可及性的追求。本书第三章介绍了业已取得部分成功的联邦举措。SCHIP、COBRA 和 HIPAA 是其中最突出的例子，除此之外还有许多名副其实的类似计划。《家庭与医疗放假法》（Family and Medical Leave Act，简称 FMLA）保证工人得以在因为患病、生育、收养儿童或照料病重家庭成员请假的 12 周内继续享受健康保险。根据 1996 年颁布的《福利改革法》设立的"困难家庭临时援助"计划（Temporary Assistance for Needy Families，简称 TANF）保证孕妇及其孩子有享受 Medicaid 的资格，同时提出了一项自给自足的计划。2002 年设立的"健康保障税收减免"（Health Coverage Tax Credit，简称 HCTC）计划为在被国际贸易淘汰的产业中失去工作或提早退休的员工提供最高达保费 65％的税收减免。这些计划反映了联邦政府在思考医疗改革问题上普遍的爬行渐进主义心态。

强烈抵制开始

丧失信任

20 世纪 90 年代中期是 HMO 支持者最陶醉的时光。克林顿总统的计划让它们出尽了风头，该计划的失败又保证了它们可以随心所欲地自由竞争。有些政府计划直接令 HMOs 受益。20 世纪 90 年代，州政府将绝大多数 Medicaid 受益人转到 HMOs，Medicare 也更改规则鼓励 HMOs 成长。到 1998 年，有 16％的 Medicare 成员选择加入 HMO。私人部门的参保人数也迅猛增长。尽管多数 HMO 面临亏损，但是，许多分析者相信，参保人数的持续增长将保证它们的长期盈利能力，并为美国健康体系提供真正市场化的脱困之道。

即便如此，HMO 的高管们开始担忧消费者会反抗他（她）们为降低成本所设定的限制。反叛很快就发生了。1996 年秋季，美国几大报就开始连篇累牍地刊登 HMO 遭到强烈抵制的报道。[24] HMOs 的抨击者是动真格的。一个由 2 千名麻省医生和护士组成的自称"捍卫医疗保健特别委员会"的团体在《美国医学会期刊》（Journal of American Medical Association）上发表了一篇火药味十足的社论，宣称"商业规范正在取代治病救人的操守，践踏医疗行业最神圣的价值观……医生和护士面临着背叛对患者许下的誓言的威胁和贿赂。"[25]《**波士顿环球报**》说得更直白："管理式医疗产业有麻烦了。人们对它恨之入骨。"[26]

如果说美国人对马库斯·维尔比医疗的喜爱是出于信任，那他（她）对 HMOs 的敌视则是因为缺乏信任。根据 1966 年以来一年一度的 Harris 调查报告，1970 年，60％以上的美国人对医疗从业者"极度"信任。[27] 今天，这一数字下降到了 30％。更近的 Harris 调查要求响应者评价不同产业在消费者服务方面的表现。1997 年，51％的响应者表示，管理式医疗公司做得"挺好"。到 2000 年，只有 29％的人有同样的感受。如表 4.3 所示，只有烟草公司排名比它们低，只有医药公司的排名下降得跟它们一样快。

表4.3　各产业对客户的服务有多好？

产业	认为该产业干得"不错"的百分比	
	1997	2000
银行	75	73
汽车制造	70	67
药品	79	59
管理式医疗	51	29
烟草	34	28

跟美国人极度反感管理式医疗的普遍认知不同，大多数 HMO 参保人表示对自己的保险计划满意。在 1997 年美国广播公司的新闻调查中，88％的 HMO 参保人表示对医疗的质量满意，92％的传统保险计划参保人对医疗的质量满意。4％的差异在统计上是无意义的。调查还显示，绝大多数美国人都对自己从医生那里获得的医疗满意。2000 年，67％的人表示他（她）们有信心付得起大病的医疗费，创下历年来对这一问题的最高记录。[28]

尽管如此，强烈抵制并非幻象。HMO 的批评者正确地指出，多数调查的响应者都是健康人士，因此会对自己**目前的**医疗给予好评。但是，美国人对自己患上重病以后的结局心存疑虑。没人想成为下一个 Janet Theriot。这些故事是否只是孤立的传闻，已无关紧要。缺少有关医疗质量的系统性证据，也无关紧要。尽管没有证据说提早出院对母亲或孩子有任何伤害，产妇们仍然对"速战速决式生产"（drive through deliveries）感到担心。当 HMOs 拒绝给急诊服务提供理赔时，即使这些"急诊"最后被证明是便秘或食物中毒，患者也会火冒三丈。

说这些并不意味着抵制完全是错觉（或误解）。不可否认，HMOs 确实设立了一套让普通患者望而生畏的官僚制度。颇有讽刺意味的是，HMOs 本来应该是简化问题的，事实上往往也是如此。如果 HMOs 患者到指定的 PCP 那里看病，并得到恰当的转诊，就不用付任何费用，也没有后续的文书工作。但是，如果患者不遵守规则，未经转诊或者未得到事先授权擅自到别处求医，又或者医生填错了理赔表格，结果可能是卡夫卡式的噩梦。而且，如果HMOs 未能在文书工作上传递出顾客优先的印象，谁能怪客户认为 HMOs 提供的医疗质量还有待改进呢？

HMOs 在医生当中也没有什么朋友。除了医生们更喜欢责任赔偿保险更慷慨的赔付这个明显原因外，他（她）们也反感新增的管理义务，并且排斥 UR 授权的做法。有些 HMOs 合同甚至规定了"言论限制规则"，不允许医生对得到授权的治疗的昂贵替代方案说三道四。

患者和医生都希望拥有可转到任何专科医生和医院的自由，

不愿意受制于 HMO 的网络。同样,HMO 的参保人也对雇主限制他(她)们自由选择保险计划的行径极度不满。[29]选择受限、转诊困难、管理繁琐,加上医生们不停地抱怨,都是管理式医疗遭到强烈反对的原因。

管理式医疗对质量的影响

HMOs 无力扭转人们对它们更多地关心利润(而非患者)的普遍印象。管理上的繁琐是足够真实的,但成本节约同样真切,相当于帮每个参保人每年节约几千美元。我怀疑,多数参保人都接受了这种繁琐与成本节约之间的取舍。但是,倘若 HMOs 提供了劣质的医疗又该怎么说呢? 如果 HMOs 正在杀人又如何呢(正如最偏激的抨击者所云)? 再多的成本节约恐怕也没法证明参保 HMOs 的合理性。

为分清楚感觉与现实,学者们试图搜集医疗质量的数据回答以下问题:HMO 患者是否享受到更多的预防性保健? HMO 提供者对慢性病患者的治疗是否遵循了建议的医学实践? HMO 患者变得更健康了吗? HMO 的支持者相信,这些计划是双赢的,它们以更低的成本提供了更优质的医疗保健,无疑是值得付出管理上的繁琐代价的。诋毁者同样相信,HMO 的医疗质量是不充分的。大量研究的结果让争论双方都失望了。

1996 年,联邦医疗保健研究与质量局(Agency for Healthcare Research and Quality)的经济学家 Fred Hellinger 回顾了对 HMO 质量的研究。他得出的结论是,HMOs 对质量只有少许可被觉察到的影响。当 HMOs 确实有影响时,这种影响也是喜忧参半。[30] Robert Miller 和 Harold Luft 对 1993 - 1997 年间发表的 35 项研究的回顾得出了类似结论。[31]Miller 和 Luft 这样总结他们的发现："HMOs 一律会导致医疗质量恶化的担忧并未得到证据的支持……HMOs 会提升总体质量的期盼同样未得到支持。"

在 2002 年发表的跟踪研究中，Miller 和 Luft 回顾了 44 项新研究，得出的仍然是混合的结论。研究几乎可以均匀地划分为 HMOs 质量改善、HMOs 质量恶化以及 HMOs 质量毫无差别三类。[32]这些发现存在细微差别。HMOs 在预防上似乎表现不错。Medicaid HMOs 的低收入患者以及患有慢性病的 Medicare HMOs 老年患者处境似乎有所恶化，这或许是因为 Medicaid 和 Medicare 未能提供充足资金。

当事实不足时，我们只能靠信任。有关 HMOs 质量的事实表明，我们也许不应该怀疑它们。有私人保险的患者可以期待从 HMOs 得到与责任赔偿保险计划同样的医疗质量。他（她）们或许会为拥有自由的选择并减少繁琐，宁愿付更高的价格购买责任赔偿保险，但医疗的质量不应该是主要的考虑因素。等到 HMO 的质量研究结果发表时，HMOs 的名声恐怕已经臭到事实本身早已不再重要了。James Reschevsky 等人的研究表明，患者甚至会杜撰出与自己的预想吻合的事实。[33]

Reschevsky 等人向个人询问了他（她）们对自己的健康保险计划的满意度。总体而言，说自己加入了某个 HMO 的人不如说自己加入某个责任赔偿保险计划的人满意度高。这本来是对 HMOs 相当确凿的不利证据。然而，让人大跌眼镜的是，竟然有大约 1/4 的响应者张冠李戴了自己加入的保险计划的类型！当研究者们重新审视数据并将分析基于响应者实际上加入而不是他（她）以为自已加入的保险计划时，他们发现二者在质量上其实并无差异。对自己的医疗保健不满意的个人似乎假定自己参保的是某个 HMO，全然不顾自己实际上是不是参保了 HMO。瞧瞧，要洗白一个坏名声有多难啊！

偏执的选购

除非支付者能可置信地威胁会将某些提供者排除在网络以外，否则，选择性签约是不可能成功的。"可置信"要求有些提供者真的偶尔会被踢出网络。患者讨厌自己的选择自由受此类限制尚且情有可原。但是，HMO 将参保人引到差劲的提供者那里就医就令人想不通了。

没有充分的理由断言 HMOs 会系统性地将最好的提供者排除在外。实际情况是，HMOs 若不将某些最好的提供者纳入网络，根本无法将网络兜售给雇主。最近的两项研究显示，HMO 患者事实上比普通患者**更有**可能被高质量医院收治。[34] 至于签约医生的质量，无论哪方面的可比证据都没有。确实有不少杰出的专科医生因为责任赔偿保险和 Medicare 患者足够多，能够承受不与 HMOs 签约的代价。但是，对 HMOs 只会贪图便宜而忽视质量的担忧肯定言过其实了。

事实上，如果 HMOs 更咄咄逼人地选购低成本提供者却不对质量给予同等关注的话，后果将是毁灭性的。本人与 Mark Satterthwaite 的研究发现了其中的危险。[35] 提供者在维持高质量上付出的时间与精力必须得到补偿。HMO 的折扣将吞噬提供者的边际，并挫伤其提升质量的积极性。如果 HMOs 对质量马虎的话，参保人的境况总体上会变得严重恶化；总支出固然会下降，但医疗质量会下降得更厉害。在管理式医疗出现以前,患者对价格会像了解质量一样关心,这一点还无足轻重。然而,当HMOs将价格竞争注入市场时,就存在一种切实的危险:它们会把重心全部放到价格上。有限的既有证据表明,HMOs在质量问题上绝不只是做做表面文章。尽管如此,在选购医疗服务时该如何平衡价格与质量,仍是现代健康经济关注的头等大事。

患者权利法案

1997年3月,当克林顿总统任命一个委员会起草患者"权利法案"时,抵制达到了新高潮。克林顿打算废除阻止医生向患者介绍高成本治疗备选方案的言论限制规则。HMOs据理力争说,言论限制规则是打击道德风险和需求诱导的必要手段。克林顿还有意阻止HMOs向拒绝提供医疗的医生提供财务奖励。这会让HMO在控制成本方面的核心努力付之东流,因为世界上不存在既能剔除过度医疗的财务激励同时又不奖励不足治疗的两全其美之策。

第二年,美国朝野上下都在议论患者权利法案。民主党人提出了一项包含克林顿的指导原则并保证患者有权选择一个提供者的立法提案。这将导致管理式医疗成本控制终结。当然,这或许正是该议案的某些发起人想要的结果。一旦时机成熟,这些人就会跳出来幸灾乐祸地说:"瞧,市场力量失败了,政府该出手介入了。"他(她)们会若无其事地忽略一个事实,正是他(她)的立法导致了管理式医疗的消亡。

事实证明,民主党人的权利法案中争议最大的是允许患者就医疗失误起诉HMOs这一条。很多共和党人也不喜欢HMOs,他

（她）们将 HMOs 视为社会化医疗的市场版。但是，共和党人对依赖法庭来保证医疗质量同样警惕，他（她）们反对民主党人的提议，并提出了自己的简装版权利法案。支持民主党提案的医疗提供者与支持共和党版本或干脆不想要任何法案的保险商和雇主都使出了浑身解数游说，立法于是搁置。[36]这一点其实已经无足轻重了。因为 1990 年底，HMOs 开始主动从被立法者盯上的某些策略上退缩，HMO 的参保人也开始转向限制没那么多的"优先提供者组织"（Preferred Provider Organizations，简称 PPOs）。

管理式医疗"精简版"

PPOs 崛起

"管理式医疗"这一术语首次出现在报纸上大约是在 1988 年。它很快变成了一个笼统形容被支付者用来矫正责任赔偿保险的某些被感知的无效率的形形色色的策略的词语。许多人将管理式医疗等同于 HMOs，有关管理式医疗的研究几乎也完全聚焦于 HMOs。然而，HMOs 很大程度上依赖预付制来控制成本，今天多数的管理式医疗组织（MCOs）却已经放弃了预付制，几乎完全依靠与"优先提供者"选择性地签约。

最早的 PPOs 可以追溯到 1970 年。当时，洛杉矶地区提供自我保险的雇主们聘请的第三方管理者开始选择性地与本地医院签约。自我保险企业是最早使用选择性签约的先行者，因为各州立法禁止保险公司这么做，只有豁免于 ERISA 的自我保险企业可以不受其制约。20 世纪 80 年代，多数州改写了保险法，放开了选择性签约，PPOs 从此开始兴旺发达。很多雇主将 PPOs 视为介于责任赔偿保险与 HMOs 之间的不那么令人生畏的中转站。PPOs 的参保人数稳定增长。1988 年，也就是有数据可考的第一年，PPO 的参保人数已经与 HMO 不相上下（如表 4.4 所示）。"服务点"（Point of Service，简称 POS）计划在 20 世纪 90 年代初出现，它们提供与 HMO 相似的提供者激励，但为参保人提供与 PPO 相似的网络外保障。在接下来的几年里，PPO 和 POS 的参保人数迅速增长，HMO 的参保人数也缓慢增长，传统的责任赔偿保险的参保人数则骤然下降。并非巧合的是，医疗保健的支出开始稳定下来。

表 4.4 　MCOs 的参保人数 　　　　（单位：%）

年份	加入责任赔偿保险的员工的比例	加入 HMO 的员工的比例	加入 PPO 或 POS 的员工的比例
1988	73	16	11
1990	62	18	25
1993	46	21	47
1996	27	31	59
1998	14	27	62

数据来源：KFF 以及本人对 1990 年的内推。KFF 从雇主的调查获取到数据。跟其他源于调查的管理式医疗的参保数据一样，这些至多只是粗略的估计。部分原因在于，问卷答复者并非总是清楚自己加入的保险计划是否是 HMO。

全面撤退

医疗保健支出已经恢复了向上攀升的势头，现在已经超过 GDP 的 16%（见表 4.5）。一反 20 世纪 90 年代的态势，Medicaid 和 Medicare 的支出增长开始有所放缓，大部分增长来自私人部门的支出。2006 年的初步数据表明，私人部门的支出增长在 2006 年已经适度放慢，健康总支出再度趋于平稳。

表4.5 2000 - 2005 年历年的健康支出

年份	健康总支出（10 亿美元）	人均健康支出（美元）	真实人均健康支出（按今天美元算）	真实人均健康支出的年均增长率（%）	健康支出占GDP 比例（%）
2000	1350	4790	5440	2.9	13.8
2003	1730	5950	6320	5.1	15.8
2005	1990	6700	6700	3.0	16.0

数据来源：Catlin, A. et. al. 2007. "2005 年国家健康支出：继续减少"，《健康事务》26，1：142 - 53。

或许，我们对医疗保健成本保持可控寄予了太大厚望。毕竟，MCOs 也没有什么办法阻止技术变迁和工资膨胀这两个导致成本攀升的最大因素。转向管理式医疗或许能让我们保持在更低的成本水平，但上升的态势不会改变。我们不应该对实现的节约嗤之以鼻。许多人预计医疗保健支出到 2015 年甚至更早将达到 GDP 的 20%，但是，请设想一下，如果我们在 2000 年就达到这个门槛的话，如今的支出会是什么样子呢？

然而，近期的成本上升可能更多是与管理式医疗在 HMO 遭遇抵制后不断变脸有关。我们已从保险商真正努力控制成本的时代跨入管理式医疗的"精简版"时代，MCOs 所青睐的成本削减策略要么打折扣要么被抛弃。

最先丢掉的法宝是使用审查（UR）。UR 走向衰落的第一枪是由它最重要的拥护者安泰（Aetna）在 1998 年打响的。安泰拥有全美最大的 HMOs 市场份额，是在成本削减上力度最大的保险商之一，这使它成为了被抵制的众矢之的。按照健康政策专家 Paul Ginsburg 的说法，安泰的管理层"似乎对异化医生颇感自豪"。[37] 1998 年，在提议收购保诚（Prudential）的健康保险业务时，安泰感受到了整个医疗行业的震怒。AMA 向美国司法部（DOJ）提出了抗议，随即发动了一场打击保险商市场权力的运动。DOJ 在 1999 年批准了这笔交易，但要求安泰先放弃保诚的部分 HMO 产品。

安泰感觉到有必要修补跟医生的关系。它解雇了 CEO，并任命了空降兵 William Donaldson 为新 CEO，后者委任 John Rowe 负责经营 HMO 单元。Rowe 医生是美国医学科学院的成员，也是哈佛医学院老龄化中心的创始主任。在加入安泰之前，他是纽约大学 Mount Sinai 健康中心的主任。[38]他的任命标志着安泰的经营理念发生了根本转变。Donaldson 和 Rowe 开始着手与医生们重修旧好。他们专门设立了一个维护医生关系的战略中心，随后采取意想不到的措施废除了强制性使用审查。

在医生们对管理式医疗最反感的清单上，UR 名列头筹。安泰本来也对使用审查是否起作用心存疑虑。安泰批准了 99% 的请求，独立研究也未能发现可观的节约。安泰最初建立了一套允许对被拒绝的理赔提出申诉的流程，随即又完全废除了强制性 UR。安泰保留了 UR，但它的决策完全是建议性的，把更多重心放在了预防上。

其他 HMOs——其中最有名的是联合健康保险公司（United Healthcare）——对 UR 也越来越怀疑。United Healthcare 在 UR 实践上每年花了超过 1 亿美元，而且跟安泰一样批准了 99% 的请求。[39] 2000 年，United Healthcare 停止了 UR。医生们主动联系 United Healthcare 表达对这一决定的支持。跟从前双方那种苦涩的关系相比，这是多么巨大的转变啊！United Healthcare 用一套将医生的薪酬与可度量的健康结果挂钩的新体系取代了 UR。第六章会谈到,这种按绩效付费(P4P)的体系正在成为新常态。

转向PPOs意味着管理式医疗的进一步衰落,与老式HMOs的反差变得更为鲜明。HMOs按人头向医生付费,PPOs按服务项目付费。HMOs的提供者网络更窄,折扣更大。过去几年来,随着PPOs对患者进行选择的关切做出响应,进一步拓宽提供者网络。目前尚难找到有关网络规模的系统性时间序列数据。但是,传统的观点是,20世纪90年代中期的PPOs网络将25%的本地医院排除在外,现在的PPOs可能只排除了10%。最近Katherine Ho的研究部分地证实了这一点。她发现,大市场里的多数保险计划现在都与几乎全部的本地重点医院签约了。[40]关于医生签约的数据相对少一些,但是,多数医生现在几乎都加入了大部分PPO网络。HMO的网络看起来也在扩大。在许多市场上,PPO和HMO的网络已经难以分辨。支付者曾经靠剔出网络的威胁来争取提供者的折扣。随着这种威胁变成一句空话,提供者重新赢得了提价的权力。

同谋

对MCO抵制的所有这些反应——终结UR、从HMO转向PPO以及扩大网络——都是造成医疗保健成本上升的原因。雇主们再次开始怨声载道。但是,我们必须记住,成本的上升大部分是由雇员在承受。宏观经济数据证实了这一点。20世纪90年代,雇主提供的健康保险的成本趋于稳定,员工享受着有史以来最漫长、幅度最大的真实工资增长。过去五年来,保险成本迅速上升,员工的真实工资中位数基本上原地踏步。[41]当然,这些趋势背后的完整

故事要复杂得多。但是，健康成本与工资之间的反向关系不容
忽视。

　　如果雇主和雇员更懂经济学的话，HMO 遇到的抵制也许会小
一点。雇主们应该意识到，是自己的雇员承担了大部分的新增成
本。雇员也不应该对被迫加入 HMOs 感到那么沮丧。HMOs 时
不时的高压战术也在很大程度上加速了自己的衰落。它们或许高
估了降低成本的愿望，未能意识到市场最终会被雇员（而非雇主）
的关切所主宰。

　　若不提到提供者在塑造管理式医疗"精简版"中扮演的重要角
色，我将是不负责任的。提供者不仅把 HMOs 的名声弄得比原来
臭，而且竭尽全力阻止选择性签约成功。包括波士顿、克里夫兰
（Cleverland）、密尔沃基（Miwaukee）和萨克拉门托（Sacramento）在
内的很多大市场现在都被少数几个医疗保健体系主宰，像迪比克
（Dubuque）和乔普林（Joplin）这样更小的城市则允许本地的医疗保
健保险计划与一家支配性的提供者协商。如果根本没有人在竞
争，我们怎能指望通过竞争来省钱呢？

　　联邦贸易委员会（FTC）——对多数医疗保健问题拥有管辖权
的反托拉斯机构——在 20 世纪 90 年代挑战了多起医院并购案，但
无一成功，因为拿不定主意的法官对购并是否会导致价格上涨心
存怀疑。[42] 为保存实力，FTC 暂时中止了对医院的反托拉斯行动。
当研究者们发现许多购并导致提供者价格大幅上升的证据时，
FTC 卷土重来。它开发了新的定价模型用于反映选择性签约扮演
的重要角色，并要求呈上最近合并的医院的定价数据。FTC 对芝
加哥城郊的埃文斯医院（Evanston Hospital）与高地公园医院

(Highland Park Hospital)达成的购并提出了质疑。联邦地区法庭的一名法官支持 FTC,并裁定埃文斯和高地公园医院重新拆分。在一项复杂的裁决中,FTC 的专员与地区法庭的法官站到了一个战壕里,但允许医院在独立定价的前提下维持联合状态。医院正在考虑提出上诉。

提供者说得没错,支付者也在搞兼并收购。一些最引人注目的购并(包括 Wellpoint 与 Anthem 的合并)涉及到地理上的多样化,而且未增加任何特定地段的市场集中度优势。但是,消耗与合并导致许多市场只剩下少数几家保险商。据 AMA 估计,在每个大都市区,几乎都有一个健康保险商拥有至少 30％的市场份额,最大的两家保险商加起来至少拥有 50％的市场份额。[43] 在某些地区,集中度甚至更高。这些数据并不是决定性的,因为它们没有考虑到自行出资的保险计划和某些市场的低门槛。但是,它们的确反映了保险商前所未有的集中度。

AMA、提供者团体和 FTC 都曾激辩过保险商合并是否会威胁到健康经济。提供者团体抱怨说,大支付者可以从它们的成员那里争取更低的费用,同时抬高保费。因此,它们认为,提供者的市场权力是为抗衡支付者的权力不得已而为之的。这可能是医疗反托拉斯这个关键地带的下一个战场。

眼下的成本危机

那么多钱都花哪儿去了?

美国现在每年的健康支出超过两万亿美元,占 GDP 的 16％以上。从 Medicare 与 Medicaid 服务中心(CMS)提供的数据中可以理清新增支出的去向。表 4.6 将支出分解为六大类：医院、医生与临床服务、长期护理（养老院和家庭医疗）、药品及其他医疗用品（含医药产业的利润）、政府行政管理与私人健康保险的净成本（含保险产业的利润）以及其他（包括牙科医疗、其他专业服务，还有研究）。

表 4.6　2000 年和 2005 年的分类健康支出

类别	2000 年支出（10 亿美元）	2000 年支出的百分比	2005 年支出（10 亿美元）	2005 年支出的百分比
医院	417	30.9	612	30.8
医生/临床	289	21.4	421	21.2
长期护理	126	9.3	169	8.5
药品/用品①	170	12.6	259	13.0
行政管理/健康保险	81	6.0	143	7.2
其他	267	19.8	386	19.4
总计	1350	100%	1990	100%

数据来源：Catlin，A. 等，2007。

这些数字可能会让某些人感到意外。医院仍然是美国医疗保健体系的基石，占总支出的比例超过 30%（约占美国 GDP 的 5%）。医生与临床服务紧随其后，占总支出的大约 21%（占 GDP 的 3% 以上）。药品支出向来是媒体关注的焦点，但是，它只排在第四位，屈居于"其他"之后。

表 4.7 从另一个角度审视了最近的医疗保健成本膨胀。它报告了各类支出的增长率，并显示了它们对医疗保健总支出分别做了多少贡献。增长最快的支出类别是药品和其他医疗用品以及管理和健康保险的净成本。这或许不足为奇。即便如此，由于这些

---

① 不包括在医院和其他机构发放并被纳入这些机构的总成本的药品和医疗用品。

类别的支出水平仍然相对较低,其增长还不到总支出增长的 24%。如果药品和其他医疗用品以及管理和健康保险按整个健康经济的平均增长率(47.4%)增长的话,2005 年的总支出将达到 1.932 万亿美元,而不是 1.99 万亿美元。(这里相当乐观地假定,其他支出类别不存在抵消性增长)[44]580 亿美元的结余固然令人欣喜,但是,我们同样关切医疗保健支出的增长。

表 4.7　2000－2005 年的分类健康支出变化

类别	2000—2005 年的支出变化(10 亿美元)	2000—2005 年的支出变化的百分比	占总支出变化的百分比
医院	195	46.8	30.5
医生/临床	132	40.9	20.6
长期护理	43	25.4	6.7
药品/用品	89	52.3	13.9
管理/健康保险	62	69.1	9.7
其他	119	44.6	18.6
总计	640	47.4	100

数据来源:Catlin, A. 等,2007。第二列中的百分比是用表 4.7 中的第一列数据除以表 4.6 中的第一列数据得出的。第三列的百分比是用第一列的数据除以 640(总支出的变化)得出的。

若不能将健康支出增长归因于药品与保险成本,哪该怪谁呢?转向管理式医疗"精简版"当然要对此负一定责任,市场的并购也是如此。技术变迁是无可避免的,也应该受到欢迎,即使这意味着更高的成本。人们对医疗技术往往格外关注,但是,别忘了医疗保健是一项劳动密集型服务,人工成本会随着提供者急着填补因为长期存在的劳动力短缺带来的人才空缺而持续上升。比如,2000 到 2004 年间护理人员的真实工资增长了 16%,延续了至少从 1980 年以来的一贯趋势。[45]其他加盟的健康职业人士也呈现类似的增长趋势。

那么，该从哪里下手降低成本呢？只购买旧药和旧技术？这固然可以省钱，但生命与生存质量上付出的代价太高。支付更低的工资？这会加剧目前的缺短问题。限制保险商和制药产业的利润？这种平民主义政策或许管用，但用处不大。（我们可以转向一种单一支付体系大幅降低管理成本。这是第八章中要提出的一个选项）最终，我们必须搞清楚如何买得更少或付得更少。如果选择后者，我们最好希望提供者变得更有效率，否则就要设法迫使它们降低质量或者完全退出市场。而且，无论如何，我们都要找到既能实现这些目标又不忽视无保险人群的两全之策。

可及性和质量何去何从？

遗憾的是，在支出增长的同时，可及性却似乎也在恶化。根据美国人口普查数据，无保险者的数量已从 2000 年的大约 4,000 万上升到了 2006 年的 4,700 万，大致相当于总人口的 16％。各州无保险人群的比例存在相当大的差别。明尼苏达州只有 8.5％的人没有保险，加州为 18.4％，佛罗里达州为 18.5％，德州为 25.1％。如果我们把重点放到非老年人身上（几乎所有老人都可享受 Medicare），加州和佛罗里达州的无保险比例将超过 20％，德州的比例则超过 28％。儿童的无保险比例也有极大差异。德州以 20％以上的无保险比例"引领"全国。但是，有 15 个州的比例已经降到8％以下。20 世纪 90 年代末，只有 8 个州处于这一水平。

无保险的美国人通常要么是失业，要么从事只能挣到最低工资的兼职工作。但是，无保险人数 1/3 的增长来自收入在联邦贫困线两倍以上的家庭。造成这种急剧上升的一个原因是雇主主办的医疗保险急剧下降，提供保险的雇主比例已从 2000 年的 69％下降到了 2005 年的 60％。[46]一些受波及的雇员自己购买了个人保障，其他人有资格加入 Medicaid，SCHIP 计划也相当成功地将保障面扩大到全体儿童。

最近雇主主办的医疗保险下降加剧了 20 世纪 80 年代以来的趋势。这种趋势的背后是美国劳动力市场从大型、工会化的工业企业转变为更小、非工会的服务企业。前者几乎为每个雇员提供保险，后者则有将近半数根本不提供保险。兼职和季节性员工比例的上升是另一个原因。

如果说雇主主办的保险下降是引起关切的一个主要原因，更值得担忧的是雇员"接受"被提供的保险的比例也在下降。2003 年，Gruber 和 Ebonya Washington 发表的一项研究发现，1/4 的无保险者可以获得雇主主办的保险，但拒绝支付自掏腰包的部分保费，即使这笔钱还不到总保费的一半。[47]根据 Gruber 最近的估计，近年来保险接受比例的下降是造成无保险队伍壮大的最重要原因。[48]

接受比例下降背后的一大因素是雇主要求雇员出资的金额急剧增加。20 世纪 80 年代，雇主通常会支付全部保险成本。今天，普通雇员都得支付 2 千到 3 千美元的保费。尚不清楚为什么雇员的成本分担会上升得如此之快。也许是因为雇主希望某些雇员主动拒绝接受保险。倘若如此，提高成本分担的策略看起来是奏效了。但是，除有些拒绝的雇员可从配偶那里获得保障外，其他人选择了完全不受保障。

很难说清楚医疗质量究竟发生了什么变化。像预期寿命和婴儿死亡率这样的指标显示出稳定的进步，但这可能是因为技术进步所致。也没办法搞清楚提供者是否更有效地行医（如果属实的话），以及这在多大程度上反映了健康体系的筹资变化。美国医学科学院对美国医疗保健体系存在的质量问题的报告《人非圣贤，孰能无过》和《跨越质量峡谷》分别发表于 2000 年和 2001 年，这表明我们前路漫漫。[49]

这就是我们目前所处的可悲状态：管理式医疗革命来了又去了，暂时留下了如何降低成本和提升质量的思想真空。但是，市场跟大自然一样厌恶真空。一股像消费者驱动的医疗保健和质量报告卡这样的新思潮正在涌动。在可及性方面，联邦政府在扩大保障面上的努力缓慢得像是蜗牛爬行，但有些州（比如麻省）正在采取大胆措施奋勇向前。本书的第二部分将更仔细地审视这些新思想，它们或许是我们振兴美国医疗保健体系的最后也是最好的机会。

第二部分

寻　方

第五章　自救

"健康储蓄账户"的概念既谈不上保守也谈不上自由……它会让每个怀疑没人情味儿的官僚体系不如我们自己照顾自己那样贴心的人都为之心驰神往。

——John Goodman, 国家政策分析中心主席[1]

选购难题再探

医疗保健消费不是个轻松活。我们必须借助极其有限的信息而且常常要在重重压力之下做出决策。我们希望防范财务风险，但保险却让我们漠视成本。这些普遍关切以及由此引发的难题已在前文各章介绍过，它们不可能如我们所愿，魔杖一挥就烟消云散。美国医疗保健体系的演变，可看作为解决这些难题所做的一系列的尝试。

在我们一生中的多数时候，最舒适的解决办法曾经是"马库斯·维尔比医疗"。但是，健康服务研究者们发现，这种舒适是要付出巨大代价的，这就是由道德风险、需求诱导、医疗实践差异以及医疗军备竞赛带来的无效率。它也无法保证质量。20世纪70年代，规划者试图让情况有所改善，但结果以失败告终。20世纪90年代，马库斯·维尔比医疗和健康规划被管理式医疗取代。对成本、质量的系统性研究发现了对管理式医疗相当有利的证据，遗憾的是患者对此并不买账。如今，多数美国人都对HMOs存在排斥心理。参保人数已经骤然下跌，多数健康保险计划与其说是管理式医疗，毋宁说是管理式医疗的"精简版"。

我们曾尝试过"以医生为中心"的体系，也曾尝试过"以保险商或雇主为中心"的体系。我们仍在孜孜不倦地寻求对"选购难题"（shopping problem）的解决之道。对某些人而言，现在该轮到"以患者为中心"的体系登场了。这要求我们摒弃马库斯·维尔比医疗和管理式医疗组织背后的基本前提，即患者不具备担当有效选购者的能力。这种新方法的支持者们主张将质量和成本信息赋予患者，并向患者提供参考这些信息做决策的强大财务激励。如果这些目标得以实现，我们就能以更低的成本、更高的质量，同时赢得消费者的鼎力支持实现市场的全部福利。

这些思想体现在被称为"消费者导向的健康计划"（Consumer Directed Health Plans，简称CDHPs）的新型保险产品以及以"健康储蓄账户"（Health Savings Accounts，简称HSAs）著称的新型财务工具上。CDHPs和HSAs是健康产业内的热门话题。尽管它们直到最近才登上历史舞台，但是，随着管理式医疗遭遇强烈抵制以及小布什总统将其列为自己的健康政策纲领的核心，它们已经迅速赢得了市场份额。即便如此，我们仍有理由怀疑CDHPs的未来前景,这使我相信管理式医疗的时代尚未终结。

消费者导向的健康计划

思想渊源

1974 年曾在美国社会保障局工作过的经济学家 Jesse Hixson 被人们普通视为提出"健康银行"思想的第一人。这是一种由雇主出资、归雇员所有、专用于支付健康服务而设立的银行账户。[2] 1978 年,宾州滑石大学的经济学家、Hixson 昔日的合著者 Paul Worthington 在健康研究与政策刊物《探索》上发布了"健康银行"的框架。[3] 针对道德风险和价格选购缺失这两大难题,Worthington 提出了一种简单的解决办法:雇主组建信用社,为每个员工开设一个账户。不过,雇主不是代购保险,而是将保费存到每个员工的账户。员工终生都可以从自己的账户中取钱支付医疗保健服务,甚至可以在必要时预支未来存款用于防范灾难性风险。退休以后,员工就可以保留账户内的资金为自己所用。

Worthington 的建议包含了今天 CDHPs 的许多核心特征:每个人用自己的私人账户支付**第一美元**的费用;真正的保险保护应该仅限于**最后一美元的**(灾难性)保障;避开昂贵医疗保健服务的消费者甚至可以用自己账户内的钱补充养老金。Worthington 似乎还建议,存入"健康银行"内的资金可以免交所得税。

Worthington 的建议颇有先见之明,但此君在此文发表之后再无下文。Hixson 的影响力却与日俱增。他担任了美国医学会的首席经济学家,负责管理连续多年最高产的一支美国健康经济学家团队。(1980 年,Hixson 编辑了一份报告,其中一个名为"这是个小世界"的版块发现了有关医生诱导需求的研究存在的诸多缺陷[4]）20 世纪 80 年代末，Hixson 在政治圈与日俱增的影响力终于有了回报。他与 John Goodman 分享了自己的思想，后者是"国家政策分析中心"（National Center for Policy Analysis，简称 NCPA）的创始人和主席。后来的事实证明，Goodman 是政策圈子中一名真正的 CDHPs 斗士。

Goodman 素来对政治有浓厚兴趣。他在德州大学读本科时就积极投身于学生会活动，后来在哥伦比亚大学攻读经济学博士时又在博士论文中强调了政府决策何以是私人部门个体决策的糟糕替代品。在经过一番学术历练之后，Goodman 于 1983 年创立了以宣扬如何削弱政府的经济权力的思想为宗旨的 NCPA。从一开始，NCPA 就对政府问题采取了传统的保守立场，主张降低税收、推行教育券以及社会保障私有化。在 Goodman 遇到 Hixson 之后，NCPA 变成了健康政策竞技场的一支生力军。1992 年，Goodman 和经济学家同仁 Gerald Musgrave 合作出版了《患者权力》，其中宣扬和拓展了 Hixson 和 Worthington 的"健康银行"设想。[5]此书成为了一本极受欢迎的畅销书，Goodman 和 Musgrave 趁势举办了一系列的全国演讲，宣扬他们的医疗保健改革思想。

"黄金法则保险公司"（Golden Rule Insurance Company）的主席 Pat Rooney 曾听过 Musgrave 的一次演讲。黄金法则保险公司是一家专攻个人和小团体市场的小型健康保险公司。正因为该公司的规模足够小，Rooney 才有时间亲自过问日常的雇员关系问题。正在为降低医疗保健成本、提高员工对公司满意度头疼的 Rooney 被"健康银行"的概念——当时已更名为"医疗储蓄账户"

(Medical Savings Accounts,简称 MSAs)——深深吸引。1993 年
5 月,黄金法则保险公司向雇员提供了附带 MSAs 的高起付线保
险。当时的 MSAs 尚未享受减税待遇。

不久,Rooney 开始向其他公司兜售 MSAs,并游说州和联邦立
法机构让 MSAs 账户内的资金免交个人所得税。Rooney 与
Goodman 联名指出,免税的 MSAs 可以成为市场化的国家健康改
革的核心。

我是在 1993 年由保守智库"美国企业研究院"(American
Enterprise Institute)举办的一次研讨会上听 Rooney 谈论 MSAs
时,亲闻黄金法则保险公司的这段经历。那天,经济学家 Mark
Pauly 是 Rooney 的评议人。Pauly 评论说,MSAs 似乎是一种解决
美国国税局税法创造的不平等的复杂办法。他这样说并无贬义。
事实上,Pauly 颇为赞赏为营造公平的税收环境、让高起付线的保
险计划与责任赔偿保险进行角逐的努力。但是,他也意识到,抛开
税收上的考虑,MSAs 本质上就是强制性储蓄计划:个人在年初预
留出一笔钱,用于日后每年支付他(她)们未超出起付线的任何支
出。Pauly 将 MSAs 称为医疗保健的"圣诞储蓄存款"(Christmas
Club)。[6]若非出于税收上的考虑,让个人在一年中产生医疗费时支
付自己的免赔额恐怕要简单得多。他相信,肯定还有解决税收问
题的更好办法。在场的经济学家都同意这一点。第八章将讨论其
中一些更好的办法。

我对 Rooney 的提议还有另一重疑虑。数年前我在芝加哥大
学任教授时,就曾与 Rooney 有过一面之缘。当时,芝加哥大学商
学研究生院的院长们召集了一群教职员工和商业领袖,共议健康

政策大计。在会议行将结束之际，院长们邀请教职员工向企业高管们提一些更实际的管理问题。我描述了这样一种假想的场景：一位年轻、健康的黄金法则保险公司参保人被车撞了，产生了大笔医疗费用，然后完全康复。从严格的保险的角度看，此人带来的精算风险是良性的，在更新保险时应该并无大碍。当我询问 Rooney 先生他的公司对此会怎么做时，他提醒我黄金法则保险公司干的是要赚钱的营生，公司已经在此人身上损失了不少钱，他对续保没有兴趣。[7]

我对他的回答有些困惑。我曾就同样的问题问过其他保险公司的管理人员。他（她）们都表示乐意不增加任何特别费用就让此人续保。（他们或许是担心政治不正确才这么说的，但这的确也是利润最大化的正确选择）有些管理人员甚至主动表示，黄金法则保险公司可能只是为了"撇脂"最健康的参保人。

CDHPs 的黑暗面就在这里。附带储蓄选项的高起付线保险计划在经济学上是有道理的，它们可以限制道德风险带来的无效率。这一点会使它成为市场上颇受欢迎的更有价值的保险产品。但是，同样的保险计划对预期会有银行储蓄的健康个人最富有吸引力。这将导致风险共享池的割裂：身体好的参保人会选择加入 CDHPs，CDHP 保险商也可以收获丰厚的利润（至少在别的 CDHP 计划的竞争迫使其降低保费之前）；身体不太好的参保人则会留在更慷慨的保险计划中，这些保险商必须提高保费来应对这种不利的选择。由此，我们将丢掉美国别具一格的健康保险方法的根本——交叉补贴原则。今天，围绕 CDHPs 展开的政策争论归结起来，无非就是一个问题：效率提升产生的收益是否超过逆向选择带来的危害？

新瓶装旧酒

在 CDHPs 的发展中扮演主角的无一是道德风险的首创者。Mark Pauly 在 20 世纪 60 年代末提醒经济学家关注道德风险，兰德公司在 20 世纪 80 年代初的研究让道德风险带来的危害广为人知。兰德的结论是决定性的，而且至今尚未遇到挑战：不考虑税收问题，最优的健康保险应该包括设有较高的起付线和成本分担。过于慷慨的保单主宰市场是税收政策造成扭曲的初步证据。有讽刺意味的是，在一个尚有数千万人没有任何健康保险的国度里，拥有保险的人却被过度保险。

很多经济学家历来主张用一种远比 CDHPs 简单的办法来解决上述问题，这就是取消对健康保险的税收抵免（tax deductibility）政策。免税毕竟是二战时为绕开工资管制而残留的政策遗迹。但是，跟许多政府政策一样，它在完成历史使命以后依然长久留存。取消对健康保险的免税不仅有助于提升医疗保健体系的效率，而且会给政府带来巨额收入。每年因为雇主赞助的健康保险少收的税收接近 2 千亿美元。这么大笔税收补贴，用于为所有无保险的人们提供保障绰绰有余了。

任何试图完全取消健康保险税收抵免政策的提议可能都无异于政治自杀，跟向中产阶级增收 2 千亿美元的税并无二致。Enthoven 曾在自己的"消费者选择健康计划"中提议对税收抵免设定上限，这样购买更昂贵保险计划的人就必须支付成本差额。但是，国会中无人敢在亲 HMO 的立法上拿自己的政治资本打赌，Enthoven 的思想因此无人问津。

Goodman 等人重新解读了 Enthoven 的解决办法。他们也希望营造公平的环境。但是，他们抱着一种"如果你无法打败对方，就跟它们交朋友"的心态：他们的建议取消慷慨的健康保险单享有的税收优势，而是将这种相对税收优势延伸到 CDHPs 上！

CDHP 的基本规则

甚至在国会开始认真考虑 CDHPs 之前，Rooney 和 Goodman 的游说就开始初见成效了。到 20 世纪 90 年代中期，已经有 19 个州免除了 MSAs 存款缴纳州所得税的义务。但是，联邦税收豁免仍是个大难题。

国会朝免除联邦所得税方向迈出的立法上的第一大步，是依据 1996 年颁布的 HIPAA 授权实施了一个创设 MSAs 的试验项目。读者们对该计划的规则应该很耳熟：高起付线的健康保险计划与 MSAs（由雇主和雇员缴费注资的个人账户）相结合；MSAs 免缴联邦所得税，并可被用于支付任何超出保障范围的医疗保健成本；花在非医疗保健商品和服务上的 MSA 资金则要缴纳所得税，并被征收一笔极高的罚款（个人年满 65 岁可以免缴罚款）；未花完的 MSA 资金滚动到下年，可被雇员用于满足未来的医疗保健支出需要。

HIPAA-MSA 试验只面向小公司和个人，已于 2000 年 12 月到期。试验结果也不够成功，原因是规则并未澄清个人在换工作时是否可以保留自己的 MSA。（据我了解，许多出售 MSA 保单的人对此也不清楚）或许是因为这些局限，只有不到 10 万人参保。即便如此，政策制定者和政客们，尤其是寻求基于市场的健康改革方案的共和党人，依然对这一概念充满热诚。

2003 年，国会在《Medicare 现代化法案》中为 HSAs（如今已重新命名为 MSAs）制定了新规。现在的基本规则大体如下：

- 雇主和雇员可以向一个 HSA 中注入可抵免税的资金；目前个人每年的缴费上限是 2,700 美元，家庭每年的缴费上限是 5,450 美元。[8]

- 与之相伴的保险计划（也就是 CDHP）的个人起付金额不得低于 1 千美元，家庭起付金额不得低于 2 千美元。有些计划的起付线更高，甚至比每年的 HSA 缴费还高。这是为了鼓励参保人往 HSA 多存钱用于覆盖未来的起付金额。

- HSA 账户的利息收入是免税的。

- 个人可以用 HSA 来支付起付金额、成本分担以及各种保障外的医疗费用（包括非处方药以及长期护理保险）。

- HSA 可以携带，可被转为个人财产。

- 退休以后，个人可从中取出资金用于任何目的。如果资金被用于医疗保健（比如，支付 Medicare 的成本分担），须缴纳传统的所得税。若被用于任何其他支出，则须额外缴纳 10% 的税收。因此，HSA 就如同受限制的个人退休账户（Individual Retirement Account，简称 IRA）。

按上述规则，HSA 毫无疑问归员工所有。投入到 HSA 中的资金享有与花在成本更高的健康保险计划上的钱同样的税收优惠。竞争格局事实上对 CDHPs 略微有利，因为它为数百万每年为 IRA 缴费头疼的美国员工提供了进一步增加退休储蓄的难得机遇。

这些规则赋予高起付线的 CDHPs 与成本更高的健康计划同样的税收待遇，但也使税收格局朝着对 HMOs 更不利的方向倾斜。如今，HMOs 在国会山几乎找不到支持者。因此，毫不奇怪，它们在税收方面处于劣势。预计 HMO 的参保人数会下降得跟 CDHP 的参保人数上升几乎一样快。

将医疗决策授权给患者

消费者若将 CDHPs 与传统的 PPOs 或责任赔偿计划进行对比，就会发现 CDHPs 所提供的绝不仅仅是高额起付线和 HSAs。许多 CDHPs 还提供基于因特网的信息管理端口，帮助患者诊断症状和识别各种治疗方案。每次参加有关 CDHP 的公共论坛，基于因特网的健康管理工具都是被攻击最多的对象。CDHP 的支持者宣称，患者最终将有能力自行做出医疗决策。他（她）们在糊弄谁啊？医生在开业之前接受了四年医学院教育，外加六年研究生住院培训，绝非是浪得虚名。一名刚出炉的医生几乎肯定是一名很糟糕的医生。要成为一名真正合格的医生，还得花上数年磨练诊断与治疗技能。利用因特网假扮医生的患者要冒自以为是的风险，最终导致假阳性和假阴性的诊断、耽误治疗，以及与沮丧的提供者就何为恰当的治疗过程进行毫无成效的争论。

这不只是对 CDHP 的批评。任何人都可以登录像 WebMD 或 Mayoclinic.com 这样的健康信息网站。它们可以帮我们判断寻求恰当的医疗帮助的重要性，向医生提出更好的问题，更充分地理解遵守医嘱的重要性。但是，绝不能自欺欺人地以为可以依赖因特网进行诊断甚至拟定治疗流程。几个最负责任的站点已经就此发布了警示，但不少消费者忽视了这一忠告。套用一句老话来说，任何一个企图自作诊断、自行治疗的患者都是在医生面前班门弄斧。我认为，大多数人都不打算成为自己的医生。CDHPs 必须用别的方式证明自身价值。

CDHP 的其他特征

CDHP 网站还允许患者管理自己的医疗记录，生成目前散布在多个提供者那里的电子记录（如果存在的话）。假如这些记录精确、完整并且及时更新，对患者和提供者也许大有裨益。但是，这些网站目前要求患者输入自己的诊断和临床信息，这对门外汉无疑是有难度的。而且，跟基于因特网的医疗信息网站一样，患者无需购买 CDHP 也能享受到这些好处。许多公司都提供了类似的个人医疗记录产品，且未将其与 CDHPs 捆绑到一起。

CDHPs 不仅赋予患者选购的财务激励，而且提供了可比的价格与质量信息，试图让患者的选购变得更轻松。但是，到目前为止，这些计划因缺乏定价的透明度而受挫（本章后文介绍）。此外，CDHP 的质量信息与别的网站提供的并无太大差异（下一章讨论该主题）。显然，若要为参保人提供让他（她）们变成优秀消费者的独特机遇，CDHPs 还有漫长的路要走。

看起来，CDHP 真正新颖的唯一的因特网信息是管理 HSA 的工具。这一点的重要性毋需多言。但是，消费者似乎对这种工具也没有信心。它能给已拥有传统保险的消费者带来多少增值，是令人怀疑的。[9]

道德风险再探

除这些附加功能外，CDHPs 的关键特征是起付线高。这可能是兰德研究成为许多 CDHP 拥护者的"圣经"的缘故。回顾一下，兰德研究的主要结论——"免费医疗"计划中的参保人所花的费用要比成本分担计划中的参保人高出 30％～40％。倘若 CDHPs 能实现类似的节约，将所有美国人都转到这些计划每年就能为我们节约几千亿美元！

很多因素导致实际的节约金额预计会比这低得多。其中之一是作为所有成本节约计算的参考基准的兰德计划提供的是完全的责任赔偿保障。如今的比较基准则应该是 PPOs 或者 HMOs，它们要比责任赔偿计划的成本低得多。因此，节支的机会自然也要小得多。

如果再深入挖掘兰德研究，会发现更多打消我们对 CDHP 的成本节约潜力的乐观情绪的因素。再回顾一下，只有当患者每年自掏腰包缴纳大笔资金以后，兰德的成本分担计划才会提供灾难性保障。换算成现在的美元，兰德对一个四口之家设定的起付金额将会超过 1 万美元。如今的 CDHPs 的天花板则要低得多，只有将近 5 千美元。考虑到很少有参保人愿意让自己暴露于较大的财务风险中，期待更高的起付金额是不切实际的。起付线越低，成本节约越少。

兰德研究还提醒我们，古老的 80/20 法则同样适用于健康经济学（在这里是 80/15 法则）：80％的健康支出发生在大约 15％的参保人身上。支出大的人——患有糖尿病、哮喘、癌症、心脏病、精神疾病以及其他重大慢性和急性病——每年的开销肯定会超过起付线。因此,他(她)们一年从头到尾都没有减少支出或搜寻成本最低的提供者的激励。无论花掉多少钱或者在自己的 HSA 里积攒了多少钱,他(她)们每年的医疗保健支出都刚好等于他(她)们的起付金额。事实上,任何一个哪怕是因为小毛小病入院的患者的年支出都可能超过 5 千美元。CDHPs 也许能鼓励 85% 的健康的美国人在医疗保健上少花一点,但由此带来的节约是微不足道的。CDHPs 对于减少慢性病患者的道德风险或鼓励医院患者搜寻最低的价格都无济于事。

基于兰德数据的最新研究预测,CDHP/HSA 安排带来的总节约将介于 2.5%～7.5%(假定所有人都加入的话)。[10] 每年 500 亿美元甚至更多的节支不是个小数目。但是,这跟兰德研究最初暗示的节支金额相差太远了。有意思的是,如果健康计划设定高起付线却抛弃 HSAs,所实现的节约反而会翻倍。这是因为,HSAs 的"要么花掉要么损失一部分"特征鼓励参保人花光自己的 HSAs。

消费者运动的某些支持者(比如,杰出的法学教授 Mark Hall 和 Clark Havighurst)认为,CDHPs 应该对已经花光自己的起付金额的个人实施类似 MCO 的成本控制策略。[11] 没有规则阻止 MCOs 增设起付线和 HSAs,也没有任何东西阻止 CDHPs 采纳 MCO 的策略(比如有限的提供者网络)。事实上,将多数 CDHPs 形容为综合了起付线和网络化的 CDHP/PPO 混和形式更为恰当。虽然有点言过其实,但是,市场似乎尚未抛弃管理式医疗的某些元素。目前似乎还没有出现任何 CDHP/HMO 混和形式。这或许是因为,高起付线对 HMOs 已经采用的以医生为中心的成本控制策略是多此一举。

消费者主义最热情的支持者很可能会将我的这些吐槽当成吹毛求疵一笑置之。真正的信徒会辩解说，我们正处在让患者登上医疗保健市场舞台中央的范式转换的重要历史关头。当然，对马库斯·维尔比思维方式的革命不会在一夜之间爆发。事实上，雇主提供 CDHPs 时给出的一个主要理由是为了**长期变革**而践行消费者主义。[12]

我们可以对这种转型究竟应该如何发生作一点推测。或许有人会认为，一旦患者关心自己必须支付的低成本服务的价格，就会本能地担心起自己无需支付的高成本服务的价格。我的推测是情况正好相反：一旦患者花光了自己的起付金额，而且清楚有人为高成本医疗买单，他（她）们就会想尽可能地多花。他（她）们甚至会将更高的价格等同于更高的质量，并到成本最高的提供者那里就诊。成本意识也许会从对医疗究竟要花多少成本的新判断中自然而然地生发出来。但是，我认为多数患者早就清楚医疗贵得一塌糊涂。患者或许会出于对医疗保健体系的爱护而减少自己的支出，又或许不会。因此，当我听到有人说范式转换即将发生时，我对它的到来并不抱太大希望。

对兰德证据的深入挖掘指出了 CDHPs 的另一个局限。一旦兰德参保人决定拜访提供者，他（她）们的支出就与起付线和成本分担大体上无关了。即便是高起付线的患者似乎也将全部医疗决策交给了自己的提供者。因此，**兰德的成本节约几乎都来自决定不去看病的患者们**。我对于将这一点当成大幅降低医疗保健支出的基础感到难以接受。CDHPs 似乎也意识到了这个问题，尤其是在涉及到预防时。很多 CDHPs 提供了对预防的完全保障。但是,这似乎违背了消费者主义最基本的信条:应该授权患者自己做出成本有效的医疗决策。如果我们无法信任患者会对前列腺检查和巴氏涂片这么简单的事情做出经济的决策,我们又怎能指望他(她)们会知道在胃灼热时是否值得去看医生? 或者是否应该购买昂贵的正电子(PET)扫描或药物洗脱支架?

自阿罗首次清晰地阐明以医生为中心的医疗保健体系的好处以来,许多东西都变了:医疗保健更贵了,因特网给大众带来了信息。然而,人性是顽固的。我们可以改变财务激励,并提供比以前更多的信息。但是,最终患者仍想依靠维尔比医生。CDHPs 在改变这一点上的作用恐怕有限。

市场反应

快速起飞

CDHPs 于 2004 年向广大雇主和雇员开放。自小布什总统在争取竞选连任时高举 HSAs 以后,它们获得了媒体的空前关注。根据 Lexis-Nexus 的调查,2004 年主流报纸上有 500 多篇文章提及 HSAs,而且称之为一种控制成本的新策略。(CDHPs 和 HSAs 已经变成同义词,尽管在原则上高起付线与 HSA 可以脱钩)像 Definity Health 和 Lumenos 这样的初创公司成了华尔街的宠儿。2004 年 11 月,United Healthcare 花 3 亿美元收购了 Definity Health,迅速进入了一个人人预期会快速成长的市场。2005 年,Wellpoint 花了将近 2 亿美元收购 Lumenos。

尽管难以精确到具体数字——部分是因为不同团体使用了不

同定义,部分因为调查方法上的差异——但是,多数算法都表明,CDHPs 的市场正在成长。比如,产业贸易集团"美国健康保险计划"(America's Healthcare Insurance Plans)宣称,有资格提供 HSA 的保险计划的参保人数已从 2004 年 9 月的不到 50 万人增加到了 2006 年 1 月的 300 多万人。[13] 在 Common-wealth Fund 对 3 千名消费者的调查中,却只有 1% 的响应者表示自己加入了某个 CDHP,这个数字跟 2005 年的一项类似调查相比几乎没有变化。[14] 若将这项调查的结果外推到整个人群,CDHP 的总参保人数将低于 200 万。[15] 凯泽家庭基金会的一项调查表明,2007 年的参保人数达到 38 万,2006 年这个数字是 27 万。[16] 美国政府责任办公室(Government Accountability Office,简称 GAO)对 CDHP 参保的数据来源进行了回顾,并估计 2006 年初有 50 万美国人加入 CDHPs,上年这个数字是 30 万。[17] 无论如何,这些估计一致认为,有几百万美国人参保了某个 CDHP,并且数字还在增长。

CDHPs 在个人和小团体市场中格外受青睐,占到了总参保人数的一半以上。考虑到传统保险未能充分地服务于这些市场,这确实是个令人振奋的好消息。但是,依然有理由给这种乐观情绪降降温。参保人数仍然远低于市场的 5%。而且至少有一项调查表明,雇主接纳 CDHPs 的速度头一次稳定下来了。[18] 这意味着持续的快速增长必须来自雇员同意加入,而不是雇主同意提供。我预计,到 2010 年,CDHP 的参保人数可能会超过 1 千万。如果它们随后再超过 HMO 的参保人数,也不足为奇。当然,保持适度谨慎是必要的。就在 10 年前,HMO 的参保人数开始井喷的部分原因是保险计划用低保费揽客,它们因此遭遇了重大亏损。我怀疑,类似的因素也可以解释 CDHP 参保人数目前的部分增长。

即便如此，CDHPs 的成长主要是因为其简单的价值创造主张：跟昂贵的保险计划相比，高起付线、低保费的保险计划提供了令人满意的组合，既能适度地节约成本，又能在相当程度上防范风险。通过 HSAs 营造了公平的税收环境以后，市场会顺其自然地运转。许多寻求节约健康保险成本的个人将会发现，CDHPs 是一种在税收上占优势的富有吸引力的 HMOs 备选。

如果说有什么会拖 CDHPs 的后腿，那就是它的标新立异。患者现在有三种向提供者付费的方式：买保险、自掏腰包以及参与新型 HSAs。为减少混淆，某些 CDHPs 向患者提供了类似借记卡的东西用于支付 HSA 保障的医疗费。不是每个提供者都做好了接纳它们的准备，很多参保人也不知道该如何使用它们。不使用借记卡的患者可能会发现，管理 HSA 所需的文书工作是件麻烦事。就像对任何新产品一样，我们应该预期这些曲折大部分都会慢慢消解。但愿如此。CDHPs 宣扬自己是消费者友好的健康计划。如果它们最后因为消费者不知该如何使用而失败的话，那将是莫大的讽刺。

如果 CDHPs 继续赢得市场份额，投资者将会激动不已。我很希望自己能对政策制定者说同样的话。80/15 法则以及兰德的其他的证据都表明，成本节约将只有几个百分点。我有一种不祥的预感：多数 CDHPs 的商业立场并不是真的要为所有潜在的参保人提供一种节约成本的选项，而是为了与身体更健康的参保人签约。果真如此的话，你们大可将 80/15 法则扔出窗外。试试 95/50 法则：半数的人口花掉了 95% 的成本。倘若参保 CDHPs 的是另外一半人，大幅节约成本的希望将化为泡影。

选择还是效率？

遗憾的是，早期的证据支持了这样的怀疑。在《健康事务》最近发表的一项研究中，一个兰德研究团队回顾了第一代 CDHPs 中选择行为存在的证据。[19]到 2005 年，共有 7 项发表的研究基于健康状态、收入和（或）年龄度量了选择行为。这些研究发现，跟其他保险计划相比，CDHP 的参保人更健康、更富有而且（除一项研究外）更年轻。这些差别从不大（一项研究发现，CDHP 的参保人平均要比其他计划的参保人年轻 1 岁）到令人瞠目结舌（另一项研究发现，只有 18％的 CDHP 参保人自己报告处于差/中/良的健康状态，其他计划的数字则是 39％）的地步。HMOs 的有利选择证据从未如此显著。一个大型 CDHP 计划的高管曾向我透露说，第二代 CDHPs 计划中的选择行为的证据没有那么显著。但是，到目前为止，尚无公开发表的证据。

参保人在健康上的微小差异也可能对市场产生巨大影响。PPOs 和其他"传统"保险计划将不得不提高保费以应对这种不利的风险选择。这可能驱使风险更低的患者加入 CDHPs，并将 PPOs 拖入死亡螺旋。尚不清楚的是，CDHPs 享有的有利选择是因为它们对健康、富有和熟悉因特网的个人具有内在吸引力，还是这些计划本身有选择性地向这些群体进行了推销。对于不想跟 CDHP 签约的相对健康的个体，这几乎不是问题。但是，他（她）们会发现，要按精算公平的价格找到替代的保险越来越难。

倘若 CDHPs 让医疗保健体系变得更有效率，这尚且可以忍受。有些研究宣称 CDHPs 正在降低成本。但是，这些研究可信吗？比如，根据 United Health Group 的报告，CDHPs 的参保人要比 PPOs 的参保人更多地寻求预防医疗，而且 CDHP 的参保人的住院使用量降低了（PPO 的参保人的使用量却增加了）。[20] 遗憾的是，CDHPs 的有利选择也可以解释这些模式。兰德研究团队在《健康事务》上发表的评论特别挑出了一些试图通过考虑参保人特征上的差异来控制住选择行为的研究，并发现"更高的起付线减少了医疗保健的使用量和支出"。这又是一项令人欢欣鼓舞的发现。但是，这些研究无一使用完全剔除选择行为所必需的高级统计技巧。

维尔比医生怎么了？

Robert Berenson 是一名医生，也是"城市研究所"的健康政策专家。最近他写了一篇有关 CDHP 的令人信服的论文，让我们不由得想起阿罗对医患关系的重要洞识。[23] Berenson 担心，消费者运动会造成（若不是破坏的话）医患关系紧张，无意中将医疗变成一件像大屏幕电视一样买卖的商品。

我不认为 CDHPs 一定会削弱医患关系，甚至于改变二者之间的联系纽带。即使患者不得不认真考虑成本，也不会将医疗变成一宗商品或者降低质量的重要性。如果说有所影响的话，它确实大大增加了患者的顾虑。一些患者可能会从因特网上找到所需的所有答案，但是，还有许多患者会比从前更加困惑。这可能创造了强化医生作用的机会，后者可以帮助患者决定医疗服务是否成本有效。对医生而言，这是一项新角色，但应该是所有医生都乐见其成的角色。维尔比医生关心的全都是为客户创造价值。当成本重要时，维尔比医生的意见将变得更有价值，而非相反。

CDHPs 也不会取代管理式医疗。事实上，所有 CDHPs 都依赖选择性签约来获取折扣价格。多数CDHPs都依赖疾病管理来控制慢性病的成本。有朝一日,HSAs甚至会被融入HMOs。我认为,CDHPs并不像它们的热心支持者相信的那样具有革命性。

今天的消费者运动不仅仅限于CDHPs。消费者主义的拥护者,比如普林斯顿大学的Uwe Reinhart和哈佛大学的迈克尔·波特(Michael Porter)指出,真正有竞争性的医疗保健市场必须定价透明。否则,我们怎么能指望患者会价比三家呢?这是个多么朴素的思想。令人不禁好奇,为什么在波特之前就没有人想到呢?其实,已经有很多人想到了这一点。问题不是出在如何清晰地阐明理论,而是出在如何将理论付诸实践。正是在这里,宏大的思维直面了现实……只是最后被无情地推翻了。

定价透明度

从透明到半透明

面对市场价格,我们应该预期CDHP的参保人会根据价格进行选购。然后,市场力量会鼓励提供者降低价格,并提高效率。当然,这纯属臆想。兰德的研究没有考察比较选购,而且参保人数占总人口比例太低,以至于提供者很可能没把它当回事。提供者确实对管理式医疗的成长做出了降价的反应。但是,MCOs拥有强大的数据基础以及技能高明的分析师,容易判断哪个提供者的出价最优惠。单个患者却没有这样的优势。当我们试图根据价格进行选购时,可能只有抓耳挠腮了。即使我们真的这么做,市场力量也难以真正发挥作用。

不妨想象一下,假设你想了解一家医院对一项昂贵手术(比如髋关节置换手术)的定价。[24] 你可以给医院打电话直接询问价格。但是，会计或财务部的人员对此是否清楚，是颇令人怀疑的。这听起来也许有点难以置信，但事实上医院并不对出售的手术定价。一家医院可能会告诉你在重症监护室（ICU）待一天或者理疗一小时的价格，但是，这些信息几乎不可能是充分的。你会在 ICU 里面待多少天呢？你又必须做几个小时的理疗呢？医院没法告诉你这些。药品、医疗用品、放射、实验室化验以及诸多其他服务与混淆很快就会排山倒海般扑面而来。医院也许能够告诉你价格，但你还得了解数量。

让我们再设想一下（这是一个大跳跃），你可以搞清一家医院的髋关节置换患者的平均 ICU 天数、医疗小时数等。借助于电子表格，你可以计算出医院的平均总价格。但这个是你的手术的价格吗？不是，除非你是一名平均患者。你据此进行的选购也不会靠谱。一家"高价"医院也许只是接纳了病得更严重的患者。除非对数据进行风险调整，否则，你就无法断定哪家医院对**你的**手术开价最实惠。

现在，你很可能已经打消了搞清楚医院价格的念头，直接去当地社区医院做手术。在出院数天后，你会收到一份账单。这份账单很可能有好几页长，并逐项标出了你接受的每项服务的收费。当你浏览到账单的末尾并看到收费总额时，肯定会震惊不已。一家典型的医院对手术的总收费大约是 3 万美元，而且动辄就会超过 5 万美元。令人难以置信的是，这还不是你做这次手术的最后价格，几乎对所有患者，医院的收费都远超这一数字。

如果你享有 Medicare 的保障，那么医院的支付是根据预付体系的规则来定的。无论 ICU 天数、手术或理疗的时长是多少，髋关节置换的金额都是大约 2 万美元。私人保险商和 Medicaid 则是按整个手术打包支付一笔固定费用、按日支付固定费用或者按"折扣价格"付费（通常是账单上的总金额的一个固定比例）。手术的总支付额可能也是大约 2 万美元（不同患者可能视具体医疗需求不同有较大价格差异）。收费还可能因为保险商而异。比如，Medicaid 很可能会向你的手术提供者支付 1.5 万美元。

到此我们就明白了，世界上真的不存在像医院"手术价格"这样的东西。你又怎么让本来含糊不清的东西透明起来呢？算了，还是别再对透明度耿耿于怀了。半透明才是更合情合理的目标。

从半透明到不透明

对透明度的追求只会让情况变得更糟糕。即使你事先清楚自己必须向医院支付的手术价格，你仍须在搞清医院对你的总开销之前先搜集到更多定价信息。在医院里，你会被一群医生来回折腾，然后收到他（她）们开出的账单。就手术而言，这些额外收取的"专业费用"可能占到医院价格的一半。而且，住院只是治疗的一部分。你可能还得接受数周或者数月的理疗与跟踪诊断化验。你很可能还得支付好几趟救护车的费用。你的髋关节附近的部位还可能被感染，必需接受更多的昂贵治疗。你不仅要确定所有单项服务的价格，而且还要预见到你会需要多少服务。若是遇到一名技艺娴熟的外科医生或治疗师能帮你缩短康复周期，一笔高额的专业费用反而降低了总价格。

拿手术作典型实例或许不太公平。即便是在 CDHP 计划中，无论由谁来提供医疗，患者最终可能都要支付同样的金额，也就是他(她)们的起付额。因此,无论价格透明与否,我们都不应指望会有人就手术或任何其他昂贵手术进行价格选购。如果 CDHP 打算促进价格选购,必定是针对不那么昂贵的医疗服务。

假设你想就更简单一点的服务(比如治疗孩子的耳朵发炎)进行比较选购。你可能以为儿科医生对一次简单的门诊咨询报个价只是小菜一碟。请你再想一下。现行的付账制度包含五个不同的门诊咨询代码,并根据病史以及医生的其他工作确定五个不同的价格。你也许能获得这五个代码的价格,但你还想知道儿科医生可能会按哪个代码收费。不是所有医生都会为你的孩子提供同样水准的医疗,有些医生甚至会"升级编码",将这次门诊算到补偿更高的编码上,却不管实际提供的医疗水平。

你的比较选购并未到此结束。你孩子的儿科医生可能想做细菌培养感染化验。于是你还得搞清楚细菌培养的价格、儿科医生预定细菌培养的概率以及细菌培养是"被诱导的"化验的概率。然后,还有医药的问题:医生可能开什么药? 所开的药要花多少钱? 万一感染未消除或者儿科医生仅仅为了排满日程而建议做随访,还要再加上随访的费用。这些事情也许不像手术的定价那样艰巨,但也足够烦心了。如果你的孩子正在哭闹,需要马上安抚,你真的还有心思考虑这些吗?

不透明的原因

其他商品与服务的卖家也可以让我们的生活像上面一样难过。想象一下,如果麦当劳像医院那样,对每单位的肉(每盎司 25 美分)、番茄酱(每包 5 美分)以及服务(每等待一分钟降价 25 美分)分别收费。如果麦当劳真的打算拷贝医院的做法,它可以等到你已经决定要购买汉堡之后再告诉你必须买多少番茄酱。这么做将是荒唐的。你向麦当劳付一笔固定费用，就可以如愿以偿，无需为番茄酱额外付费。那么，医疗提供者为什么不能这么做呢？

这就是 Medicare 在设立 PPS 时所面临的问题。在 PPS 推出以前，Medicare 的支付是基于所提供的服务，而且莫名其妙地因不同患者、不同医院而异。现在，Medicare 向医院的住院医疗支付一笔无所不包的总费用。大约 590 个 DRGs 费用各不不同，但除此以外只对价格做少许机械调整。很多私人保险商对医院每次住院的支付也是按一个统一的 DRG 价格。原则上，医院可以将所有患者（包括那些自掏腰包的患者）转为按 DRG 定价。这将大大简化定价。如果你清楚自己的 DRG，你就可以查到自己的底线价格，并快速对各家医院进行比较。然而，到目前为止，医院拒绝这么做，这是造成定价长期不透明的部分原因。

医院也许担心，这样的统一定价会将它们暴露在某种逆向选择风险之中。即便是考虑 DRG 之后，不同患者的医疗需要仍然存在相当大的差异。就拿 DRG 544 来说。它代表的是"主要关节替换"（包括髋关节替换）。医院为一个普通的 DRG 544 患者提供全部必需的住院服务通常要花大约 2 万美元。但是，这个数字的方差相当大，可能有 20％的患者承受的成本高于 3 万美元。2 万美元的 DRG 支付额只够覆盖医院的平均成本，医院得利用它在"病情相对轻的髋关节替换"患者身上赚到的利润，交叉补贴 Medicare 或私人保险患者，因为它们预期平均数法则成立。此外，Medicare 和一些私人保险商还有"例外"条款，就是对成本特别高的少部分患者向医院额外付费。[25]

对个人患者设定统一费用的医院会担心，自己未能收治到平均的患者横截面，因而无力交叉补贴病得重些的患者的医疗。它们还会失去旨在防范特殊医疗需要的患者的"例外"条款的保护。医院不愿意承担这样的风险。对既有 DRG 类别进行精炼、向医院提供更强的预测能力的办法有多种，它们可以鼓励某些医院提高定价透明度。

按发病期付费

即便是在医院对住院医疗收取一揽子费用这种不可能发生的情形中，患者也还需要考虑医生与辅助服务的成本。解决办法是由提供者对整个**发病期**（episode of illness）定一个打包价格。以手术为例，一笔 5 万美元的费用可以涵盖从第一次乘救护车到最后一次理疗的全部服务。这将使得基于价格的选购非常轻松。但是，卖家仍然有很多顾虑。他（她）们仍担心自己收治的患者是否来自代表性的横截面。5 万美元的费用足以保障医疗需要超出常规的特殊患者的服务吗？此外，卖家还得为这笔钱该如何瓜分伤脑筋。

众所周知的一体化提供者"医生—医院组织"（Physician-Hospital Organizations，简称 PHOs）在 20 世纪 90 年代就碰到过这些难题。PHOs 是为了跟急于将控制成本的财务责任推到提供者身上的 MCOs 做生意而设立的。PHOs 向每个参保人按月收取人头费，并同意提供几乎全部必要医疗。尽管这种人头费并非只限于一个发病期，但是，PHOs 遇到的难题预示了按发病期定价会遇到哪些问题。

在 PHOs 出现之前，MCOs 必须弄清楚该向医院和医生付多少钱，以及如何控制住使用。如今，这些都变成了 PHOs 的责任。讽刺的是，它们照搬了 MCOs 曾经用过的策略。PHOs 向初级保健医生（PCPs）付人头费，为专科医生和医院定费用，并插手限制过度使用。PHOs 不仅吸纳了 MCOs 的成本控制策略，而且也承袭了所有相关的问题。按人头收费的 PCPs 将咄咄逼人的外科医生视为收入的流失，外科医生则反对抠门的 PCPs 限制转诊。与此同时，PHOs 的管理者缺少信息来判断哪些医生所做的是理性的经济决策、哪些医生正在造成利润流失。到 2000 年，患者对人头付费制愈加怀疑，PHOs 在对管理式医疗普遍的强烈抵制中躺着中弹。PHOs 运动已是来日无多。

对像髋关节置换这样特定的治疗实施发病期付费制的努力必定会遇到同样的问题。它们要求有高级信息系统来设定价格，在发病期间全程跟踪使用，并保证所有提供者得到付费。更重要的是，为了服务于更大的善，医生们还必须接受对自身利润的限制。身为 PHOs 的一份子时，他（她）们拒绝这么做。我对转向按发病期付费来解决这种狭隘的内讧的前景并不乐观。

被曝光的定价

然而，我们无须对价格竞争心灰意冷。事实上，拜 MCOs 的选择性签约所赐，我们的医疗保健市场已经存在大量的价格竞争。MCOs 不是根据列出的收费来选购，而是通过分析总量数据来确定哪些提供者提供了最佳的底线价格（折扣后的净价）。最优秀的保险商（比如 United Healthcare 以及一些蓝十字计划）甚至考虑到了一个发病期的总成本，并设法奖励在控制总底线上做得最好的提供者。

由此就引出了一种有趣的可能性：假如保险商拥有能搞清哪些提供者提供最佳交易条件的数据，它们不能跟参保人分享吗？举例来说，United Healthcare 伊利诺伊州分部清楚西北纪念医院（简称 NMH）做一次手术的花费是否高于伊利诺伊州立大学医学中心（简称 UIMC）。United Healthcare 不清楚这种手术在 NMH 和 UIMC 最后要花费多少，但能告诉所有参保人哪家医院能提供更好的服务以及大致的价格差异。United Healthcare 无需费心劳力对每种服务标价，只要标出整个发病期的平均的**总价格**（经过恰当的风险调整），比如"NMH 对典型患者收取的全包价格为 2 万美元，UIMC 的价格则为 2.2 万美元。"

公开这样的信息并无技术障碍，但存在策略性障碍。尤其是，United Healthcare 可能泄露它从医院那里争取到的折扣的信息。别天真地等待 United Healthcare 主动这么做。即便是宣布"NMH 的成本比 UIMC 高 10％"也能揭示出敏感的竞争信息。这就提出了另一种可能：第三方——可能是一家汇总雇主提供的管理数据的公司——可以识别出定价最低的提供者。掌握理赔数据的咨询公司也可以帮助雇主和雇员进行这样的定价比较。

我不确定这样的定价透明度对于实现价格竞争的好处是否真的有必要。考虑 Medicare 的 PPS 体系，Medicare 的受益人基本上没有甄别低价提供者的动力。但是，医院有降低 Medicare 患者的治疗成本的动力，因为在 PPS 规则之下，医院能够将节约的资金尽收囊中。此外，规则还使得总成本的降低一定会导致未来年份的支付额下降，由此带来的节余归纳税人享用。经济学家 Andre Shleifer 称之为"标杆竞争"（yardstick competition），其效果可与自由市场竞争媲美。[26] 从患者角度而言，这一切都发生在定价几乎完全不透明的环境里。

当保险公司有选择地跟提供者约定支付额时，也会发生类似情况。保险商清楚每个提供者的价格与使用模式，并可以通过风险调整来判断一个提供者的低成本是否只是因为它治疗的是相对健康的患者。所有这些因素都会进入价格谈判。真正有效率的医院会受到奖励，同样可以带来竞争的好处。患者仍旧对价格一无所知，但支付者非常清楚，并会相应采取行动。

透明度的发烧友要注意理顺故事的线索。问题的关键不是我们要不要鼓励竞争与效率。Medicare 和选择性签约已经达到了这种效果。要争论的是竞争的动力应该来自支付者还是患者。对管理式医疗的抵制表明，很多患者是在支付者代为选购时心生怨恨。这主要是因为，支付者只有限制网络的可及性与选择的自由才能拿到折扣。

在理想的世界里，透明度将鼓励价格竞争，并在不限制选择的前提下提高效率。这是 CDHP 支持者们追求的目标。但是，我怀疑，患者能否像他（她）们的 MCOs 那样成功地驱动价格竞争。首先，若只有少数患者选购，提供者几乎没有理由降低任何人的价格。其次，同样重要的是，CDHPs 中的患者几乎没有对昂贵服务选购的激励，因为它们的成本已经超过了起付线。如果将选择性签约从方程中剔除，价格选购将荡然无存。

还有一个理由让我们对完全透明心存疑虑。患者也许不清楚每个提供者的价格，但提供者同样不清楚彼此的价格。任何研究反托拉斯的经济学家都会告诉你，如果价格完全透明的话，提供者就会更趋向于**更高的**价格。

对定价的最后思索

我已经就定价提出了三点朴素的看法。首先，当个人自行购买医疗保健服务时，几乎不可能实现定价透明。其次，支付者拥有对提供者成本进行排序的总量数据，并且已经开始利用这种信息通过选择性签约激发价格竞争。第三，如果我们想依靠患者来确立定价纪律，支付者仍然必须参与其中：支付者要么向参保人提供选购必需的信息，要么继续通过选择性签约争取高价服务的折扣。若没有支付者的积极参与，难以想象消费者驱动的市场将何以实现价格竞争的好处。

下面再补充三点作为结尾。首先，除非提供者之间存在竞争，否则，患者或支付者对价格的敏感度再高也无济于事。我已经介绍了提供者合并是如何导致了管理式医疗"精简版"的出现和医疗保健成本攀升。倘若出现继续转向 CDHPs 的趋势，维持提供者之间的竞争就更重要了。其次，对 MCOs 的抱怨之一是它们过于关注价格却未充分关注质量。CDHPs 只会强化人们的这种疑虑。如果我们赋予患者寻找最优价格的激励以及搜寻所必需的信息，却未能赋予患者基于质量进行选购所必要的信息，市场结果将是可想而知的：低价的提供者会胜出，质量会遭殃。幸运的是，一场声势浩大的旨在度量和奖励质量的运动正如火如荼。这是下一章的内容。

最后要说明的是，我的本意不是要通过所有这些怀疑表明我瞧不起消费者驱动的医疗保健。从商业角度而言，CDHPs 很可能是下一个重大事件，它们有实现 10％～20％乃至更高的市场份额的潜力，甚至可以让目前尚无保险的人们中的小部分购买在其承受范围内的保险计划。但是，就算 CDHPs 在市场上获得成功，它们也不可能真正解决多少美国面临的重大政策问题。即使 CDHPs 横扫美国，医疗保健成本依旧会上升，效率与质量仍然是个问号，数千万美国人仍将没有保险。

第六章　质量革命

> 数千项研究……都显示，一个普通（美国）人所接受的高质量医疗的水平还有极大的提升空间。或许，更重要的是，医生或医院提供的医疗质量存在巨大差异。
>
> ——Robert Brook，兰德公司[1]

Robert Brook 是当之无愧的医疗保健质量运动之"父"。[2] Brook 从约翰·霍普金斯大学获得医学博士与科学博士学位，之后于 20 世纪 70 年代加盟兰德公司，是"健康保险实验"研究团队的关键成员。他发现，相对于那些分担高额成本的参保人，享受免费医疗的兰德参保人尽管医疗使用量明显更高，但健康却并无系统性改善。[3] Brook 后来继续投身于对质量度量的研究，并做出了意义深远的贡献。2005 年，美国医学研究院（IOM）向 Brook 颁发了 Lienhard 奖，称赞他是"发展医疗质量的度量科学并促使美国决策者关注医疗质量的先驱"。

1998 年，Brook 在《美国医学会期刊》上发表的一篇题为"'管理式医疗'不是问题，质量才是"的耸人听闻的社论激起了轩然大波。[5]本章开头即引自这篇社论。在 Brook 的社论发表时，正是对 HMO 的抵制达到高潮之际。Harold Luft 和 Robert Miller 及其他学者的研究让我们明白，HMO 的质量并非像它的恶意批评者们宣称的那么糟糕。但是，Brook 并非是为了捍卫 HMO 质量而去批评所有医疗服务的质量。患者究竟是加入 HMOs、责任赔偿计划、Medicare 还是任何其他计划，其实并不重要。如 Brook 所言，所有患者接受的高质量医疗的水平都"有大幅提升的空间"。

忧心医疗保健质量的并非只有 Brook 一人。1999 年，美国医学研究院在报告《人非圣贤，孰能无过》中发现，"每年至少有 4.4 万人（也许有多达 9.8 万人）因为医疗事故死在医院里。"[6]其中许多是因为用药失误致死。（换个角度有助于正确看待这一问题：美国每年大约有 3500 万人住院治疗，9.8 万人的死亡人数相当于全部住院人数的 0.28%。这个比例无疑太高了，但还只是质量方程的一部分。）2000 年，美国医学研究院在报告《跨越质量峡谷》中提到，"仅在过去的十年内，在一流同行评议刊物上就有 70 多篇文章用事实佐证了**严重质量缺陷**是存在的（着重号为作者所加）。"[7]

提升质量的声势从此日渐浩大。提供者"报告卡"的激增就是质量受到重视的表现之一。2000 年以前，只有少数将提供者质量量化并进行排名的尝试。多数报告卡是由州政府生成，而且往往聚焦于挑选的几类心脏手术的住院死亡率。在短短几年内，我们就从饥荒奔向小康，所有类型的组织都在生成报告卡，并涵盖了所有种类的疾病。

很多美国人都熟悉《美国新闻与世界报道》的年度"美国顶级

医院"排行榜。这份榜单列出了16个专科排名50强的医院。按临床领域对全美医院(以及许多医生)进行排序的 Healthgrades. com 宣称自己拥有超过100万的消费者在线阅读。[8]美国健康与人类服务部刚刚开通了名为"医院比较"和"养老院比较"的网站,发布全美医疗提供者的多项指标。[9]这些还只是冰山一角。2005年7月,有超过50个网站报告医院质量,还有不少别的网站报告医生及其他提供者的质量。[10]我敢说,报告卡网站的数量在此后又翻了一番。随着报告卡继续扩散,想找最佳(或避开最糟糕的)提供者的患者将不会为找不到地方咨询而犯愁了。

每个医疗保健的利益相关者团体都积极投身于质量运动当中。政府机构、雇主联盟、提供者组织以及独立杂志与网站都在生成报告卡。私人保险商甚至发起了"按绩效付费"(pay-for-performance)运动,直接向达到或超过质量标准的提供者给予财务奖励。但是,我看到的是报告卡的狂热支持者极尽赞誉之能事,却没有足够的反省。他(她)们以为自己正在走向质量的涅槃。我担心他(她)们可能正在钻进一条死胡同。

要理解报告卡的前景与潜在局限,我们必须先回答下面几个重要问题:

- 为什么生成报告卡有那么重要?
- 生成有用的指标需要哪些数据?
- 公开发布指标是否足够?是否有必要直接将支付与绩效挂钩?
- 提供者的反应是与体制玩博弈,还是设法切实提升质量?

不是所有的答案都令人欣慰。如果质量运动就此止步不前，我也许有充分的理由说终止此项运动反而更好。幸运的是，我认为目前质量运动还处在起步阶段。我们仍在不断学习如何搜集、报告和使用质量数据。基于竞争的医疗保健体系的未来取决于我们妥善处理这一切的能力。

为什么需要质量报告卡？

为什么要担心医疗保健的质量？答案似乎显而易见。问题是，保证质量的方式不止一种。报告卡只不过是最近兴起的一项质量保证行动而已，而且可能对改善现状助益不大。在过去的一个世纪里，我们大部分时候都依赖医生这个代理人来保证质量。我们坚信马库斯·维尔比能确保我们得到恰当的高质量医疗，医疗行业也极其认真地担当起了保证质量的重任。医疗界设立了持照行医标准，制定了专科资质的认定规则，并（在极少的场合）惩戒那些质量不达标的医生。医院的医务工作者还会进行同行评议。直到今天，你向医生打听谁是最佳专科医生和医院很可能仍然比依赖报告卡更靠谱。当然，前提是医生会对你说实话，不会设法袒护自己的转诊网络，这是一个重要附带条件。

法律体系也可以通过警告提供者要为提供低于标准的医疗服务付出代价来促进质量提升。然而，研究表明，一名玩忽职守的医生被起诉的可能性很小。[11] 而且，多数医生都购买了按社区统一定价的医疗事故保险。即使他（她）们真的玩忽职守了，保费也不会提高。

多数美国人认为马库斯·维尔比医疗提供了最高质量的医疗，但研究者们却发现了相反的结果。Wennberg 对医疗实践差异的研究证据表明,某些地区的医疗成本高得离谱,有些地区的医疗质量不合格。从 1972 年的联邦健康规划法衍生出来的 PSROs 就是为保证医生们遵循规定的医疗指南。20 世纪 80 年代,PSROs 摇身变成 PROs,它是 20 世纪 90 年代出现的私人**使用审查**(UR)机构的领路人。UR 机构精炼了治疗指南,并威胁会拒绝向未遵循指南的提供者付费。第三方也在继续大力开发治疗指南与疾病管理计划。然而,如今保险商开始用按绩效给予奖励的胡萝卜取代 UR 拒绝付费的大棒。

美国医学研究院 1999 年和 2000 年的两份报告是在美国医疗保健体系面临重大抉择的关头发布的。每个人都同意(好吧,有组织的医疗是个例外),马库斯·维尔比医疗制度不足以保证质量。即便是最热情的支持者也不敢说管理式医疗正在提升质量。是寻找新办法的时候了。

质量保证问题并不是医疗保健独有的。很多商品和服务的质量都重要但难以度量。看看其他市场是如何识别和奖励质量的,也许可以帮助我们找到保证医疗保健质量的新办法。一种常用的方法是请亲朋好友帮忙介绍。我们在找管道工或汽车修理工以及寻求餐馆推荐时就是这么做的。我们的朋友和家人有丰富的经验可资借鉴,他(她)们可以相当好地评判一名管道工或一家餐馆的质量。当你的下水道堵塞时,这种方法也许管用。但是,这种方法对于找到治疗动脉堵塞的医生可能就没多大价值了。你很可能没几个朋友经历过如此严重的健康问题,就算是经历过,也没有能力准确地判断自己接受的医疗质量的高低。

还有其他方式可以保证质量。购买电子产品的顾客常常依赖品牌做决策。品牌在医疗中远远没有这么重要。除了像梅奥和约翰·霍普金斯这样杰出的教学机构以外，很少有突显"质量"的品牌。消费电子产品的顾客还依赖销售人员的推荐。与此类似，患者请自己的 PCP 帮忙决策该转诊到哪位专科医生和哪家医院。但是，PCPs 的转诊部分是基于与质量无关的因素，比如地理位置和社会联系。质量本该是排在首位的因素。然而，医生即便考虑质量，往往也会患上"乌比冈湖"综合征，洋洋自得地以为自己的转诊网络中的专科医生和医院的质量都高于平均水平。但这种判断有一半的概率是错误的。

在消费者不能指望亲友、家属、品牌或销售人员意见的市场上，他（她）们还可以从另外一个地方获得质量信息，这就是第三方的报告卡。《消费者报告》以及其他第三方质量排行榜的重要性不容低估。只要问一下日本和美国的汽车制造商即可，许多年以前，《消费者报告》开始将日本汽车排到质量榜单前面。美国汽车买家的反应是创记录地购买本田、丰田和尼桑，汽车产业的格局从此永久改观。

医疗保健提供者报告卡的支持者希望产生类似的影响。假如患者蜂拥到排名靠前的提供者那里，将会带来整个医疗保健的革命。患者会找最好的提供者就诊，所有提供者都要加倍努力提供更好的医疗。但是，我们距离这一目标还很遥远。公开发布数据已经有 20 余年了，IOM 的报告也已发布了 10 年之久，然而似乎很少有患者对报告卡做出反应。许多批评者甚至认为，报告卡作恶多于行善。在我们审视报告卡究竟有多好（或多糟糕）之前，必须先理解报告卡的构造方式。只有这样，才能更好地判断需要采取什么措施让报告卡真正发挥应有作用。

构造提供者报告卡

报告卡应该报些什么？

在一千个人眼中，就有一千种对医疗保健质量的定义。幸运的是，有一个统一的框架极大地简化了界定这个难以捉摸的概念的艰巨任务。该框架是几十年前由公共卫生专家 Avedis Donabedian 提出的。作为一名训练有素的医生，Donabedian 的职业生涯始于美国贝鲁特大学。20 世纪 40 年代，他在那里为学生提供健康服务。出于学习更多诊所运营知识的渴望，他进入哈佛大学公共卫生学院深造。随后成为密歇根大学公共卫生学院的教员，并担任 Nathan Sinai 杰出教授。（Nathan Sinai 是"医疗成本委员会"的一名成员）20 世纪 60 和 70 年代期间，Donabedian 在密歇根大学提出并精炼了自己的质量度量范式。因为此项贡献，他成为美国国家科学院下属医学研究院（IOM）的第一批会员，并获得了美国医学会（AMA）颁发的 George Welch 奖章。

Donabedian 将质量指标划分为三大类：结构（或投入）质量、过程质量以及结果质量。[12]衡量医院结构质量的指标包括工作人员的数量与培训情况，以及高端医疗设备的可得性。今天，报告卡的支持者常用的结构指标之一是医院在开药时是否使用了计算机化的医生医嘱录入（computerized physician order entry，简称 CPOE）系统。

衡量一家医院的过程质量的指标则要视具体治疗而异。比如，Medicare 的"医院比较"报告卡包括八项治疗心脏病突发的过程指标：

- 服用过 ACE（血管紧张素转化酶）抑制剂的患者的百分比；
- 入院时服用阿司匹林的患者的百分比；
- 出院时服用阿司匹林的患者的百分比；
- 入院时服用 β-受体阻滞药的患者的百分比；
- 出院时服用 β-受体阻滞药的患者的百分比；
- 在入院后 120 分钟内接受 PCI（经皮冠状动脉介入）的患者的百分比；
- 接受过戒烟建议或劝告的患者的百分比；
- 在入院后 30 分钟内服用过血栓溶解剂的患者的百分比。

医生的过程指标可能包括癌症筛查的频率以及接种疫苗的比率。结果指标包括死亡率、发病率以及患者满意度。我们甚至可以用质量调整生命年（Quality Adjusted Life Year，简称 QALY）尺度来衡量总体生活质量。QALY 尺度常被用于评估新药的成本有效性，也可被用于评估整个人群的健康状况。我会在第八章更详细地介绍 QALY。

随后，研究者们又发现了质量与一个提供者的**经验**有密切关联的大量证据。比如，许多研究证明，手术量越大的外科医生的患者结果越好。[13] 目前还不那么清楚，这究竟是源于学习效应，还是因为更好的医生得到了更多的转诊，[14] 对想看外科医生的患者来说，这其实并无分别。无论是因为选择性转诊还是学习效应,手术量越大的提供者都更有可能是高质量提供者。难怪颇有影响力的"赶超集团"(Leapfrog Group)——一个由美国关切医疗保健质量的大雇主们组建的联盟——将手术量作为质量指标来报告。这是一个既合情理又简单易行的指标。

尽管报告卡可以包括四大质量类别中的任何一类,但是,我们不应该对哪类指标最重要抱自欺欺人的态度。没人会因为钦佩管理 β-受体阻滞药的高效或为了瞧一眼 CPOE 系统而去拜访某个医疗保健提供者。我们看病是为了改善和保持健康。结果才是真正重要的,其他的一切都不过是实现这一终极目的的手段。

假如结果才是最重要的,死亡率就是最重要的指标。美国"医疗保健筹资局"(HCFA,已更名为 CMS)于 1986 年发布了第一批被广泛传播的死亡率报告卡。HCFA 报告了住院的 Medicare 患者按 DRG 的死亡率。死亡率是在住院期间或出院后的既定时段(通常是 90 天或者 180 天)内死亡的患者总数所占的比例。以心内直视手术为例,通常的住院和 180 天医院死亡率不到 5%。其他 DRGs 的死亡率往往低得多。

一些非常优秀的医院却有极高的死亡率,因为它们吸引了病得最重的患者。如果 HCFA 在报告死亡率时不对患者病重程度进行调整,所得出的报告卡排名会有相当大的误导性。HCFA 没有采用"原始"死亡率,而是评估患者特征如何影响死亡概率,并运用统计方法计算每家医院"经过风险调整后的死亡率"。这是医院治疗平均病情的患者预期的死亡率。如果数据质量好,统计方法合理,那么,患者可以有把握地认为,风险调整后的死亡率较低的医院提供了高质量的医疗。

好数据和有效的统计量并不是想有就会有的。HCFA 的统计学家必须依赖行政理赔数据(也就是提供者为从 Medicare 获得付费而提交的信息),其中只包含相当有限的医疗信息。许多批评者认为,由此得出的风险调整是不充分的。这导致一些质量声誉最好的医院拥有较高的风险调整后的死亡率。HCFA 逐渐精炼了报告方法,但提供者依旧对榜单的真实性表示怀疑。HCFA 于 1992年中止了对医院死亡率的报告。一些州与私人组织继承 HCFA 未竟的事业。2005 年,至少有 27 份基于网络的死亡率报告卡发布,其中包括利用 Medicare 的行政理赔数据生成所有美国医院在大量疾病情形下的风险调整后的死亡率(以及其他指标)的网站Healthgrades. com。2007 年 7 月,美国医保中心重启医院死亡率报告卡。它计算心力衰竭和心脏病突发的风险调整后的死亡率得分,并找出得分明显高于或低于平均水平的医院。

构造死亡率报告卡

如果报告卡准确可靠的话,医疗服务最佳的提供者应该会名列前茅,到这些提供者那里就诊的患者也应该会获得更好的结果。这样一切就完美了。然而,报告卡的准确性与可靠性受限于数据和方法。审视一下既有的数据,我们很快就会发现,最准确、度量得最全面的结果是死亡率。有关死亡率的信息来自行政理赔数据与社会保障死亡记录。多数医院还会统计术后感染的患者人数,这已经成为另一个常用报告卡的度量标准。

构造死亡率报告卡最大的障碍发生在统计学家试图进行风险调整的环节。行政理赔数据只包含极少的有用风险调整因子:年龄、性别、（可能还有）种族以及一些诊断代码。由此形成的统计模型对哪些患者可能存活哪些可能死亡的预测力较差。

即使统计模型无法对每个患者给出准确的预测，仍然可以发挥一定的作用。统计学家有时候援引"大数定律"来捍卫研究大规模人群的模型。但是，大数定律并不适用于特定手术的医院死亡率。其中一个原因是，对任何特定的手术，多数医院每年只收治几百名患者。几个百分点的死亡率对应的绝对死亡人数可能非常少。我们至多只能援引"小数定律"，但这根本称不上定律。另一个原因是，对行政理赔数据的有限风险调整无法揭示出哪些医院收治了病得最重的患者。若是如此，则统计模型以及由此得出的排名都是有偏误的（无论样本大小）。如果这种偏差太大的话，报告卡的排名可能会与真实的质量负相关。所幸的是，就算是目前最差劲的报告卡也不会如此。

在最近的一项调查中，79％的医生同意，报告卡的排名没有充分地就病情严重程度进行调整。[15]在榜单上排名难看的提供者肯定会抱怨说自己收治了病得最重的患者却未得到恰当的风险调整。Anthem 蓝十字和蓝盾的前任医疗主管 Joseph Berman 将这种抱怨形容为"神谕"（Holy Writ），许多提供者还奉劝患者别相信报告卡。[16]我对这种贬损报告卡的理由心存怀疑。只要排名与真实质量正相关，患者到排名靠前的提供者那里就诊预期的结果就会更好。同时，提供者若能提升自身质量的话，预期排名也会上升。这些目标实在太重要了，绝不能因为报告卡偶尔受到不够公平的指责就半途而废，对提供者的公平性不可与患者结果的改善相提并论。

我更担心的是前面提到的"小数定律"：若一家医院的排名会

因为一年当中有一到两例新增死亡大幅下降，提供者在决定是否收治生存机会低的患者时定会三思而后行。我将在本章后面详细阐述这种可能性。"小数定律"还提出了一个重要的统计问题。统计学家不能完全排除这样的可能性：排名上的差异纯粹是源于随机性。这会让正在寻找最佳医院的患者倍感迷惑。

考虑纽约州的一名心脏手术患者面临的难题：本州能做此类手术的医院共有40家，她该从中挑选哪一家呢？纽约州生成的心脏手术报告卡或许是全美最好的，它们在行政理赔数据的基础上增加了从医疗记录中挑选出来的风险调整因子。尽管前10佳医院的风险调整后的心脏手术死亡率还不到前30佳医院的死亡率的一半，但这种差距在统计上并无意义，因为它反映的只是少数几例死亡的差异，而这种差异可能只是由随机因素所致。因此，我们无法肯定一家排名靠前的医院是否真的比排名靠后的医院更好。这还是进行了最高水平的风险调整的报告卡！美国医保中心的报告卡存在类似缺陷，97％的医院在心力衰竭或者心脏病突发上的报告质量处于平均水平。要获得统计上有意义的医生差异难度更大，这是因为"极小数定律"对医生而言真的极难成立，或者因为风险调整仅限于行政理赔数据。我们不应该责备统计学家未报告有意义的统计学差异，这是由数据可得性造成的。巧妇难为无米之炊！

死亡报告卡的好消息与坏消息

报告卡的主要目标之一是鼓励提供者改进质量。本人与Mark Satterthwaite合作的研究表明，由此带来的好处可能是巨大的。[17]我听到过许多传闻，说的是被报告的风险调整后死亡率得分高的医院如何真正付出努力提升质量（尽管口里也念着"神谕"）：

它们替换部门主管、剔除最差劲的医生、升级设备并对后勤人员进行再培训。这么做的动机似乎来自医院那些忧心忡忡的董事会成员,他(她)们担心报告卡排名难看会导致患者减少,或者只是单纯希望自己的医院排名有提升。我很少听到排名处于平均水平的医院的董事会成员表达关切的传闻。或许,报告卡可以打击糟糕的医疗,但却不能很好地激发医院追求卓越。

还有一些系统证据表明,像纽约这样发布报告卡的州的风险调整后的死亡率下降得要比其他州快得多。[18]这是大大的好消息,因为它表明医院政策的变更正在转化为切实的医疗质量提升。但是,我们必须审慎地看待此类证据。这也可能只是医院采取了某些不光彩的手段提升自己的报告卡得分带来的预期结果。

医院可以通过报告更多和更严重的诊断——要么是因为它们以前怠于报告这一信息,要么是因为现在过度报告——轻松地提升排名。通过这样的“编码升级”(upcoding),医院可以让患者看起来病得更重。这会导致报告的风险调整后死亡率降低,尽管真实的质量并未改变。这能解释来自纽约州的部分好消息吗?

“编码升级”还只是一个记录问题,不会直接影响患者的医疗。更令人忧心的是,医院还有既能提高报告卡得分又不用提升质量的伎俩。它们可以选择只收治“正确的”患者,也就是最有可能提升得分的患者。要理解其中的玄机,重要的是认识到,提供者对一名患者的病况的了解比那些成为众矢之的的统计学家多得多。“正确的”患者是那些在提供者看来手术生存机会高于统计学家估计的患者。反之,“错误的”患者是那些提供者认为不可能在术后生存下来的患者(即使统计学家的风险调整因子不这么认为)。收治"正确的"患者并避开"错误的"患者的提供者的死亡率将会非常低,即便统计学家预测它们应该有高死亡率。它们的风险调整后死亡率低得令人赞叹。倒霉的是它们的患者以及不玩这套博弈的竞争对手。

有相当多的证据表明,这样的博弈正在发生。比如,发布报告卡的州内的心脏病手术患者似乎病情"越来越重"(基于风险调整所用的诊断代码)。这正是提供者操纵代码编制可以预见的结果。另有系统的证据表明,提供者会为提高得分而"挑选"患者。Daniel Kessler,Mark McClellan,Mark Satterthwaite 和本人研究了纽约州和宾州的提供者对心外科手术报告卡的最初反应。[19] (这些报告卡 20 世纪 90 年代初发布)我们考察了一个提供者可观测到但未纳入风险调整因子中的患者病重程度指标:既往住院史。研究发现,在引入报告卡之后,提供者倾向于挑选略微健康一点的患者(也就是最近未住过院的患者)。患者结果总体上略差一些,成本也略高一些。

这些发现表明,有些提供者将自己的排名看得比患者的健康更重。这是任何报告卡方案可以预见的后果,但这并不意味着我们应该放弃努力。我们的研究发现的这些有害效应也不是特别严重。即便有少数提供者在与制度博弈,若提供者决心提升总体质量,正面的收益也许仍要超过这些负面效应。事实确实如此,我对此相当有信心。

Racher Werner 对拿种族指标玩博弈的研究更加令人不安。[20] 他考察了纽约州的报告卡如何影响黑人和西班牙裔人的手术率。

种族是对结果的一个预测量,但未被纽约州的统计学家采用。[21]在报告卡发布前,手术率就存在种族上的差异,白人被动心外科手术的比例要比黑人或西班牙裔人高出1%~2%(即使在调整其他人口统计因素之后)。报告卡发布以后,种族之间的手术率差异翻倍了。

对这些问题有何解决的良策呢? 根据本人的研究,办法之一是根据诊断而不是治疗来生成报告卡。这将消除因过分关注报告卡排名而选择手术患者的激励。美国医保中心报告心力衰竭和心脏病突发(而不是心外科)结果的做法正是如此。另一种限制患者选择的办法是利用来自临床记录的更高级的风险调整因子。纽约州就是这么做的。它们的风险调整模型首屈一指,然而,研究者们仍从中找到了博弈的蛛丝马迹。(这不是纽约州的错,它们的报告卡最先发布,因此最受关注)纽约州的报告卡还是遗漏了许多有助于预测死亡率的因素,包括行政理赔数据中现成的某些因素,比如种族和先前住院情况。纽约州应该纳入这些额外因素,即使它们在临床上与结果并无关联。

有些报告卡的狂热支持者——比如尼亚加拉健康商业联盟(Niagara Business Coalition on Health)的主席Bruce Boissonault,他为纽约州的医院生成了自己的报告卡——坚决反对利用临床风险调整因子,因为它们太容易被操纵。但是,依赖于行政理赔数据的报告卡噪声太多,而且容易出现患者选择问题,这使得它们几乎不能被用于比较提供者的质量。几乎没有意义的报告卡也许仍然要比什么都没有好:如果患者对这些包含噪声的报告卡上心的话,它们仍然可以鼓励提供者提升质量。即便是最糟糕的报告卡,真正救死扶伤的提供者也会慢慢排到榜单前面去。

过程报告卡

结果报告卡有诸多局限。临床风险调整因子最有用,可惜难以获取。结果报告卡还招来了可能具有毁灭性的博弈行为。但是,对受关注最多的报告卡的审视能识别出报告卡的最大缺陷。心外科手术的死亡率报告卡实在是太多了。其他疾病的报告卡则不太多,比如,糖尿病、哮喘、癌症的报告卡。患者到哪里找关节替换手术、产科服务以及精神病医疗的报告卡呢?这些报告卡之所以少,是因为难以搜集到相关的结果数据。死亡率也许容易度量,但是,有时候还有更为重要的其他结果。

设想你是一名前列腺癌患者,正打算挑一位前列腺切除外科医生。(如果你是一名女性,就想象你正在帮心爱的人做选择)你肯定会关注死亡率,但你更关心其他结果。如果手术不是完全成功的话,你将面对一段疼痛、尿失禁和性无能的生存期。你难道不想知道自己的外科医生在这些结果上的记录吗?遗憾的是,你找不到这些信息,更别提进行系统比较了。没有人系统地搜集有关这些结果的信息。泌尿科医生和基本医疗提供者可能保留手写的便条,但只有少许内容能转成电子病历(Electronic Medical Records,简称EMRs),而这些电子病历若不能与外科医生和医院的EMRs联网,用处也不大。

目前,这种全方位的EMRs还只是不切实际的空想。(第八章会讨论如何将梦想变成现实)因此,统计学家没有办法构造出有意义的前列腺切除术结果报告卡。对糖尿病、哮喘以及其他耗费我们医疗保健支出但死亡率并非仅仅唯一令人感兴趣的结果的绝大多数病况也是如此。于是,构造报告卡只剩下两条路可走了:我们可以度量更多结果并生成综合性的 EMRs,但这不会在一夜之间完成;或者,我们可以根据我们真正关心的能代表结果指标的过程指标来构造报告卡。到目前为止,报告卡的支持者选择了第二条路。

有充分的证据表明,过程指标与结果相关。比如,哈佛大学对纽约州医院的医疗实践的研究表明,不达标的过程是造成 1/4 以上的恶性住院事故的原因。[22]对退伍军人医院的研究也发现,当医生们遵循诊断与治疗方案(过程)时,患者的住院并发症(结果)更少。[23]美国医学研究院的报告强调了 CPOE(过程)与负面药品并发症(结果)之间存在直接的反向联系。作为广泛考察过程报告卡与结果之间的关系的第一项研究,Racher Werner 和 Eric Bradlow 发现,Medicare 的"医院比较"指标与死亡率存在正相关关系,[24]但相关性很低。Werner 和 Bradlow 呼吁构建更精炼的过程指标。过程报告卡的优势是便于构建,但是,如果它们不能充分地促进结果的改善,便失去了独立存在的价值。

患者关注报告卡吗?

上千人在夜以继日地为准备几十份提供者报告卡忙碌奔波。有时候,我很想知道,他(她)们是否对自己的努力绝望了。如果他(她)们跟我一样,恐怕难得遇到一个曾经浏览过提供者报告卡的知音。即便是看过报告卡的,大概也是一头雾水。假如你住在我所在的伊利诺伊州雷克郡(Lake County)的某处,你想找到最好的心脏病医院。如果登录 Medicare 的"医院比较"网站(www.hospitalcompare. hhs. gov),你要点六次鼠标才能生成一份当地医院的心脏病突发报告卡。这份报告卡包括八张饼图（分别对应于前文列出的八项过程指标）、县内每家医院的得分以及州和全国的平均分。要从所有这些图中理出头绪来几乎是不可能的。首先，你必须反复往下滚动屏幕看下一张图表。如果你搜得够认真，将会找到一个用一张表格显示所有信息的链接（如表 6.1 所示）。但是，你能从这堆数据中得出什么结论呢？有些信息遗漏了，有些医院在某些指标上得分很高，但在别的指标上得分低。还有不少脚注，却没有八项指标中哪个最重要的说明，也没有总得分。难怪许多人被报告卡弄得糊里糊涂。

"赶超"医院调查（Leapfrog Hospital Survey）（www. leapfrog-group. org/cp）使用起来更方便。[25] 我只需要点击三次就可以找到当地医院的报告。令人吃惊的是，"赶超"和 Medicare 的报告都只显示了一家医院。"赶超"的报告卡（如图 6.1 所示）突出了结构、过程与结果指标的得分。这种风格与《消费者报告》类似的评价体系要比 Medicare 网站报告的原始统计量方便得多。遗憾的是，我们难以判断"赶超"是在对哪些指标打分。这些"Leaps"是什么意思？即便是点开超链接以后，我还是不明白为什么 CPOE 和某些 ICU 工作人员的急诊培训会被列为最重要的"Leaps"，而且根本搞不清楚 Leaps 3 和 leaps 4 是什么意思。（Leaps 3 度量的是 6 个来历不明的高风险治疗的量；你必须根据链接，阅读一份技术性文档才能搞清楚。另外一个链接指向的是另一个技术性文档，告诉我们 Leaps 4 度量了由"全国质量论坛"开发的 30 个"安全行医"过程的依从性。）我猜，大多数"赶超"用户只会点头说这些是重要的质量指标。

表 6.1 雷克郡的突发心脏病报告卡

突发心脏病治疗的质量指标（比例越高越好）				
质量指标 （可点击指标名称用图形比较所有医院）	*Advocate Good Shepherd* 医院的百分比	*Condell* 医学中心的百分比	*Lake Forest* 医院的百分比	*Waukegan Illinois* 医院有限责任公司的百分比
必要时给左室收缩功能障碍患者使用 ACE 抑制剂或 ARB 的比例*	86%（37 名患者）	56%（63 名患者）	50%（4 名患者）	100%（1 名患者）
必要时给入院患者服用阿司匹林的比例*	95%（166 名患者）	88%（205 名患者）	100%（32 名患者）	94%（17 名患者）
必要时给出院患者服用阿司匹林的比例*	96%（166 名患者）	90%（259 名患者）	100%（7 名患者）	100%（2 名患者）
必要时给入院患者服用β—受体阻滞药的比例*	98%（117 名患者）	77%（200 名患者）	87%（30 名患者）	81%（16 名患者）
必要时给出院患者服用β—受体阻滞药的比例*	97%（196 名患者）	88%（259 名患者）	89%（9 名患者）	100%（3 名患者）
必要时在入院 120 分钟内给患者做 PCI 介入的比例*	86%（21 名患者）	52%（61 名患者）	0 名患者	0 名患者
必要时向患者发出戒烟忠告的比例*	82%（56 名患者）	67%（84 名患者）	0 名患者	0 名患者
必要时在入院 30 分钟内给患者服用血栓溶解剂的比例*	0 名患者	0 名患者	0 名患者	100%（1 名患者）

图 6.1 "赶超"医院调查

点击比较 医院名称	Leap1 CPOE	Leap2 ICU	Leap3 高风险治疗								Leap4 安全行医得分	调查结果提交日期
			CABG	PCT	AAA	Esoph.	Panc.	Bariatric	Aortic Valves	NICU		
GLEN-BROOK 医院	●	●	无	○	○	○	○	○	无	无	●	2007/6/14
HIGH-LAND PARK 医院	●	●	●	●	○	○	○	○	●	无	●	2007/6/15
LAKE FOREST 医院	○	○	无	无	无	无	无	无	无	○	○	2007/6/8

过程指标的高度技术性，加上统计学风险调整的不透明性，难怪报告卡会让大多数患者感到困惑。这可能是许多报告卡继续报告患者满意度得分——通常基于一个简单的调查问题，比如"请按1-5的尺度评价你对该提供者的满意度"——的原因。这是一个大多数患者都能理解的概念。遗憾的是，我们之所以做报告卡，正是因为主观的患者满意度过于频繁地与诸如死亡率这样的客观的质量指标相背离。客观主义者需要加倍卖力地推销自己的质量度量指标。

让患者关注报告卡其实是一件攸关生死的大事。死亡率能将提供者之间的差异区分到几个百分点，无论从哪方面看，不去搜寻质量最佳的提供者的患者都是在拿自己的性命打赌。明白了这一点，就能理解为什么很少有患者在选择提供者之前阅读报告卡的排名这一事实多么令人痛心了。所幸，这样的发现未必说明报告卡就是失败了。只要提请医生阅读报告卡并对报告卡做出反应，或者有一些患者阅读报告卡并与他人分享自己的学习心得，就足够了。

对提供者的市场份额如何随报告卡发生变动的系统性研究发现了更令人鼓舞的消息。早期的研究是悲观的。1997 年的一项研究发现，医院在 20 世纪 90 年代早期的市场份额对 HCFA 的死亡率榜单完全无动于衷。[26] 事实上，市场份额对报纸上一桩意外死亡报道的反应，也要比对 HCFA 对死亡率差异的系统性报告大得多。20 世纪 90 年代的其他研究也得出了类似结论。

研究者对报告卡的潜在影响的认识越来越深刻，所用的方法和得出的结论也随之演变。患者漠视报告卡的原因之一可能是排名靠前的医院早已被公认为最佳医院。如果真是如此，那么与其说报告卡未能改变市场份额，不如说报告卡提供的信息多余了。假如真是如此，无需报告卡，我们就已经相当成功地解决了选购难题，根本没必要为此灰心丧气。但是，在我们放下报告卡并宣布胜利之前，问一问报告卡在提供了真正的"新闻"时——也就是说，当榜单与患者先前的感受明显不同时——是否改变了市场份额或许有益。最近的两项研究表明，患者确实对"新闻"做出了反应。[27] 比如，Andrew Sfekas 和本人发现，那些在心外科手术排行榜上有大利好"报道"——也就是在该州的排名靠近第一名——的纽约州医院收治的患者人数要比在排行榜上有大利空"报道"的医院高出大约 25%。这可能意味着年收入相差 100 万美元甚至更多，足以引起医院管理层和医生的关注。

尽管有以上的发现，不少支付者仍然怀疑，报告卡是否有足够的影响力营造一个真正由质量来驱动的市场。于是，它们开始亲自动手搞质量激励，直接奖励那些提供了最佳质量的提供者。在讨论这些按绩效付费的方案以前，我想先简要地阐述一个此前无人想过要回答的问题：假如报告卡真的起作用，而且患者主要基于排行榜来挑选提供者的话，会发生什么呢？

配对

最近，我有幸与全美最大、最知名的不少医院的 CEOs 共同讨论报告卡问题。这些高管们对报告卡满怀激情，因为他（她）们确信，尽管报告卡会鼓励所有医院变得更好，自己的医院肯定还是会排在榜单前头。但是，在喧嚣的背后，他（她）们确实有一个隐忧，一个以前基本上未曾被注意到的隐忧。像麻省总医院或克里夫兰诊所这样的医院也许排在最优之列，但它们无意收治每个想入院的患者。事实是，这些医院无力收治所有的患者。要进入这些医院必须得通过配给。

在历史上，最好的医院的医疗配给是通过一种分诊（triage）体系来进行，由医生挑选出最棘手的病例转诊。这么做没有错，因为病得最重的患者从顶级医院的治疗中得益最大。但是，如果报告卡成功的话，一切可能都会改变。随着患者发现所有的医院并非生而平等，并逐渐意识到自己的切身利害，更多人会到名列前茅的医疗机构求医。到那时候，配给该怎么搞呢？顶级的医院将被迫亲自做更多的分诊，以至招来被拒收的患者的怨愤。有些医院会选择提高价格，像其他产品的高质量提供者那样利用价格进行配给。与此同时，它们还会避开价格固定的 Medicaid 甚至 Medicare 患者。报告卡的支持者是否已经做好了接受报告卡成功和市场力量发挥作用所造就的这种两级体系，我心中实在没有把握。

这种情况不可能立即发生。报告卡的热心者现在担心的是患者对报告卡的关注度太低。如果报告卡的目的是为提升质量创造财务激励，那么，除依赖患者之外还有一种方案：支付者们可以直接将付费与报告卡得分挂钩。这是"按绩效付费"（pay-for-performance，简称 P4P）运动背后的基本初衷。

按绩效付费（P4P）

在 Milton Roemer 提出"新增的床位总会被填满"这一假说以及学者们随后对诱导需求开展研究之后，多数支付者都对按项目付费医疗导致不必要的过度治疗（over-treatment）这一点深信不疑。[28]然而，当支付者用预付制（prepayment）与人头付费制（capitation）予以对治时，却又因为治疗不足（under-treatment）的指责遭到强烈抵制。公众情绪就像跷跷板一样摇摆不定，这只不过证实了第二章介绍过的"医疗激励第一公理"：如果你付费让提供者多做 X，它们就会多做 X。曾引用这一公理来为降低成本找理由的支付者如今又以质量的名义援引它。不过，这一次支付者不再是被动地等待患者对报告卡作出反应，而是主动向提供者付费让其做有助于提升质量的 X。这就是所谓 P4P 运动的全部实质。达到 P4P 目标的医生会看到自己的薪酬上升 10％或更多。

到目前为止，X 已经长长的清单还在变长。兹举数例让读者领略一下正在实施中的 P4Ps 计划的概貌：

- 全方位的糖尿病检验；

- 控制高血压；

- 利用恰当的药物治疗哮喘病患者；

- 肺炎接种状态；

- 儿童免疫状态；

- 心脏病突发后的 β-受体阻滞药治疗；

- 急性心血管病后的胆固醇管理；

- 乳腺癌、肠癌和宫颈癌的筛查；

- 呼叫应答的及时性；

- 短时通知即安排预约的能力；

- 与护士/医生沟通的便利性。

从中可以看出，结果指标凤毛麟角。P4P 主要针对过程，而不是结果。

将医生的薪酬与特定的过程目标捆绑在一起本身并无新意。此前，支付者就曾以搞使用审查（UR）之名做过实验。结果是 UR 遭到激烈抵制，实验随之终止。相比于昔日的 UR 计划，如今的 P4P 有诸多优势。自 UR 被抵制以来，美国医学研究院的报告以及多项其他研究已经证实，不受约束的医生决策并非总是带来最好的结果。随后源源不断的质量研究为支付者的主张提供了更有力的经验依据。通过用绩效奖励的胡萝卜替代费用扣留的大棒，支付者期待自己的建议会更容易博得好感（即使提供者的总薪酬未受影响）。

多数 P4P 过程目标看起来显然是值得完成的。如果医生未达标，这不会是因为他（她）们未能领会到它们的重要性。对某些目标，很可能也不是因为激励不足。按每小时来算，医生提供接种并预定化验得到的费用要高于做任何其他事情。然而，数据显示，医生们在这些方面往往不达标。倘若额外的财务激励能改进绩效，它的危害又是什么呢？

危害在哪里？

有些 P4P 目标取决于患者的依从性。这里面潜藏危险，因为它不仅奖励提供者做正确的事情，而且还鼓励医生挑选"正确的患者"。兹举一例。每个人都同意，给儿童按计划接种疫苗是重要的。但是，家中有多个孩子的父母可能会发现，要坚持按约定带孩子接种并非易事；这会让看似失职未能在最后期限之前如期完成接种的医生付出代价。患者对减少胆固醇的养生之道甚至像 β-受体阻滞药疗法这样至关重要的事情的依从性都存在巨大差异。[29]

依从性可能与诸如收入和教育之类的社会经济因素有关。但是,现有的P4P体系没有基于人口统计学对绩效进行"风险调整"。结果,收治了"错误的"患者——也就是那些倾向于不遵医嘱的——的医生的收入会因此减少。按人口统计学进行风险调整本身是个简单问题,但却可能招来对不同社会经济人群的医疗需求搞歧视的政治指责。

涉及到遵守最后期限的P4P目标还有别的问题。比如,有些P4P计划会惩罚未在30分钟内给患者做静脉点滴注射(IV)的急诊室(ERs)。于是,ERs对所有患者一律以30分钟为目标,哪怕有些患者需要快一点做静脉注射,有些患者可以等30分钟以上再做。再举一个例子,英国设定的P4P目标之一是患者能否短期通知医生就能安排预约。为达到这一目标,有些医生干脆拒绝接受提前两到三天的预约。[30]严苛的最后期限招来的是富有创造性但毫无必要的回应。

这些问题都属于"提供者博弈"行为。任何激励体系都会诱发某种博弈行为,多数支付者也清楚这一点。但是,还有一个极少被人们意识到、但其重要性与解决难度要大得多的决定性问题。它源于"医生激励第二公理"(Second Axiom of Physician Incentives):

> 如果你付费让提供者多做X,它们就会少做Y。

这个被经济学家称为"多任务"(Multitasking)的问题可能导致那怕最有善意的激励体系土崩瓦解。[31]

多任务代理

在授权他人代办事情时,我们并非总是能肯定他(她)们的所作所为一定符合我们的最大利益。经济学用委托人和代理人之间的关系来描述这一问题:委托人拥有生产性资产,若资产被善加利用他将从中获益;代理人则是就如何使用这些资产做决策的人。代理人往往必须代表委托人完成多项任务,但完成所有任务的时间与金钱总是有限。由此产生了一个两难困境:委托人怎么才能让代理人按对自己最有利的方式完成任务呢? 这就是著名的**"多任务"**问题,它被视为代理关系产生的所有问题中最为棘手的问题。

医疗是一个经典的委托代理实例,医疗保健体系的演化主要就是为了保证医生(代理人)对自己的患者(委托人)尽心尽力。消费者主义的兴起并未从根本改变代理关系,它至多是赋予了患者成为更有效的委托人的权利。医疗也是多任务委托代理最重要的实例之一。医生对如何在患者身上花掉有限的时间有许多选择。医院对如何花掉有限的财务资源同样有许多选择。过去,提供者对这些问题拥有完全的自由裁量权。但是,我们已经发现,他(她)们并非总是在为效率或质量奋斗。P4P 的新世界,就是要矫正这些错误,确保我们的医生(代理人)做对选择。

表面上,这听起来挺好。如果医生做视网膜检查或花时间跟患者讲解吸烟的危害重要,当然可以奖励这么做的医生。但是,这忽视了第二公理。一旦奖励方案到位,患者就会得到更多的视网膜检查,反复了解肺癌的危害,但也会得到更少的血液化验以及节食与锻炼的指导。除非我们确信最重要的是什么,否则,患者的情况会比放任提供者自由行使裁量权时更加糟糕。

Bengt Holmstrom 和 Paul Milgrom——有朝一日有望跟阿罗一样获得诺贝尔奖——对多任务委托代理以及由此可能引发的问题进行了深入分析。[32] 他们 1991 年发表的论文对多任务问题提供了简明的解释：[33]"当存在多项任务时，激励支付不仅……有助于促进代理人努力工作，而且还决定了代理人的注意力**在各项职责中**的配置。"他们还提醒我们审慎地思考我们指派给代理人的任务的种类："岗位设计是控制激励的一项重要工具"。这意味着，如果你打算向某人提供从事一项任务的激励，你应该先自问，你是否还想让此人负责其他任务。你要懂得，代理人不会对所有任务都全神贯注。

下面考虑这些原则如何应用于提供者报告卡和 P4P。美国医学科学院的报告《人非圣贤，孰能无过》发现，医院消除用药失误每年就可以避免上万起死亡。IOM 建议医院采纳 CPOE。CPOE 还可以减少住院天数，从而降低医院成本。在得出每个 P4P 计划都应该要求医院采纳 CPOE 的结论以前，我们必须考虑多任务代理问题。

采纳 CPOE 的成本介于 3 百万美元到 1 千万美元之间，具体取决于医院规模和现有的信息技术能力。[34] 若将折旧和利息考虑进去，这相当于每年要花 75 万美元甚至更多。另外，每年还要再花 50 万美元维护 CPOE，每年的总费用超过 125 万美元。支持 CPOE 的理由之一是它能通过降低成本收回这些成本。[35] 但是，若真如此，医院即使不搞 P4P 或报告卡也会采纳 CPOE。显而易见，许多医院并不认为 CPOE 是值得投入的。支付者其实是在利用 P4P 进一步促进 CPOE 的采纳。

财务激励或许关系重大。没有哪家医院的财源是无限的,因此,对购买 CPOE 提供适度补贴可能大有帮助。但是,医院仍须自掏腰包为几乎整个系统买单。如果它每年在 CPOE 上多花 125 万美元,就得**在别的地方少花 125 万美元**。倘若这"别的地方"是指每家医院正在争先恐后增加投入的护理人员,结果会怎样呢? 一家医院可以用 125 万美元多聘请大约 25 名全职的注册护士。根据一项广为引用的医院质量与护理人员关系的研究,这些新增人员能降低感染、医院的获得性肺炎以及心脏骤停的比率。[36] 要对 CPOE 和新增护士做精确的成本收益比较是不可能的;因为数据太不精确,结果也因医院而异。但是,我们必须承认,医院的这笔 CPOE 开支有同样有效的备选用途。主张对 CPOE 提供奖励却忽视人员编制的报告卡和 P4P 的支持者们,在决定实行 CPOE 时最好先搞清楚其中的利弊得失。

也许,支付者应该对医院采纳 CPOE 和招募新人员同时提供奖励。当然,这意味着每项任务的激励都会被稀释,或者要增加奖励支付总额。更重要的或许是,它将迫使医院从其他活动——比如员工培训、聘请与之结盟的医疗人员以及补贴无保险人士的医疗——中抽调资源过来。总是有另一个"Y"存在。支付者可以把这些也放到清单中。但是,如果支付者热衷于这样的微观管理,还不如干脆收购医院自己来管理。

有些支付者试图鼓励医生自行选择,一方面规定了 P4P 的任务清单,另一方面对总体结果给予奖励。但是,这可能比完全忽视结果好不到哪里去。正如 Holmstrom 和 Milgrom 指出的:"如果个人将部分努力花在个人项目上，部分花在团队生产上，并假定个人对团体努力的贡献难以评估，那么，对个人项目的良好绩效提供激励是危险之举。"就 P4P 而言，与**过程**挂钩的特定 P4P 指标（比如"提供戒烟建议"）对应于"个人项目"，总体的患者**结果**（比如死亡率）对应于"团队生产"。由于医生努力与总体患者结果之间的联系通常是间接和含糊的，医生们会把主要精力放到过程指标上。支付者可以说"结果"与这些混合的奖励体系关系重大。但是，由于多任务问题的存在，实际上只有过程重要。

行动中的 P4P

由于 P4P 相对而言是新生事物，对它的实际运行情况目前还没有太多的系统性研究。有限的既有证据与两个激励公理是吻合的，同时也佐证了多任务代理潜在的问题。换言之，总体而言，P4P 确实给被度量的绩效带来了令人满意的变化，但可能也导致了未被度量到的绩效的意想不到的变化。

（顺便扯点题外话。教育产业也在搞类似的 P4P 运动。迄今为止的证据也是喜忧参半。教师们确实对 P4P 激励做出了反应，但这些计划都存在相当多的博弈行为，也就是所谓"应试教育"。至于学生们是否从中受益，目前尚无明确结论。）[37]

2006 年，《内医学年鉴》上发表的一篇综述文章找到了 17 篇已发表的 P4P 计划的研究成果。[38]多数计划都奖励预防，13 项研究报告了正面效应。但是，在 3 个案例中，结果可能只反映了优秀的文档记录，而不是绩效的改变。一项有关药物滥用治疗的研究发现，为提升 P4P 得分，提供者刻意避开了病情更重的患者。[39]多数研究都没有探究此类意想不到的后果，因此尚难断言它们普遍存在。

正在实施中的 Medicare 的 P4P 实验引起了不少人的关注。[40]
超过 270 家医院参与了一个为期 3 年、聚焦于 5 个临床领域（包括
心脏医疗和肺炎）的示范项目。Medicare 会向综合质量得分——
既包含具体的过程又包括结果——排在前 20％的医院支付 1％～
2％的奖金。这是一项差劲的激励，因为基准质量高的医院即使质
量未有提升，也能拿到奖金；初始质量低的医院则会发现，即使大
幅改善质量，也难以挣到奖金。纵然如此，初始的回报仍然令人鼓
舞，每个临床领域的平均被度量绩效上升了 2.6％到 4.1％不等（相
对于趋势）。[41]到目前为止，我们还不清楚，这究竟是反映了优秀的
绩效、优秀的度量还是意想不到的后果。

英国的"质量与结果框架"（Quality and Outcome Framework，
简称 QOF）P4P 计划即将跨入第四个年头。[42]英国医生要在近 150
项质量指标上被打分，若能依从计划的指南行事，工资最高能增加
30％。第一年的实施结果就令人印象深刻，全科医生以 91％的依
从率大大超过预期。结果实在是太好了，以至于给提供者的支付
额比预算超出了 7 亿美元。

更仔细地审视数据会发现，此项计划可能不像数字所显示的
那么成功。多年以前，英国就发起了一项建立治疗指南的行动。
尽管大体上只是根据消息报道，但是，它取得了极大成功，医疗质
量在 QOF 计划实行以前就开始大幅攀升了。新数字只不过反映
了这种趋势的延续。

还有许多其他迹象表明，QOF 体系产生了 P4P 的怀疑者们已
经预见到的种种问题。改进的绩效似乎多是因为医生更好地保持
了记录，而不是真正改善了临床实践。考虑到这一点，英国建立了

"例外报告"制度，也就是允许医生对确实需要特别医疗的患者提供偏离指南的治疗。遗憾的是，英国尚未实现"例外报告"数据采集的自动化，也不清楚未达到指南要求的 9％的案例在多大程度上属于被批准的例外。QOF 计划没有进行风险调整，有些医生发现，对某些人群更加容易达标。然而，到目前为止，尚无医生拒绝收治某些患者人群的证据。最后，尽管 QOF 的管理者意识到了多任务代理可能带来问题，但还必须确定问题是否真的发生了。

对多任务代理的其他研究非常少。主要原因是 P4P 支付者往往只度量它们正在付费的医生活动。这使得我们根本无从判断它们对未付费的活动究竟有什么影响。2006 年 11 月，哈佛大学的 Kathleen Mullen，Richard Frank 和 Meredith Rosenthal 发布了对 P4P 做出反应的第一份系统的多任务代理研究成果。[43]他（她）们研究了 PacifiCare HMO 的 P4P 实行之前和之后的医生活动。P4P 确实诱导医生们在某些被计划奖励的维度——大多与诊断和预防性化验有关——上提高了得分。但是，医生们并未改善在其他 P4P 维度上的绩效。更让人不安的是，医生们明显减少了在未被奖励的其他质量维度上的支出，大多是与处方和药物管理有关的。Mullen 等人确实提供了对 P4P 继续保持乐观的某些理由。除奖励特定的行为以外，PacifiCare 还对降低医院重新入院数这样的结果指标上的改进给予奖励。这些结果表现出明显的改善迹象（相对于趋势）。考虑到结果指标存在博弈，这项发现必须打折扣。但是，它们表明，基于结果的 P4P 也许要比 Holmstrom 和 Milgrom 的论文预测的前景更为光明。

最后，本人的博士生 Susan Feng Lu 在其博士论文研究中发现,作为对 Medicare 在"养老院"比较网站发布的过程质量指标的反应,养老院正在减少对某些未报告的质量维度的支出。[44]

底线

没有质量竞争的价格竞争很可能要比根本没有竞争更糟。因此,对支付者实施报告卡和 P4P 的巨大热情是令人欣喜的,甚至是必须的。然而,现实要求我们必须给这种激情降温:我们的质量指标并不完备,我们对报告卡和 P4P 度量的实施效果也未能被美国公众认同或者直面代理理论的现实挑战。我们可以解决这些问题,但前提是消费者和医生愿意离开"乌比冈湖",而且我们可以获得质量更高的数据。我希望,Robert Brook、美国医学研究院及其他人会继续竭尽所能,将美国人从白日梦中唤醒过来。为尽个人的绵薄之力,我会在第八章介绍我们如何生成所必需的数据。

第七章　修补保障网

如果我们打算修补问题成堆的医疗保健体系,下届国会就必须超越党派纷争并接受妥协。否则,我们只能继续眼睁睁地看着曾经长期令世人艳羡的美国医疗保健体系无可救药地进一步陷入有保险和无保险的分裂状态。

　　——Risa Lavizzo-Mourey,罗伯特·伍德基金会主席[1]

美国有大约 4,700 万人没有健康保险。这不是因为我们缺少为无保险者提供保障的办法。各个政治阶层的政客和政策分析者都提出了数不清的方案。自由主义的"国民健康保险尽职医生"建议仿效加拿大体系:由联邦政府接管医疗保健的筹资,医疗的提供则主要交给私人部门。保守主义者反驳说,这将导致更大的无效率、配给并扼杀创新。保守的"美国传统基金会"建议政府提供税收优惠,让那些经济能力有限的人买得起私人健康保险。自由主义者反对的理由是,基于市场的办法会带来永久的行政浪费,却无法保证所有人公平地进入。每一方都在阻止对方的纲领通过，如同是在玩政治"斗鸡博弈"，无保险的人们却只能徒劳地等待转机出现。

美国国会并非总是完全不作为的。Medicaid 扩张、SCHIP 以及其他计划为数百万美国人提供了保障（尽管研究显示许多接受者原本就有私人健康保险）。Medicare Part D 将老年人的保障范围扩大到处方药，老年人最初的反应超出了几乎最乐观的预测。[2]然而，自克林顿医改无声无息地终结以来，再未曾有过真正的综合性国家健康保险运动。我们没有理由相信，国会会在未来的任何时候抛开党派之争。当某个政党主宰白宫、在国会参众两院都拥有不会被否决的大多数席位、并且愿意将政治资本花在可能是自 1935 年《社会保障法》颁布以来最重要的社会立法上时，那一天或许会到来。届时，也只有到那时，才有机会实行综合性的国家健康保险。

如果你想寻找真正扩大保障的行动，必须将目光转向州政府。很多州为小雇主和被高价挤出私人保险市场的个人设立了"保险池"。一些州将 Medicaid 的资格扩大到远超出国会预想的人群。有三个州实施了旨在减少无保险人群队伍的计划和政策，更多的州已整装待发。其中许多举措以惨败收场，但也有不少仍在坚持，一些最新推出的最大胆的计划甚至有相当大的成功机会。这些成功（与失败）为我们找到帮助无保险人群获得保障的政治可行办法提供了一线生机。

保险购买池

一个存疑的想法

在医疗保健的政治学里很少会有绝对的事情。谁能想到，在过去的十五年中，一位民主党总统会提出一套基于市场的国家医疗保健体系或者一位共和党总统会将处方药加到 Medicare 的保障范围内呢？我们可以肯定的一件事是，在 2008 年的总统选举中，多数候选人都承诺进一步发挥健康保险"购买池"（purchasing pool）作用，并且都会给出同样简单有力的理由：购买池赋予了个人和小雇主在健康保险市场上的"影响力"。"影响力"的华丽辞藻固然蛊惑人心，但浮夸与经济现实之间存在巨大的鸿沟。经济的现实是，已经有很多购买池，而且不管用。小雇主也许需要帮助，但目前构想的这种购买池尚不能解决他们的问题。

小雇主在医疗保健市场上处于不利地位，这一点没有疑问。这并不是因为缺少选择：多数健康保险商都直接向小企业出售保单，小企业也可以通过某个购买团体或"协会健康计划"（Association Health Plan，简称 AHP）——通常由某个行业协会、职业协会或本地商会发起——获得保障。[3] 尽管有这些选项，员工少于 200 人的企业仍有 40% 未向雇员提供保险。[4] 相比而言，大企业的这一比例只有 2%。

小企业不愿意提供保险的原因很多。小企业更少有工会，付的工资更低，而且常常要使出浑身解数才能赚回经营成本。如果它们为员工购买保险的话，可能就得大幅降低工资或面临破产倒闭。所有这些因素使得健康保险成为了许多小企业及其员工宁愿舍弃的奢侈品。还有一个重要因素是小企业必须支付更高的保费，也许要比购买同等保障的大企业高出 10% ～ 20%。据 Jonathan Gruber 和 Michael Lettau 估计，若小企业的保费下降 10%，雇主提供保障的比率就会从 60% 上升到将近 65%。[5] 这看似只是温和的上升，但却关系到几百万美国人的利益。

支持购买池的政治理由是，保费的差异完全源于影响力。大雇主有，小雇主没有。但是，影响力究竟是什么？小公司真的缺少影响力吗？要回答这些问题，不妨想一想雇主是如何购买保险的。像多数大企业一样，我的雇主美国西北大学提供了自保险（self-insured）的PPO保障，并与一个大保险商——目前是伊利诺伊州的蓝十字——签约由其管理保险计划。伊利诺伊州的每个大保险商都有一个PPO网络，而且时不时地会为抢西北大学这笔生意激烈地竞标。这使得蓝十字不敢收取过高的管理服务费。

同一个市场上的小企业承受不起自保险的风险，因此必须从伊利诺伊州的几十家小团体保险商中选一家购买保险。小企业可以委托保险经纪人或者自行办理。但无论如何，它都得承担"采购成本"，要么是经纪人的费用，要么是雇主投资于研究保险选项和商谈价格所花的时间。按雇员人均来算，这些采购成本将大大超过西北大学必须支付的金额。同理，保险商也承担了更高的人均销售费用。保险商还要在医疗承保上付出成本，并增加一个逆向选择"因子"，因为它们清楚某些小雇主经常会根据员工的医疗需要在健康保险市场进进出出。除这些成本之外，小企业的保险保障还必须为伊利诺伊州法定的50项福利提供保障；西北大学的自助（self-funded）保险计划则不受《雇员退休收入保障法案》（ERISA）约束。此外，保险商还要把利润边际考虑进来。尽管如此，伊利诺伊州的小团体市场仍然相对富有竞争性，因此，利润边际可能与西北大学支付给蓝十字的价格差不多。

把所有成本加起来，我们发现，小雇主为员工提供保障必须支付更高的保费，也许比西北大学高出 10％～20％。[6]影响力怎么了？由于有十几个保险商可供选择，伊利诺伊州的小团体市场上存在让利润边际处于可控范围的充分竞争。[7]"影响力"的确是个不错的竞选口号，但是，小雇主面临的负担能力问题与成本大有关系，与影响力却几乎没有关系。

政客们不善于解释经济学并不意味着购买池就无用。即使我们不考虑影响力的重要性，如果它们真的能降低保险买卖的成本，购买池也可能成功。州政府可以提供助推，比如免除 AHPs 及其他购买团体的高成本福利强制。即便是保费温和下降 5％，也能将小企业的保险购买率提高 2％～3％（基于 Gruber-Lettau 的估计），从而将保障面扩大 100 多万人。

遗憾的是，福利强制的取消有时候是与设立购买池的立法捆绑在一起的。由于后者往往要求开征新税，立法时常搁置。但是，不少州已经取消了强制福利，允许小企业购买"赤裸裸的"保险计划。免除 AHPs 的福利义务强制的联邦法律也是受欢迎的。这不仅有助于保险保障面的适度扩张，而且有助于营造与业已享受 ERISA 免除待遇的更大的自保险企业公平竞争的环境。

购买池的拥护者宣称，它们还能降低保险商的销售成本。这种说法有可取之处：保险商只需跟一个实体谈判，可以让购买池承担识别会员需要并教育他们如何选择的重任。但是，这与其说是成本降低，不如说是成本转嫁；购买池仍需承担与会员谈判和教育会员的成本。购买池并没有取消中间人，只不过用一个中间人取代了另一个。

拥护者们还声称，风险共担池缓解了逆向选择。这种说法同样包含了真理的成分,但前提是风险共担池保持稳定,也就是说,同样的企业年复一年地参与购买池。若非如此,保险商会被迫继续医疗承保并维持逆向选择的附加因子。遗憾的是,几十年来的经验表明,购买池绝对不稳定。奇怪的不是多数购买池失败了,而是它们仍被炒作得天花乱坠。

第一种购买池:自愿的风险共担池

购买池有两种类型。一种是由私人组织设立并运营的自愿风险共担池,通常是大企业将小企业拉到自己的保险保护伞里。另一种是由政府运营的风险共担池,由州政府经营并提供补贴。尽管二者都未被证明特别成功,但也有一些例外,尤其是在私人部门。

克里夫兰市的小企业理事会(Council of Small Enterprises,简称 COSE)是全美最老牌、最成功的购买池。20 世纪 70 年代早期,克里夫兰刚从一场后果严重的卡车司机罢工中缓过劲来,该市的小企业对它们的商业贸易集团在罢工期间关照自己的特别需要的方式不满意,并游说组建一个半自治的实体。1972 年 7 月,COSE 应运而生。COSE 有多项目标,包括游说政府、培训企业家并为成员企业的雇员争取福利。在头些年,COSE 在实现前两个目标上取得了一些成功,但直到 1978 年才将注意力转向健康福利。那时,COSE 的成员资格已经稳定下来且富有凝聚力,这是任何风险共担池必不可少的元素。

COSE 设立了一家公司专门管理健康福利,并花了几个月说服俄亥俄州东北部的蓝十字将自己当成单个企业实体对待。在蓝十字计划的领导层变更以后,达成了一笔按团体价格向 COSE 出售保险的交易。今天,COSE 有 1.6 万家成员企业,并为俄亥俄州东北部超过 22.5 万名雇员和家庭提供保险。蓝十字(现在称为"俄亥俄州医疗互助")仍是几乎所有 COSE 参与者的保险商,主要提供 PPO 和 HSA 计划。COSE 的雇员还可以选择从相互竞争的保险商那里购买两种类型的 HMOs。

COSE 是一个由小雇主组建的完全自愿集团。纽约、丹佛、麦迪逊、密尔沃基以及明尼阿波利斯等地的其他成功的小雇主购买池最初则是由希望降低医疗保健成本的**大雇主**自愿设立的。典型的情况是大雇主联盟设立自己的自保险 PPO,跟现有保险商谈判,或者直接与提供者谈判(比如明尼阿波利斯)。届时,小雇主可以选择从联盟的 PPO 那里购买保障。大雇主对这种"慷慨大度"的解释包括扩大参保人数提高谈判力、希望缓解基于市场的医疗保健体系的政治压力以及体现公司责任感。[8]

很多自愿的购买合作社是由地方政府推动发起的。1992 年设立的"加州健保计划"(Health Insurance Plan of California,简称 HIPC)是为了增强小企业对健康保险的承受能力。1999 年,加州要求 HIPC 私有化。当时,太平洋健康商业集团(Pacific Business Group on Health,简称 PBGH)承担了运营保险计划的责任。PBGH 已为 50 万雇员和家庭成员购买健康保险,很快又通过 HIPC 产品(绰号 PacAdvantage)为 14 万人提供了保障。从 2000 年开始,纽约市与纽约健康商业集团(New York Business Group on Health)签约设立了 HealthPass,这与 HIPC 如出一辙。其他州也有类似的大胆尝试。

这些行为曾被广泛宣扬,但对无保险人群影响不大。只有

COSE 和 HIPC 成功地吸引了 10 万多名小企业的参保人，HIPC 的参保人数相对加州总人口只是沧海一粟。2007 年 3 月，纽约市 HealthPass 的参保人数超过 1 万人，但这只是无保险人群微不足道的一部分。其他计划中的参保人数仍然徘徊在几千人。自愿购买池的丧钟在 2006 年 8 月也许已经敲响。当时，加州蓝盾宣布，它在 PacAdvantage 产品上遭遇亏损，而且不打算再通过这个计划出售保险。由于只剩下两家保险商勉为其难地为 PacAdvantage 提供服务，HIPC 最后解散了。

PacAdvantage 的失败源于两个相互关联的因素。其一，加州的 PPOs 和 HMOs 向小雇主提出了富有竞争力的价格，凯泽的价格甚至更低。加州的大多数小企业认为自己能达成更有利的交易。事实上，PacAdvantage 计划的保费要比市场价格**略高**一点，这吓跑了不少雇主。[9]其二，不只是雇主刻意避开 PacAdvantage，年轻和健康的员工也不愿意加入。这些雇主受益于 HIPC 曾经回避的医疗承保。它们的离开导致 PacAdvantage 的坏风险比例上升。于是，PacAdvantage 计划将价格提高到法律允许的最高水平，结果将更多的低风险参保人赶跑，无法为留下来的参保人提供完全保障。最终，PacAdvantage 死于老掉牙的逆向选择"死亡螺旋"（death spiral）：本想提高保费应对高风险参保人增加的成本，结果却吓跑了低风险的参保人，于是只好继续提高保费，直到风险共担池难以为继。

研究过 Rothschild-Stiglitz 保险模型（第二章中介绍过）的经济学家可能已经预见到了这样的死亡螺旋。[10]需要记住的是，购买池面对的逆向选择风险不亚于私人保险商，甚至有过之而无不及，因为购买池不愿意按经验设定费率。这固然使得高风险人群有能力购买保险,但也导致风险共担池失去稳定性。

最终的问题不是为什么这么多自愿的购买池都失败了,而是为什么 COSE 会这么成功。只有成员企业在有机会从个人市场获得更低的价格时能抵挡住退出的诱惑,自愿的购买池才能起作用。COSE 在提供健康保险之前就向成员提供服务的事实可能增进了集团的凝聚力。这让我们想起了经典的囚徒困境博弈问题,追求短期收益的参与者几乎总是以长期利益受损而收场,只有那些学会彼此信任的参与者才能笑到最后。克里夫兰的小企业已经学会了信任 COSE 和彼此。至于如何在其他市场上建立类似的信任,还没有现成的办法。这比任何其他因素都更能解释自愿的风险共担池为何不是帮助无保险者获得保险的万能药。事实上,COSE 的执行主管 Steve Millard 曾经质疑,别的购买池是否能复制自身独一无二的经历以及让 COSE 如此成功的商业模式。[11]

第二种购买池:州政府的购买池

当自愿的购买池还在跟跄前行时,多数州(最新统计是 31 个)已设立了自己的池子。支持者同样反复念叨着老掉牙的"影响力"论调,2006 年为小布什总统准备的一份报告最能反映这一点,其中提到这些池子会"增强美国小企业的购买力"。[12]

尽管得到热心拥护,各州的风险共担池最后都彻底失败了。2004 年 12 月(有数据可考的最近年份),美国各州风险共担池的总参保人数大约是 18 万。[13]假定挤出率为 50%,这意味着这些风险共担池只为 9 万人提供了保障,仅占无保险的总人数(4,700 万)的 0.19%!无保险所占的百分比最低的明尼苏达州拥有最大的风险共担池,大约有 3.3 万名参保人。[14]讽刺的是,无保险人数最多的德克萨斯州拥有全美第二大的风险共担池,共计 2.7 万名参保人。其余 29 个州的风险共担池的参保总人数为 12 万,平均每个州不到 4,200 人。若考虑挤出效应,这意味着每个州只新增了微不足道的 2,100 名参保人。

由州政府发起的健康保险风险共担池遭遇失败的原因与由州政府发起的多数失败的商业行动一样。如果它们真有商业价值的话,私人部门早就尝试了。拥护者搞得好似发明了将小企业风险汇总到一起的新概念一样,其实,私人保险商几十年前就开始玩这套把戏了。保险商的工作就是将风险汇总到一起。让小企业"获得购买力"也没有任何新颖之处。真正重要的购买力多数是在保险商与提供者商谈折扣价时体现出来,而不是在企业与保险商谈判时体现。这些提供者折扣(比例可能是 10%~50% 甚至更高)通常会一路转嫁给保险商的客户,包括小企业客户。保险商自身的影响力可能是微乎其微的,因为没有什么边际可以争取。州政府的风险共担池所做的与私人保险商已经在做的几乎没有分别,未购买私人部门保险的多数小企业也不太可能欣然接受州政府的提议。

一些州的风险共担池看起来更像是私人部门的自愿池子,它们成功的几率可能略高一点。西弗吉尼亚的"企业计划"就是一个典型实例。在该计划中,向小雇主出售保单的保险商可以按州立"政府雇员保险机构"(Public Employees Insurance Agency,简称 PEIA)向州政府雇员提供的同样低的价格出售。无法确定这是否会产生影响;西弗吉尼亚州的小团体市场的竞争已经相当激烈,30 多个保险商中无一超过 40% 的份额。PEIA 提供的网络也许比其中某些保险商好，但究竟有多好呢？我们难以想象，PEIA 有什么方式可以避开曾经困扰自愿购买池的同样的逆向选择问题。

州政府的池子与私人保险商之间的一个重要差异是前者不按经验设定费率。这让州政府的池子面临极大的逆向选择风险。州政府对池子的补贴最后只能留住高风险的雇主，却不足以吸引低风险的雇主进来。如果州政府能凝聚政治力量提供更多的补贴，这些池子也许可以生存下来（但州政府很快会取代私人部门成为主要的保险提供者）。然而，政府也可以考虑将本来被用于补贴风险共担池的税收，用于帮助稳定私人部门的风险共担池。下一节介绍州政府可用于提高私人部门保障的多种方式。

其他州的计划

再保险

"保险"公司大多是通过规避风险来赚钱的，这听起来似乎有点令人吃惊。它们的办法是将参保人的风险汇总到一起，并利用大数法则保证费用可预测。财产或意外伤害保险是个例外，自然的狂怒可能导致数千名保单持有者同时遭受重大损失，也重创保险商的盈亏底线。财产或意外伤害保险商通过购买**再保险**将这些由灾难性事件带来的损失降到最低。如果理赔的成本超过预期，再保险公司就会抵付部分费用。像 General Re、Chubb 和 Aon 这样的企业负担得起财产或意外伤害保险商的再保险，因为它们可以将不同保险公司与不同保险类型的风险汇聚到一起。事实上，再保险商就是保险商的保险商。

健康保险商对个别参保人的巨额个人理赔的担心要远甚于对

参保人之间的关联性风险的担心。事实上,多数的健康风险都不相关;一名参保人患上癌症或者心脏病,不会影响其他参保人患上癌症或者心脏病的概率。[15]因此,健康保险商实现风险最小化的办法不是购买再保险,而是按经验对个人设定费率,或者干脆拒绝为他(她)们提供保障。从商业角度讲,这么做合情合理。但是,这带来了一种可用再保险来解决的政策困境:如果健康保险商对高风险患者的成本进行再保险,就能降低高风险的保费;更多保险商就可以向高风险的参保人提供保障。于是,更多的高风险参保人就能购买保险,至少可以将一部分资金投入到医疗保健体系。

目前,至少有 7 个州提供了某种形式的医疗保健再保险。[16]“健康纽约计划”就是其中最大的之一,拥有近 10 万名参保人。(在挤出效应方面,就算没有此项计划,其中某些个体也会拥有保险)该计划面向小企业和个人开放,后者只要象征性支付一笔费用就可以加入(州政府对计划提供补贴)。作为交换,州政府对 5,000～7,500美元之间的任何理赔给健康计划赔付 90%。再保险也是麻省最近重启的州立风险共担池努力必不可少的元素。本章后文会更详细予以介绍。

Mark Pauly 曾经提出一种力度更大的再保险。具体来说,他针对特定的慢性病人群提出了一项特别联邦保险计划,与 Medicare 目前对血液肾透析提供的计划很类似。这大大地鼓励了私人保险商接纳所有投保人。

再保险有一个大缺点。如果再保险足够慷慨——纽约 90% 的再保险都非常慷慨——那么保险公司几乎就没有控制成本的激励。具有讽刺意味的是,“健康纽约”计划盯住的目标是 HMOs,它要求后者必须向具备资格的投保人提供保险。结果，HMOs 差不多变成了高风险患者的理赔处理器，控制成本的激励荡然无存。这将我们带回到不受限制的按项目付费的医疗时代，而且正好纵容了错误的患者，也就是那些对美国医疗保健成本负主要责任的人。纽约应该降低再保险率，在保障的激励与控制成本的激励之间实现更好的平衡。

按社区设定费率与强制续保

如果高风险投保人因为按经验设定费率而被拒之于保险市场门外，那么，限制按经验设定费率当然有助于把高风险留在市场内。这还有助于限制医疗承保费用从而降低每个人的保险成本。基于这种思维，多数州要求保险商按社区统一设定费率，也就是说，保险商必须根据一名参保人的风险类别而不是这名参保人特定的病史来确定保费。当然，保险商可以通过拒绝向高风险者出售保单来应对。因此，多数州还规定保险商必须为所有客户续保，并对保费增长设定上限。这些政策有时候被统称为"强制续保"（guaranteed renewability）。

Mark Pauly 清晰地阐明了"强制续保"的好处。[17]设想你是一名正在挑选保单的年轻人。你不知道自己老了以后是否会患重病，因此乐于购买一份按平均风险定价的保单。"强制续保"允许你无限期按与平均风险对应的保费购买同样的保单。另一种方式——根据自身健康需要每年购买一份新保单并面临保费波动——则会让你暴露于不利的风险中，并且可能被保险市场彻底拒之门外。

"强制续保"遵循了保险的基本原理：防范财富因健康波动发

生波动。但是,它在不受管制的健康保险市场几乎不存在。保险商清楚,一个强制续保的保险池是不稳定的。健康、年轻的投保人可能会留在池子里,因为他(她)们想以后老有所保。但是,健康、年纪大一点的个体会退出,转向收取保费更低、与自己好于预期的健康状态更吻合的保险计划。这将摧毁风险共担池。出于对这种潜在逆向选择的担忧,保险商不愿意提供终生保单。

既然自由市场无法提供续保,州政府就只好介入了。到20世纪90年代,多数州都实行了强制续保并按社区设定费率。这些法律让高风险投保人免除了支付高保费的风险,但也提高了交叉补贴程度。这或许还帮CDHPs打开了市场,它们的特征自然会吸引更年轻、更健康的投保人,后者也无须再补贴更年长、病得更重的同事。

HIPAA法案规则不适用于首次购买保险或让自己的保险失效的个人。所有州都要求保险商为新客户提供保单,但只有少数州要求对新客户按社区设定费率。Mark Pauly和Bradley Herring最近的一项研究考察了这些州的个人保险市场的运作情况。[18]他们发现,这些法律对无保险的总人数几乎没有影响。有保险的高风险人数略有上升,但有保险的低风险人数减少得更多一点。

事实证明,这些法律非常受政客们欢迎,因为它们只要求对保险市场间接监督,而且无需增税或给雇主增加负担。这些法律主要的反对者是专注于小团体和个人市场的保险商。[19]尽管这些法律有一定的经济合理性,但几乎无助于减少无保险的人数。因此,有些州正在扩大自己直接控制的保险计划Medicaid的保障面。

Medicaid 扩张

在设定 Medicaid（与 SCHIP）的资格条件以及提供者服务的赔付规则上，联邦政府向来都给州政府留有相当大的自由度。20 世纪 80 年代和 90 年代，多数州获得了联邦政府的豁免权，Medicaid 的参保人可以加入管理式医疗计划。如今，超过半数的 Medicaid 参保人都加入了管理式医疗。[20] 在过去几年内，各州对扩大参保人范围的豁免权尤其感兴趣。有时候，豁免权允许各州将既有的 Medicaid（与 SCHIP）资金重新配置到其他州立保险计划。在一些情形下，豁免权还伴随着额外的联邦资助。

现在，至少有 30 个州拥有 Medicaid 和（或）SCHIP 豁免权。多数豁免权涵盖了 Medicaid 的所有服务，但只针对少数目标人群，通常是无儿无女的成年人（往往不符合 Medicaid 的资格类别）或收入超过 Medicaid 传统收入门槛的家庭的儿童。一些州获得了更大的豁免权。阿肯色州、新墨西哥州和俄克拉何马州计划将收入低于联邦贫困线 200％ 的 14 万名工人纳入参保范围。

由于联邦政府只支付大约一半的 Medicaid 费用（各州确切的成本分担比例存在差异），州政府必须设法筹集到其余资金。当选的官员往往利用各种幌子骗选民相信这种扩张无成本或者得到了"大笔"资助（比如，罪恶税或烟草公司的官司和解赔偿费）。但是，政府资金是可以相互替换的。因此，任何来自税收或官司和解的钱都必然以牺牲其他州政府计划为代价或者替代减税。州政府在 Medicaid 上花的钱仍然相当可观。借助联邦配套资金，州每拨出 1 美元预算，地方的医疗保健支出就将增加大约 2 美元。

最受关注的 Medicaid 扩张之一是伊利诺伊州推出的"让所有

孩子健康"(All Kids)计划。该计划的目标是"为每个孩子提供可负担、全方位的健康保险"。该州州长 Blagojevich 最近提出了一项更彻底的计划，要为该州 100 万没有保险的成年人中的大多数人提供保障。若立法获得通过（目前前景似乎暗淡），伊利诺伊州将成为少数几个实施了有望为全体居民提供保障网的州。不妨将它们看成"迷你版国家健康保险体系"。这也许是我们实现近乎全民健康保障的最佳选择。

迷你版国家健康保险体系

在联邦政府得过且过的日子里，一些州政府已经开始大刀阔斧地扩大保障面。它们的迷你版国家健康保险体系旨在确保近乎全民的保障。尽管多数努力似乎都不可能实现预定的崇高目标，但是，它们将为我们发现无保险人群保障的最佳（最劣）策略提供宝贵的实验机会。

夏威夷的计划

如果说有哪个州预计会有大量无保险人群的话，那一定非夏威夷莫属了。小企业雇佣了该州 57％以上的非农业工人，全美这一数字为 50％。[21] 夏威夷还有特别多的工人从事季节性工作。尽管存在这些风险因素，却只有 10％的夏威夷人没有保险。这部分是因为 Medicaid 的适度扩张。但夏威夷的无保险人数有限的主要原因是该州牢牢地管控了私人保险市场。自 1974 年以来，几乎所有雇主都被强制要求向每周工作超过 20 小时的员工提供健康保障，[22] 而且必须至少支付一半的保费。夏威夷还要求强制售保（guaranteed issue），禁止因"先存情况"拒保。保险商不得取消患病参保人的保障，而且只要向任何小雇主出售保险，就必须向所有小企业出售同样的保单。

在夏威夷颁布雇主保障强制令之后不久，无保险人口的比例就骤降到 2%。尽管这个比例已经上升了 5 倍，但仍远远低于全国标准。夏威夷大约 1/5 的无保险者是孩子，多数都有资格享受 Medicaid，但却未曾投保。"夏威夷无保险项目"（Hawaii Uninsured Project）已经摸清了这些无保险者的资格状况，州政府正在设法让他（她）们参保。

将近 30% 的夏威夷无保险者在从事全职工作，其中许多人在看似规避法律、未提供保险的大一点的企业工作。其他无保险工人拒绝支付理应由自己分担的那部分保费。除非州政府提供更多补贴或强迫买保险，否则，他（她）们会继续处于无保险状态。体系中还有不少别的空子可钻。保险计划未涵盖该州众多的季节性工人，不少企业雇佣工人从事每周低于 20 小时的工作从而逃避买保险的义务。尽管存在这些问题，夏威夷简单的雇主强制令对确保夏威夷的保障水平超出全国确实功不可没。

夏威夷的实验表明，雇主强制令可以大幅降低无保险人群的数量。这类管制总是招来被管制者的犯规动作，夏威夷的管制者应该设法堵住某些漏洞。它们可以放任自流（但这意味着该州 10% 的人会没有保险）；向低收入工人提供补贴，或者发起为兼职工人提供保障的计划，但这些举措会拉高税收并进一步疏远保险商。没有人知道这些措施是否足够，唯有通过试错，方能确定。夏威夷正在进行的雇主强制实验向其他州指出了一条为更多无保险者提供保障的可能路径。

与历史打情骂俏

在克林顿(Bill Clinton)1992年就任总统时,他不是唯一一个瞄准可及性问题的政治人物。肯塔基、科罗拉多、俄勒冈以及佛罗里达的州长们都推出了自己的健康改革纲领,通常包括一种"要么提供要么掏钱"的(pay-or-play)强制令:雇主们要么提供保险,要么交一笔税补贴该州的某个保险集团。华盛顿州推出了最复杂的举措之一。1993年颁布的《华盛顿健康服务法》试图将雇主"要么提供要么掏钱"强制令与 Enthoven 的有组织的递送体系(纵向一体化体系)之间"有管理的竞争"原则糅合到一起。希拉里(Hillary Clinton)曾说过,"华盛顿计划的特色……将成为国会通过的任何计划的特色。"[23]

随着克林顿医改的政治命运在1993年看涨、在1994年看跌,这些州的举措的运气也随之起起落落。肯塔基、科罗拉多和佛罗里达的举措最终未能通过立法。麻省和俄勒冈的雇主强制令通过了立法,但在实施前被终止。《华盛顿健康服务法》于1995年被废止。直到近十年以后,才有新的州政府大刀阔斧地为无保险者提供保障。

缅因州的"我的健康我做主"计划

2003年,大约有10%的缅因州人(涉及到13.5万人)没有健康保险。尽管这一数字远低于全国平均水平,该州州长 John Baldacci 还是提出了一项承诺在五年内为所有居民提供保障同时又不让成本失控的计划。2003年7月,该州立法机构批准了州长的计划,这就是有名的"我的健康我做主"(Dirigo Health)。[24]

"我的健康我做主"中包含两个截然不同的扩大可及性计划。

缅因保障计划（MaineCare）试图将 Medicare 的保障面扩到收入在联邦贫困线 200％以内的家庭，或者一个收入大约在 4 万美元以内的四口之家。Dirigo Choice 则对小企业、个体户以及收入在联邦贫困线 300％以内的个人提供可观的健康保险补贴。为遏制逆向选择，选择 Dirigo Choice 的雇主必须为全体雇员提供保障。缅因州会补贴 40％的成本，诱使低风险的雇主加入这个风险共担池。

最初的经验喜忧参半。在推出"我的健康我做主"之前，缅因州的 Medicaid 计划就已在全美最大之列，为该州 20％的居民提供保障。增长主要发生在 2002 年。当年，一项旨在为"无儿无女的成年人"提供保障的新计划的参保人数比预期的高出三倍。Medicaid 的投保人数也在继续增长，如今已覆盖了该州 25％以上的居民，是全美最高的。增长大多源于让所有有资格参与 Medicaid 的个人加入的积极努力。只有大约 5 千名 Medicaid 参保人是由 MaineCare 提供保障。

Dirigo Choice 的增长乏力。2007 年初的参保人数仅为 1.35 万，同期的私人个体和小团体计划的参保人则超过 15 万。[25] 就算是这一数字还高估了 Dirigo Choice 的成就。根据南缅因大学的一项调查，在 Dirigo Choice 首批 7 千名参保人中只有 22％以前没有保险。[26] 若将此比例外推到整个参保人群的话，Dirigo Choice 实际上只解决了 1.35 万名无保险的居民中的大约 3 千名居民的保障问题。考虑到缅因州对保费那么大的补贴力度，我们不应对产生这么大的挤出效应感到惊讶。然而，除此之外似乎没有别的办法能遏制逆向选择。无论惊讶与否，如此严重的挤出效应都是个政治难题。继续买保险的人必须缴税为未购买保险的人提供保障，州长 Baldacci 最近提出征收新税为"我的健康我做主"计划筹资。缅因州是否应该对那些在"我的健康我做主"计划推出之前会从私人部门买保险的人提供那么大力度的保险补贴，已经变成了一个基本的公平问题。

下一个值得关切的问题是，为什么愿意参加 Dirigo Choice 的无保险人士这么少？补贴的力度也许要再大一点，特别是对哪些收入低于联邦贫困线的人群。Dirigo Choice 计划的复杂性也可能是问题的部分原因。基于收入和家庭状况，Dirigo Choice 包含六类不同资格。雇主和雇员若未体验过漫长的申请过程，是难以判断自己究竟得掏多少钱购买保险的。尽管存在这些问题，"我的健康我做主"计划的经验为研究者和政策制定者提供了近距离审视小企业和无保险者参与保险的制约因素的良机。[27] 其他州可以吸取缅因州的前车之鉴。

"我的健康我做主"计划还包含削减成本的措施，包括暂停所有资本支出和床位扩张以及对医院成本、医院和保险商的利润边际的主动限制。这些举措绝不是摆空架子的。"我的健康我做主"必须得到雇主、雇员及联邦政府的 Medicaid 配套比例的资助，任何亏空皆源于对保险商的评估。这些评估基于私人保险商从这些成本削减举措中实现的结余。

当数字显示头九个月的亏空将近 2 千万美元（相当于每个参保人 4 千多美元！）时，人们才更加重视起结余的计算。看起来，"我的健康我做主"计划终究还是在逆向选择上栽了跟头。为挽回这些损失，缅因州报告说，它的成本削减举措在头一年节约了 4.4 千万美元，并对私人保险商征收了 4.4 千万美元的税。测算出来的结余大多是基于对历史支出趋势的遏制，未考虑目前其他州的趋势。过去两年来，全美的医疗保健成本增长已经放缓，非独缅因州如此。保险商对州政府的算法提出抗议，但遭到州立法庭否决。

我们应该搞清楚究竟是谁在承担这 4.4 千万美元的税收负担。保险商肯定会把这笔税收转嫁给参保人。[28]如果缅因州的成本削减举措真的像政府所言的那样节约了 4.4 千万美元，那么参保人的境况与从前并无分别。但是，如果政府高估了结余额，则参保人的支出反而会高于这些举措为他（她）们省下来的钱。这么做本身没什么错，只是掩盖了一个事实：缅因州的政治领袖们虚情假意地告诉纳税人，他（她）们无需为无保险人群的健康保险补贴付任何代价。然而，"天下没有免费的午餐"，这是亘古不变的真理。

遗憾的是，这顿午餐可能被证明是极其昂贵的天价午餐。"我的健康我做主"计划的管理者有尽可能高报结余数字的激励，这意味着保费也会随之水涨船高。而且，没有人去深究一下，所标榜的结余究竟是来自真正的浪费减少，还是来自对人员和服务的克扣？到头来，旨在为无保险的缅因州人扩大保障范围的"我的健康我做主"计划也许是以降低所有人的可及性为代价才换来的。

至少可以这么说，"我的健康我做主"计划正在忍受着巨大的成长烦恼。缅因州的选民曾有机会在 2006 年秋季的州长选举中表达自己的意见，"我的健康我做主"计划是此次选举中的一个核心话题。州长 Baldacci 与四个对手同台竞选，其中包括一位保守的共和党候选人。Baldacci 最后再次当选，但 38％的投票总数几乎无法代表对"我的健康我做主"计划铿锵有力的支持。

要敲响"我的健康我做主"计划的丧钟还为时尚早。尽管我心存疑窦，但是，这项对个人提供补贴的实验为其他州提供了寻求解决之道的宝贵教训。在终极审判到来之前，我希望缅因州的选民能再给这个计划几年成长时间。

麻省健保计划

美国无保险人群的保障体系实际上一直是靠交叉补贴。非营利医院利用自己的免税地位、慈善捐款以及私人保险的利润补偿无保险患者的医疗成本。有私人保险的患者也许未意识到这一点，但事实上他（她）一直在为无保险的人买单。（神不知鬼不觉或许就是这套体系最大的政治优势）近年来，随着 Medicare、Medicaid 和管理式医疗的补偿减少，医院再也没有那么多可用于为无保险者提供治疗的资源。为应对这种趋势，麻省设立了一笔每年 5 亿美元的基金用于支付医院对无保险者的治疗。这笔钱来自对雇主资助的健康保险的税收，外加与"美国医保服务中心"（简称 CMS）签订一项特别协议获得的联邦 Medicaid 资金。

该计划运转得相当不错，它鼓励麻省的医院欣然接收那些没有保险的患者，其他州的非营利医院则还在因为拒收这些患者或收治以后不断催账而被猛烈地讨伐。然而，这项计划也有明显局限。没有足够的资金可用于补偿医院为无保险者提供的医疗的全部成本，而且仍有许多无保险者无力支付医院以外的其他医疗服务。有保险的居民则抱怨，自己不仅得自掏腰包买保险，而且要缴税补贴别人的医疗。（交叉补贴一旦公之于众，明白真相的纳税人大都会感到不悦）大雇主心中也是五味杂陈，它们认为该计划使得小雇主更容易退出保险。保险商也不喜欢这个计划，因为它鼓励挤出从而减少了对它们的保单的需求。

　　作为对这些关切的回应，1996 年 4 月，麻省设立了全美第一个旨在确保所有居民拥有医疗保险的州立计划。该计划的核心是对雇主的"要么提供要么掏钱"强制令，加上对个人的胡萝卜加大棒。雇主若不为雇员买保险，就得每年向每名雇员支付大约 300 美元；雇员个人必须购买保险，但也能视自身收入水平享受补贴。这些想法并无新意，但麻省是第一个勇敢地尝试全套的州。

　　"麻省健保计划"（Massachusetts Health Plan）真正的创新在于创造了一个被称为"连通器"（Connector）市场化的保险中介。"连通器"将所有投保人和私人保险商聚到一起，就像 Amazon. com 将买家与挂靠它的卖家撮合到一起那样。想参加的保险商必须向州政府提供保障和保险细节。除去某些重要的例外（下文介绍），保险商可以自由地出售任何类型的计划：无论是高起付线的计划、管理严格的 HMO，还是有普通的宽松网络的 PPO。无法通过雇主获得保险的本州居民要么得自掏腰包买保险，要么必须通过"连通器"代购保险。选择后者的人可以从所有开放的计划中挑选一个，即使更换雇主或退出劳动力市场，依然可以保留自己的保险。"连通器"是那些得不到雇主提供的保障的人们始终可以依靠的保险渠道。

　　尽管"连通器"在执行上颇有新意，但是，它的思想灵感源于 Enthoven 提出的"消费者选择健康计划"的核心原则：每个雇员都可以自由地从市场上选择任何计划，而不只是由雇主提供的一个或两个计划。与此思想一脉相承的保险清算所在 20 世纪 90 年代末起死回生，只不过这次是由想设立私人部门"连通器"的企业家推动的，其目的是要将每个本地市场上的十余个甚至更多的保险商与数百个小雇主串联起来。雇主可以自由地挑选自己青睐的保险商，"连通器"企业则可以影响从雇主到保险计划的保费电子转移。

大约在 10 年前，我曾为一家风险投资公司提供咨询，一家创业公司曾与之接洽商谈设立类似"连通器"的经纪服务的可能。这笔风险投资的成败似乎取决于风险调整。具体来说，这家公司需要找到办法帮助保险商避开投保人的逆向选择以及机会主义的竞争对手的"撇脂"行为。这家风险投资公司得出的结论是，尽管风险调整从我做 Enthoven 的研究生的时代以来取得了长足进步，但还没有达到足以令人满意的地步。其他风险投资公司显然也这么认为。因此，私人部门的"连通器"最终未变成现实。但是，我们距离利用公开可得的数据进行更高质量的风险调整，已经为时不远了（下一章予以介绍）。

为什么私人部门的"连通器"失败了，麻省的"连通器"却取得了成功？个中原因甚多。首先是让雇主和雇员参与的胡萝卜加大棒的组合办法。"麻省健保计划"的首席设计师、麻省理工大学经济学家 Jonathan Gruber 认为，要解决的头等问题是，从慈善医疗池子调过来的 5 亿美元，是否提供了保证稳定的风险共担池所需的规模和广泛参与度的足够大的胡萝卜。幸运的是，麻省手头已经有了这笔钱，这笔钱可以从现有支出中挪过来，而不是增收工薪税。但是，Gruber 也坦诚指出，我们没办法搞清楚限制逆向选择究竟需要多少补贴。倘若需要更多资金，纳税人是否会愿意买单，他心里也没谱。他的担心似乎是有道理的，已经有人开始在私底下对此项计划可能得继续增税发牢骚了。

　　"麻省健保计划"还采取了其他措施让"连通器"发挥作用。为了限制"撇脂"行为，它仿效克林顿医改模式规定了所有保险计划都必须提供的福利套餐。对收入未达到联邦贫困线 100％的个人，保险公司必须对住院、门诊与预防性服务、处方药、精神健康以及药物滥用和牙科、视力等所有医疗提供保障。不多不少，刚刚好。此外，对收入未达到联邦贫困线 300％的个人，保险公司不得设起付线，而且必须提供相当宽松的网络。

　　这些限制措施让某些自由市场支持者心灰意冷。就连总体上支持"麻省健保计划"的美国传统基金会也忍不住发问：倘若州政府强行规定其他产品（比如汽车）的特征，消费者会做何感想？让消费者对汽车特征有大量选择余地显然大有好处，但这没有抓到问题的要害。就汽车而言，消费者对各项因素确实有不同偏好，比如宽敞性、外观、可靠性。多样性在这里很重要。对于健康保险，保障选项的多样性也要顺应消费者的需要，但绝不能泛滥到为逆向选择和"撇脂"行为创造便利的地步。无论汽车还是保险市场，竞争的主要好处都是鼓励卖家通过创造性的方式降低成本同时满足消费者需要。对保险设计的限制丝毫未妨碍这一点。

　　"麻省健保计划"采取了许多其他措施来限制逆向选择与"撇脂"行为。收入介于联邦贫困线 200％～300％之间的个人若选择了低保费、高成本分担比例的计划，只能保留一半的结余。与此同时，州政府还对成本超过预期金额 105％的参保人向保险商提供50％的再保险，并对成本低于预期金额 95％的参保人向保险商收取 50％的"退款"。最后，凡是参与的保险计划都必须额外缴纳1.2％的税，用于赔付每年承受的成本超过 15 万美元的个人的全部费用。

"麻省健保计划"似乎解决了该州老一套办法存在的大部分问题。无保险者现在要为自己的医疗保健成本缴费，而且保障范围超出了医院的医疗。即使退出或更换工作，参与者也更容易保留保险。私人保险商仍要缴税，但它们的参保人数增加了。雇主即使不自行提供保险，也必须承担保险成本。"麻省健保计划"依靠补贴和再保险来遏制"撇脂"和逆向选择。

尽管取得了这些可喜的变化，但是，该计划仍然面临诸多挑战。补贴是否大到足以鼓励个人购买保险？如果不够，纳税人是否愿意缴更多的税？再保险会削弱降低成本的努力吗？它是否足以遏制逆向选择？州政府只是充当再保险人，还是需要对保费进行风险调整？雇主会停止提供保险转而支付"税收"，从而产生挤出吗？

由于该计划的关键条款直到 2007 年 7 月才生效，要搞清这些问题的答案为时尚早。但是，许多政策分析人士对此持乐观态度。政治中立的"健康系统变革研究中心"的政策大佬 Paul Ginsburg 曾说过"这很可能是最接近于全民保障的计划"。[29]或许有点令人意外的是，该计划还得到了不少保守派思想家的热烈拥护，比如美国传统基金会的 Robert Moffit。[30]但是，并不是人人都喜欢这项计划。保守的"太平洋研究院"的主席、消费者驱动型医疗保健的热情支持者 Sally Pipes 就认为，"麻省健保计划"最终的结局将是"政府完全接管医疗保健"。对加拿大式国家健康体系同样充满热情的支持者 Steffie Woolhandler 和 David Himmelstein 却将这项计划称为"麻省的失策"。[31]

没有人能肯定，雇主会对这种"要么提供要么掏钱"的强制令作何反应，或者补贴要有多高才能保证每个人参与。Pipes、Woolhandler 和 Himmelstein 在就该由市场还是州政府控制进行老掉牙的唇枪舌战，麻省却已经在真刀真枪地埋头苦干。它正在做一项实验，跟夏威夷和缅因州一样，它是全美其余各州的实验豚鼠。"麻省健保计划"遭到了政治频谱两端人士的批判，却得到了中间人士满怀希望的评论，这一事实让我相信，这一实验也许会成功。

伊利诺伊州的"为全部孩子健康"计划

另一项声势小一点的实验正在伊利诺伊州进行。正如它的名字所暗示的，伊利诺伊州的"为全部孩子健康"（All Kids）计划的目标是为该州所有孩子提供医疗保险保障。当州长 Blagojevich 的计划于 2005 年通过立法时，该州大约有 25 万名无保险的儿童。"为全部孩子健康"计划试图将有资格享受 Medicaid 或 SCHIP 但尚未签约的近 12.5 万名儿童纳入保障范围。其余孩子将通过一个面向因收入太高而没有资格享受现有计划的家庭、根据经济实力发放补贴的 Medicaid 扩张计划获得保障。"为全部孩子健康"计划的规则要比"我的健康我做主"或"麻省健保计划"简单得多。该计划一炮打响，首月就有 5 万名儿童参保。但是，他（她）们几乎都已经参保了其他州立计划。人们对这种挤出效应也相当关切。到目前为止，真正新加入的参保人数似乎微不足道。

"为全部孩子健康"计划引发诸多质疑中有一点是它的筹资机制。州长 Blagojevich 宣称，"为全部孩子健康"计划的资金将来自其他州立保险计划（包括 Medicaid）向管理式医疗的转移。因此，该计划似乎对总预算没有影响。从会计角度而言或许是如此。但是,这种说法极具误导性。就算没有"为全部孩子健康"计划,也可以转到管理式医疗,将资金解放出来用于其他用途。现在指定用于"为全部孩子健康"计划的资金本来可被用于弥补提供者支付的缺口,增加教育支出,甚至减少面临长期预算缺口的伊利诺伊州的征税。该州选择将这笔钱用到"为全部孩子健康"计划上本身并无过错。但是,若要公平地评估它,就必须搞清楚它的真实成本。

其他行动[32]

将近半数的州都在推出试图大幅扩张健康保障面的计划。[33]一些州在探索居于夏威夷和麻省健保计划核心的"要么提供要么掏钱"强制令。马里兰州和纽约市要求大零售商向雇员提供健康保险,或者支付一笔健康保险"税"。马里兰的立法在法庭上遭到质疑,理由是它只瞄准了一家企业——沃尔玛。旧金山的"健保可及"(Healthcare Access)计划于2007年1月启动,目的是将该市大约8万名无保险居民中的至少1.5万名纳入参保范围。资金来源是通过向目前未提供保险的雇主征税。

加州州长施瓦辛格最近的提案颇受关注。按照该提案,雇员超过10人的企业必须为雇员提供保险或者支付4%的工薪税。更小的企业可以免税。没有雇主提供保险的雇员必须购买保险,要么是自掏腰包,要么是加入州政府的池子。低收入的个人会得到补贴,资金来自对医生征收的2%的税和对医院征收的4%的税。强制售保和强制续保的规则也严格化了。保险公司的利润被设定了上限,尽管这一条执行起来有难度,因为全国性保险商可以在会计数据上略施小计进行规避。由于加州立法机构试图先解决短期内的预算问题，此项提案行将就木。

这些"要么提供要么掏钱"的举措让政府得以在不征税的情况下扩大可及性。当然，雇主及其雇员必须承受负担，但这种负担已经通过其他方式由全社会承担。难怪有多位总统候选人都曾公开支持过某种形式的"要么提供要么掏钱"提案。当然，这种举措无法保证全民保障。雇主未提供保障的个人仍须自己购买保险。不同计划之间的主要差别就体现在这里。麻省的计划对购买私人保险的个人提供现金激励。参议员奥巴马（Barrack Obama）的提案思路与此类似。但是，没有人知道要实现接近全民保障究竟需要多大的激励（以及要征多少税）；有些个人拒绝购买保险，除非是完全免费。在参议员希拉里的"要么提供要么掏钱"提案中，无法从雇主那里获得保障的个人将被纳入 Medicaid 或类似计划中。在这里，同样不清楚必需的税赋有多高。

有些州提出过更富有雄心的提案为无保险人群提供保障。2001 年，康涅狄格州提出的一份加拿大式的单一支付方案最终未能获得通过。2004 年，加州的选民否决了一项要求州政府为所有缺乏雇主保障的居民提供保障的无记名投票倡议（"72 号提案"）。在新墨西哥州，类似的提案每隔一年都会由单一支付体系的拥护者提出，但从未成功过。

威斯康辛州正在考虑一项复活 Enthoven 的"消费者选择健康保险"（CCHPs）思想的立法。1984 年，Enthoven 的想法已经在该州成功地试过一次。当时，州政府对向政府雇员提供的健康保险资助额设定了上限，并要求雇员自行承担额外费用。这迫使健康保险计划激烈地争夺州政府雇员的业务。威斯康辛州首府及该州旗舰大学所在地麦迪逊的成效最为明显。根据 Stephen Hill 和 Barbara Wolfe 的研究报告，麦迪逊的大多数州政府雇员很快就加入了 HMOs，结果是他（她）们的医疗保健成本显著下降。[34]

当前的立法举措是非营利的"威斯康辛健康项目"（Wisconsin Health Project）的主管 David Riemer 独创的一个点子。Enthoven 听说过该项目通过竞争来扩大可及性同时控制成本的努力，并成为了它们的精神导师。由此产生的威斯康辛健康计划（Wisconsin Health Plan）将覆盖威斯康辛州几乎所有年龄不到 65 岁的居民，包括那些目前由 Medicaid 提供保障的和没有保险的居民。投保人可从该州任何持有牌照的健康计划——按成本与质量指标划分为三级——中间挑选一个。（分层的目的是为了简化选择同时鼓励竞争）州政府会按经济实力给予税收优惠（资金来自工薪税），保证所有居民都能购买到第一级的保险计划。优惠金额（以及保费）都会按风险进行调整。投保人必须自掏腰包购买第二或第三级的保险计划。跟麻省一样，威斯康辛州也不提供再保险。

像多数其他旨在扩大可及性的提案一样，威斯康辛健康计划也要征收大量新税。该计划的一个版本将导致威斯康辛成为全美地方所得税税率最高的州。当立法者仔细琢磨威斯康辛健康计划时，就会逐渐悟出所有政策制定者最终都必须明白的道理：在不久的将来，我们还没法在不增税的情况下保证接近全民的保障。

政治现实也许是，我们必须将扩大可及性的努力与找到最成本有效的医疗提供方式的努力结合起来。各州的实验再次对我们拥有的机遇提供了有价值的透视。回首一下 20 世纪 70 年代曾催生医院的预付体系的州政府定价实验。20 世纪 80 年代，田纳西州领导了一场州政府将 Medicaid 参保人纳入 HMO 的运动。今天最大胆的实验正在俄勒冈州如火如荼地进行，它运用成本有效性准则让 Medicaid 计划更加理性。支持者认为这是理顺像一团乱麻的美国医疗保健体系的最佳方式。唱反调者则将其形容为赤裸裸的配给。

让医疗支出更有价值：俄勒冈州的 Medicaid 计划

如果说有哪些政策制定者对试图从有限的税收中榨取到最大价值最有经验的话，那就非各州的 Medicaid 计划主管莫属。由于缺少强有力的投票支持，州立的 Medicaid 计划似乎总是得面对紧巴巴的预算。有些州通过拒绝向某些高成本治疗付费来充分利用 Medicaid 资金。这种配给二十年前就引起了全美人民的注意。然而，在一名受俄勒冈州 Medicaid 计划保障的男孩因为骨髓移植申请被拒而死亡的消息被全国媒体报道以后，立法机构任命了一个委员会调查该州的配给制。

委员会批准了一种基于成本有效性分析的方法。它按成本有效性从高到低的顺序对大约 800 项医疗干预进行排序，并建议拒绝支付大约 200 种排名靠后的治疗，包括对体重严重偏低的婴儿的生命救助和对晚期艾滋病患者的医学治疗。俄勒冈参议院主席 John Kitszhaber（曾经是一名医生）捍卫了这项计划。他指出，俄勒冈州其实早就在对医疗进行配给，新计划不过是将其公之于众。[35] 通过为配给提供合理解释，该州可以解放出资金用于为更多低收入居民提供保障，甚至向保障包中增加额外服务。

尽管遇到来自各方的反对，该计划仍在向前推进，经过数次修订以后于 1994 年开始实施。俄勒冈的配给制仍在继续。该州已将保障范围扩到牙科医疗、预防服务以及器官移植，并将 10 万名以前没有保险的居民纳入参保范围。多数俄勒冈人仍然支持这项计划，但尚无别的州认真考虑效仿俄勒冈州。

利用成本有效性分析来配给昂贵的高科技服务是美国以外的国家的普遍做法：政府机构——比如，英国的国家临床卓越研究所和澳大利亚的药品福利咨询委员会——在批准药品使用和其他新技术之前都会参考明晰的成本有效性准则。美国的管理式医疗组织在搞使用审查和设立药典时也曾考虑使用成本有效性准则。Medicare 目前正在探索是否将这种流程常规化。

支付者有大量的成本有效性研究可资借鉴。研究者们已经精炼出了比较不同医疗干预的成本有效性的方法，甚至开发出了像"质量调整生命年"（QALYs）这样的评判尺度，便于对完全不同的治疗进行对比（比如，髋关节置换手术与角膜移植）。这方面的研究受到与困扰质量度量的某些类似数据问题的限制，尤其是难以生成无缝的电子病历。但是，利用将健康支出配置到收益-成本比例最高的干预上的思想有相当多的可取之处。正如俄勒冈的Kitzhaber 可能会说的，问题不在于我们是否应该对技术使用进行配给，而是如何最佳地进行配给。基于成本有效性准则的配给有望让我们花在医疗保健上的每一分钱发挥最大效益。

俄勒冈、夏威夷、缅因和麻省以及其他州的健康计划可能被证明是变革来临的前兆。在历届联邦政府遭遇失败以后，这些州的政府却成功地扩大了保障面。但是，如果我们打算在扩大可及性的同时保证效率和质量，仍有诸多挑战有待克服。在本书最后一章，我提供了一些振兴美国医疗保健体系的新的和老的想法。

第八章 重振美国医疗保健体系

　　我们的身心健康也许是美国最宝贵的资产。因此,每个社会都应该思考,什么计划能最有效地增进公民的健康。

　　　　　　　　——Ray Wilber,CCMC 的主席,1932①

　　美国人花在医疗保健上的支出比世界上任何其他地方都要多得多。然而,我们的医疗质量却存在令人无法接受的巨大差异,而且有数百万人面临着一旦遭遇病魔侵袭就会陷入财务灾难。如果将医疗保健体系比作一位患者,我们可能得发病危通知了。

　　这并不是因为缺少救治的办法。自 CCMC 的报告发布以来,改善可及性同时降低成本、提高质量的点子就遍及私人和公共部门。每一位总统候选人都开过自己的处方。我们需要的不是更多的治愈美国医疗保健体系的建议——点子多得用不完——而是如何保证既有提议提高成功机会。

　　回首过去一个世纪来的健康改革,容易发现挡在我们成功道路上的几个常见壁垒:

● 信息不充分；

● 激励不恰当；

● 博弈(而非创造价值)成功的机会太多；

● 对医疗成本不切实际的预期。

在本章中，我提供了一些如何降低这些壁垒的设想。

用电子病历为改革铺路

如果单单审视健康信息技术的现状，我们几乎全然不会意识到我们已经跨入计算机时代长达半个世纪之久了。很多提供者仍在使用书面记录。已实现计算机化的提供者的临床数据与账务数据系统往往各自独立。由于没有技术标准，提供者无法方便地共享临床数据。其结果是太多人在信息真空状态下做了太多的重要决策。这种糟糕的状态已经让我们付出了沉重代价。

代价究竟有多高呢？不妨回顾一下过去二十年来一些最重要的市场化举措，比如按人头付费、使用审查、一体化递送体系以及医生—医院组织。其中没有一项达到预期的效果。所有举措都面临着同样的障碍，就是缺乏必要的信息系统。若不改进数据系统，目前正在实施中的举措——包括消费者导向的健康计划、报告卡、按绩效付费以及成本有效性评估——也将无法发挥出最大潜力。更优质的数据对清除保险市场的病痛也大有裨益。终有一日，我们会像 Enthoven 当年提出"消费者选择健康计划"（CCHPs）时构想的那样对保费进行各种各样的风险调整，保险商也更愿意加入风险共担池以及像麻省"连通器"那样的中介安排。[2]如果我们想在健康经济改革方面取得任何重大进展，就必须标准化并推广实施一体化的电子病历（Electronic Medical Records，简称 EMRs）。这是所有其他改革成功的基石。

EMRs 的障碍

只有不到半数的医院和 20％ 的医生推行了某种 EMR 系统。养老院、家庭护理机构、牙医及其他提供者在这方面更加落后。有许多企业在兜售自己开发的 EMR 系统，但这些系统各有不同的数据段和变量名。即使医生和医院都建立了 EMR，可能也没法相互交换电子信息。

这些问题源于简单的经济学考虑。多数提供者之所以拒绝实行 EMR，是因为商家未能提出有说服力的商业理由。一个普通医生建立 EMR 的成本可能超过 4 万美元，每年维护成本为 8 千美元。[3]支持者声称医生可以通过改善账单处理（也就是提高编码层次实现最大赔付）以及优化应收账款管理来收回这笔投资。这种说法肯定不太有说服力，否则的话，采纳 EMRs 的医生的比例要比现在高得多。

EMR 的支持者还提到它在成本节约上的巨大潜力。一项研究表明，仅减少不必要的实验室化验一项每年带来的节约就超过 300 亿美元。[4]Health IT 公司的专家 Kleinke 指出，这种节约对许多提供者来说就是一笔**亏本**生意。[5]他认为，给社会带来的任何成本节约都意味着提供者的收入损失，并对提供者是否会购买一套压低自身收入的系统深表怀疑。Kleinke 的说法就短期而言可能是对的。但是，如果提供者真的实行了标准化的 EMR，支付者要实施奖励效率的支付制度就更容易了。若是如此，提供者和消费者在降低医疗保健支出上的利益就一致了，EMR 带来的总收益将超过成本。但是，这是一个"先有鸡还是先有蛋"的问题：如果提供者没有实施 EMRs 的短期激励，长期收益又从何说起呢？

即使商家可以提供实行 EMR 的商业理由，提供者也会出于对系统兼容性的担心而观望。一些有魄力的技术公司（包括 GE 和 Oracle）正在对可以让原本不兼容的系统实现部分一体化的互通软件进行 β 检验。这也许能哄骗某些提供者入场，但是，肯定还会有很多提供者要等待统一标准出来之后再做决定。

我不会轻率地建议政府对医疗保健体系进行大规模干预。但是，鸡和蛋的问题以及标准的缺失是市场本身也许绝对不会提供 EMR 的两个主要原因。对标准的经济学的仔细审视表明，政府稍微助推一把就足以解决这个难题。

标准的经济学

标准可以自发地演化出来。比如，当年 VHS 盒式录像机逐渐压倒 Betamax，或者微软 MS‑DOS 格式打败苹果赢得个人电脑用户的霸权。无论是家庭录像还是个人电脑，都是自然而然地标准化的，因为它们呈现出"网络外部性"。这意味着任何一种特定格式给用户带来的收益取决于有多少用户在使用它。一旦某种特定格式占有市场份额达到"引爆点"，整个市场就会向那个方向倾斜，这种格式也就成为了产业标准。但是，大量时间和金钱在等待引爆点的过程中被浪费掉了。有些技术的网络效应太弱，以至于标准化也许永远不会发生。EMR 看来就属于这种情况。患者也许从标准化当中获益甚多，但提供者得不到什么好处。因此，无法形成巨大的网络外部效应，市场缺少标准化的动力。

为避免无效率和耗费时间的标准战争，产业常常会组建制定标准的联盟，商定某种共同格式。20 世纪 90 年代中期的 DVD 联盟就是这么做的，其结果是消费者电子创新出现有史以来最快的增长。标准化有时候需要来自政府的推动，这是高清电视（HDTV）标准制立背后的故事。幸运的是，联邦政府现在正在推进 EMR 的标准化。

美国国会两党都认为有必要标准化 EMR，克林顿总统已经确立了到 2014 年实现 EMR 标准化的国家目标。医疗保健信息技术标准委员会（Healthcare Information Technology Standards Panel，简称 HITSP）是 2005 年底由美国国家标准研究院（American National Standards Institute）发起组建的包含了 200 多个 IT 商家、医疗保健提供者和支付者以及公共部门机构的联盟。哈佛医学院的首席信息主管 John Halamka 担任该联盟主席。HITSP 正在开发一套"为医疗保健软件与应用之间广泛的互联互通提供条件和支持"的标准。[6]2007 年 1 月，美国健康与人类服务部部长 Michael Leavitt 接受了 HITSP 提出的 30 项已达成共识的标准。这些标准将保证提供者的办公系统之间的兼容，以及提供者的系统、实验室系统和以患者为中心的系统（比如，由 CDHPs 催生的）内部的兼容。按照 Halamka 的说法，这些标准将"使消费者有能力做自己的健康信息的管家"。[7]

从 2008 年 1 月开始，所有新的和升级的联邦健康信息系统都必须遵守这些标准。联邦政府应该进一步要求提供者建立基于同样标准的 EMR。扣留 Medicare 费用的威胁就足以做到这一点。我预计，私人部门很快就会仿效，因为私人支付者往往会追随

Medicare。[8]多数医院已经或正在考虑实施 EMR,对这项要求不会有太大抵触。对于医生,则需要更有说服力的理由才行。

一个独立执业者每年要花大约 1.2~1.5 万美元(包括预付成本摊销)才能过渡到 EMR。即便对一名医生来说,这也是一笔大费用。如果要让医生接受 EMR,抵制最小的办法可能是向采纳者发放补贴,比如在 RBRVS 中增加一个 EMR"因子"。换言之,所有医生的费用都会提高某个象征性的数额(可能不到 1%)用于弥补成本。

但是,这种方法会遇到某种反对,因为对普通医生的利润毫无影响的 EMR 因子不足以补偿私人执业者和小团体诊所的成本。即便如此,我也看不出有任何经济学理由给私人执业者更高的补贴。私人诊所本身就是不经济的,EMR 只是提高了规模不经济的程度。如果患者需要私下交流,或医生想享有私人诊所的奢侈,就应该自掏腰包。但是,考虑到 EMR 尽快被接受的重要性,仍有必要为其创造有利条件。在两到三年内分期额外投入总共100~200亿美元,就足以补偿在每个医生的办公室建立 EMR 的半数成本(无论诊所规模多大)。这笔支出还不到医疗保健总支出的0.5%。从推动有意义的医疗保健改革的能力来说,这笔钱对社会的投资回报率要高得多。

改善数据采集

行政理赔数据的一个大问题是没有包含足够的风险调整因子或结果。一旦实现了 EMRs 的整合,就可以弥补这一缺憾。与此同时,我们还可以利用现有的理赔系统采集更多的临床数据。除传统的理赔信息之外,纽约州还要求医院报告心脏病患者的少数风险调整因子。Medicare 也应该这么做，要求对每次住院和门诊提供与诊断有关的风险调整因子。Medicare 还应该要求提供更多的详细结果数据，比如下文要介绍的社交和身体功能状态数据。

保密性

电子健康数据系统包含了私密的患者诊断信息。电脑黑客可以获取这些信息并酿成悲剧。慢性病患者可能会发现自己难以获得保险或就业机会。许多人可能因此遭遇尴尬、嘲笑等等。EMRs 标准化的反对者凭空想像出了种种诸如此类的情景。但是，这的确描述了**目前的**状态。Medicare 的行政理赔数据是以电子形式储存的，并包含了足以被任何人用来严重干扰受益人生活的诊断信息。私人保险商的行政理赔数据也是如此。幸运的是，这些数据的监护人已经对此保持警觉，而且也未出现过大面积滥用的情况。EMR 不会让情况变得更糟。集中性的防护（包括编码掩盖个人身份）就可以大大提高这些信息被人窃取的难度。

遗憾的是，管制者设置了许多不利于数据整合的信息障碍，而且都是以保护医疗信息隐私的名义。最近的研究表明，新颁布的隐私保护法显著地降低了提供者采纳 EMR 的速度。[9]对隐私的担忧是正当合理的，但它始终会存在。EMR 不会提升威胁的层次，限制 EMR 推广的管制则会给整个健康体系带来灾难性后果。就隐私保护而言，猫已经逃出了袋子。我们还是尽力抓到最好的那只猫吧。

小结

几乎可以不夸张地说，每项重大的现行医疗保健行动都取决于 EMR 的成功。EMRs 必须成为我们关心的头等大事。但是，要振兴美国的医疗保健体系,还有更多工作要做。

让 CDHPs 动起来

只有少数办法能抵消马库斯·维尔比时代的过度激励。政府可以对价格设定上限,或者限制技术的可及性。若是做得半心半意,比如像费率设定和 CON 审批那样,几乎不会有任何效果。若是做得全心全意,比如像加拿大和其他地方那样,成本固然可以被控制住,但医疗排队就是无可避免的副产品。无论如何,在当今时代,让政府全面接管美国医疗保健体系看起来跟过去任何时候一样不可能得到国会的批准,"时代不同了"的说辞只能聊以自慰。私人保险商自有降低成本的妙计。它们可以像凯泽那样"反转经济学",向提供者支付固定工资或人头费。但是,这种解决办法已经死于对 HMO 的强烈抵制。

如果我们将成本控制的重心从支付者和提供者身上转移开,就必须把重任放到患者肩上。这正是 CDHP 理应努力的方向。抛开所有的噱头,我们面对的经济现实是,现有 CDHPs 计划的财务激励不够强。CDHP 的起付线定得太低,100％的最后一美元保障来得太快。因此,CDHPs 对任何住院或慢性病患者几乎没有影响。

解决办法简单得很,就是改变财务激励。不妨试试用 25％的成本分担比例加上 2 万美元的封顶线取代原先 5 千美元的起付线。[10]患者面对的最高支出都是 5 千美元,因而获得了同样程度的财务保障。但是,在重新设计的 CDHPs 计划中,几乎所有参保人(甚至那些慢性病患者或住院患者)都有激励搜寻价值最大的提供者。搜购是让市场发挥作用的关键，它迫使提供者提高效率。[11]即便是不搜购的患者也会因为提供者效率提升而获益。

适当的实验有助于进一步强化 CDHPs。如果可能的话，应该对成本分担进行校准，直到患者对额外的医疗保健边际成本有敏感反应。比如，一位每年至少要花 2 万美元的糖尿病患者应该免费享受前面 2 万美元的医疗，然后面对最高不超过 4 万美元的成本分担条款。目前对 HSAs 给予税收抵免的规则制约了保险计划做成本分担实验的能力。让我们解除这些规则吧。

简化财务工具

CDHPs 的目标之一是让患者更快成长为优秀的医疗保健消费者。但是，HSAs 增加了医疗保健筹资的复杂性。有些参保人发现，通过 HSAs 将支付额转给还不习惯这种新型财务工具的提供者存在困难。我相信这个问题很快会自动解决。但是，还有另外一个可能，随着 HSAs 逐渐演变成有价值的养老投资手段，问题会更加恶化。银行和经纪行都想从事 HSAs 的管理业务。随着 HSAs 的管理业务与个人退休账户的管理业务一道成长，必要的管理负担以及账户管理的费用也会增长。

对此有一个简单的解决办法。美国国会应该废除 HSAs，转而调整与个人退休账户（IRAs）有关的规则：允许雇主每年向雇员享受税收递延的退休账户额外存入 5 万美元。个人可以用自己的退休账户支付不受保障的医疗费用，但每年最多不超过 5 千美元。CDHPs 可以保持同样的成本分担和封顶线，或者像前文描述的那样做实验。这种方法保留了 CDHPs 和 HSAs 的全部财务特征，却无需另设一个退休账户。唯一需要注意的是，像 CDHPs 一样，更富有的纳税人将成为最大赢家，因为他（她）们面临最高的税率。如果可能的话，我们应该将此项提议与另外一项有助于平衡税收带来的影响的变革结合起来。

拉平医疗保险市场

HSAs 是一种"打败不了它们就跟它们交朋友"的营造公平税收环境的办法。这种办法存在三个问题：首先，它没有给 HMOs 创造公平的竞争环境，对高起付线的 HMOs 几乎没有意义。其次，它仍然是人为地让健康保险变得比其他商品和服务更便宜，扭曲了人们更多购买医疗保健和更少购买其他商品和服务。第三，它对面对最高边际所得税税率的最富裕的纳税人产生了最大扭曲。

还有一种"打败他们"的办法，就是取消对所有健康保险的税收抵免待遇。这将同时营造公平的竞争环境消除税法最累退的元素之一。当然，废除中产阶级和富人高达 2 千亿美元的减税优惠在政治上是无法通过的。此外，对保险购买的研究表明，如果取消税收福利，更多工人会选择干脆不买保险。

30 年前，Alain Enthoven 就建议限制对典型 HMO 收取的保费的减税。这不会影响大多数税收补贴，与此同时税法也不再对购买过度慷慨的健康保险提供补贴。此后，这一思想的各种版本广为流传，多数都将税收抵免限定在市场上处于"中位数"的保险计划的成本水平上或附近范围。倘若今天实施的话，这将赋予 HMOs 相对于更昂贵的保险计划更公平的机会。它还能避免健康保险不必要地跟代表 CDHP 特色的养老投资纠缠到一起。

这一提议迫使参保人承担昂贵保险计划的全部增量成本，但也赋予处于"中位数"的保险计划相对"便宜的"保险计划税收优惠。这一点容易通过调低税收抵免上限进行补救。但是,即便是这样也不能掩盖税收抵免的累退性。我们应该转向一种中性甚至累进的税收体系。很多经济学家认为,最好的办法是从税收抵免(tax deductions)转向减税(tax credits)。[①] 我将在探索为无保险人群提供保障的选项时进一步阐述这一点。首先,我要对提升效率和质量提出其他建议。

合理定价

想想普通美国人每年在医疗上花费超过 7 千美元,却不清楚每项服务究竟值多少钱,是令人震惊的。我无法确定这个问题是否有简单的解决办法,但医疗过程的不可预测性和复杂性使任何一名患者根本不可能明智地进行比较选购。即便如此,我们也不应该放过一个似乎刻意要用定价系统把患者搞得稀里糊涂的产业。如果我们更多关注定价,不那么关注向消费者提供更多信息,而是更多地关注如何赋予提供者恰当的激励,就能极大地提高效率。

在教科书描述的竞争性市场上,价格是向消费者传递商品和服务的生产成本的信号,它保证没有人购买成本超过价值的东西;价格也是向生产者传递出商品和服务对消费者的价值的信号,它保证生产者不生产几乎没有价值的东西。这是市场实现有效率的结果的方式。然而,这不是医疗保健市场运作的方式,由此产生了惊人的无效率。CDHPs 试图解决的是需求方的道德风险扭曲。

---

① 译者注:tax deduction 在美国税法中通常指减少可纳税的收入,也就是减少税基大小;tax credit 则是直接减少税收金额。

然而,供给方也存在没那么显眼却同样有害的扭曲。

考虑患者每住一天医院就获得一笔固定价格的"按日"付费。患者一旦做好出院的准备,继续住院的价格就会大大超过价值与成本。然而,面对这种扭曲的定价,医院会设法让"按日付费"的患者不必要地延长住院天数。与此形成对比的是,预付制不会向截留患者多住院的医院多付任何费用。零价格显然远远低于价值和成本,因此医院会想方设法让预付制患者提早出院。心外科手术(及其他专科服务)的定价是价格扭曲的另一个实例。治疗病得更重的心脏病患者往往更有价值,因为这些患者可以从成功的手术中得到最大好处。不幸的是,这些患者也是治疗成本最高的。在实践中,医院从心外科手术中获得的价格往往不随病情严重程度改变。由此造成的结果是价格未提供价值的恰当信号,并给医院创造了治疗病得最轻的患者的财务激励。这似乎是专科心脏医院的主要动机,诋毁者谴责它们挑选了最健康(也最盈利)的患者(俗称"摘樱桃",即"撇脂")。

支付者对这些扭曲心知肚明,并且在采取一些措施解决问题。一些私人支付者调低了住院最后几天的每日付费。Medicare 也在进一步完善 DRG 的调整,从而保证专科医院不能轻易通过"摘樱桃"牟利。这些措施虽不起眼,却对于剔除目前提供者和支付者钻制度空子的策略性行为是重要的。然而,定价扭曲绝不止此,其中最典型的实例莫过于所谓急诊室过度使用。

急诊室之谜

没有哪个地方的价格与成本偏差比急诊室提供的常规医疗更大。到急诊室寻求常规医疗的患者必须熬到平静期,也就是医务人员不用再看更紧急病例的时候。当平静期来临时,患者会得到本来在等待下一个急诊的医生和护士的治疗。这些医生和护士的时间的增量成本几乎为零。然而,医院开出的价格却是天文数字,这就是为什么保险商设法阻止参保人到急诊室看病的原因。(即使医疗保健体系的成本可以忽略不计)医院可以解决这一问题,按边际成本对常规医疗收费,并向真正的急诊收费补偿本来是在等待急诊的闲置产能的成本。医院的住院医疗也存在几乎同样的问题,价格与成本脱钩导致门诊患者被赶出医院。

讽刺的是,在热情高涨地将一切赶出医院时,我们在门诊基础设施上增加了几十亿美元的投资,却未能降低医院基础设施的成本。社区诊所或者看重便利性的患者对此没有任何过错。但是,医疗保健体系不应该创造无效率地提供医疗的财务激励。这就难怪,尽管我们将越来越多的医疗推向门诊,医疗保健成本却仍在猛涨。

其他定价补救措施

带来有害效应的定价扭曲实例还有许多。预付制惩罚了那些为医疗需要高于平均的患者提供治疗的医院。研究住院定价的经济学家们一致认为,支付者应该改用一种两部支付制,它包括:(1)一笔低于当前水准的入院固定费用(按 DRG 调整);(2)治疗总成本的一定比例。这既能减少博弈行为,又能提高病得最重的患者的医疗质量。

DRG 分类体系同样需要精炼。目前共有 590 个 DRGs,每组里面的医疗需要差异极大。这意味着在任何一种诊断内,有些患者会比别的患者更盈利,因而会诱发"摘樱桃"以及其他不必要的行为。支付者不太关心这些问题,它们认为在固定支付制度下自己的总成本不会受到影响。这种看法太鼠目寸光了。这些博弈行为会拉高整个体系的成本,常常将患者导入不能理想满足他(她)们需要的医院。健康服务研究者已经实地检验了各种精炼风险调整因子的方法。支付者应该积极拥抱这些方法。

最后,对医疗过程的每项要素设定不同价格的做法也会导致大量无效率,因为提供者试图最大化自己的赔付额,而不是降低总成本。这个问题(以及多数其他定价问题)可以通过改用一种单一的按发病期付费的支付制加以解决。

按发病期付费

至少 20 多年来,人们一直在努力探索"按发病期"(episode of illness)付费制,也就是对所治疗的每个疾病期,向提供者组织支付一笔总费用。比如,一个提供者组织做一次髋关节手术可获得 4 万美元,这笔钱涵盖了诊断、手术以及康复的全部成本。这将赋予组织用成本最低的方式提供全方位服务的责任。20 世纪 80 年代和 90 年代兴起的医生—医院组织(PHOs)就是按照这一思路发展起来的。但是,它们只按年龄和性别对支付额进行校准,而且内部监控与薪酬体系也不健全。因此,PHO 难以让每个成员医生对成本控制负责。我认为,EMRs 将极大地提高提供者组织推行"按发病期"付费制的能力。"按发病期"付费制可能死而复生。[12]

继续猛攻质量

当我们一如既往地更多地关注医疗保健成本时,最好别忽视了质量。好消息是,支付者和雇主不只是对质量说说而已,它们正在采取大胆措施度量并奖励最佳的提供者。坏消息是，它们在度量和薪酬制度的建设上还有很长的路要走。更坏的消息是，它们需要得到患者的帮助，但多数患者似乎丝毫没有觉察到质量运动的存在。

改善报告卡

我们总是度量我们能度量的，而不是我们应该度量的。这方面最著名的实例是按照考分来度量学校的绩效。其结果可以预料，老师们忙于应试教育，标准化考试无法反映出来的任何东西几乎都没有明显进步。医疗保健报告卡运动往往跌入同样的陷阱。每个人都明白，理想的报告卡应该度量最重要的结果（比如，死亡率、生存质量），并要利用全面的风险调整因子（比如，病历中的那些数据）。但是，多数报告卡只度量了一个或两个次要的结果（比如，术后并发症），而且只利用了极少的风险调整因子（比如，行政理赔中可得的那些数据）。如果我们干脆什么都不度量，情况或许更好些！

纽约州的手术死亡率报告卡优于大多数报告卡，因为该州从医院的病历中获得了关键性的风险调整数据。其他州也应该这么做。这可能诱发"编码升级"，但更丰富的风险调整带来的好处要超过这一成本。事实胜于雄辩。纽约州或许存在某些博弈行为，但那里的医院更少会搬出自己收治患者病得更厉害的"神谕"做借口，而是积极投身于真正提升质量的挑战性任务中。

纽约州还可以做得更好，其余各州则可以仿效纽约州。[13]纽约州应该利用所有统计上有效的风险调整因子，包括种族和历史健康支出，而不只是那些与结果直接关联的因素。这么做既能提高排行榜的准确性,也能消除某些博弈行为。各州还应该探索基于诊断(比如,心力衰竭)而不是特定手术(比如,心脏手术)构建的报告卡。最重要的措施也许是度量更多的结果。死亡率无疑是重要的。但是,对许多病况,其他结果重要得多。哮喘病患者能恢复正常工作吗?患者能爬楼梯吗?癌症患者会受疼痛折磨吗?一旦我们找到这些问题的答案,就可以生成对大量手术和病况(而不只是高危手术)有意义的结果报告卡。

　　健康服务研究者们同样实地检验了必要的度量指标。John Ware 和 Cathy Sherbourne 开创并验证了一种综合性的结果度量工具:SF-36 患者调查问卷。36 个问题生成 8 项不同的结果得分,包括生理功能(比如能爬楼梯)、社交功能(比如能够工作)、精神健康以及肉体疼痛。[14] 研究者们还开发出了针对具体疾病的调查,比如哮喘影响调查。遗憾的是,提供者很少对患者做 SF-36(或者花两分钟完成的 SF-12,以及新出现的更省时的 SF-8)调查。我们要找到一种每年定期采集这种信息的办法。

　　哈佛大学的 David Cutler 有更远大的追求。他建议设立“国家健康账户”(National Health Accounts,简称 NHAs)。类似于度量国民经济总产出量的 GDP,NHAs 度量的是国民健康的总量,所用的指标体系是质量调整生命年(Quality Adjusted Life Year,简称 QALYs)以及与之密切相关的健康年数当量(Health Year Equivalents,简称 HYEs)。Cutler 提出的这个跟踪国民 QALY 得分的计划可谓壮志凌云、雄心勃勃。但是,想想这么做的好处吧:一旦跟踪到每个个体的健康状况(用他们或她们的 QALY 得分度量),我们就可以评估患者获得的医疗的总体质量,并和今天这种只见报告卡的树木却不见整片森林的做法说拜拜。跟踪到整个人口的 QALY 得分,我们还可以确定总体健康体系运转得如何。这些都是有价值的目标。

放慢 P4P 的脚步

美国人热烈欢迎医生们在质量保证上付出的努力。如今,支付者正在承担起通过 P4P 计划保证医疗质量的重任。我不能肯定这是否是患者真正想要的东西。

患者已经拥有自己的 P4P 机制,也就是所谓重复购买。如果我们不喜欢自己的医生,就换个新医生。如果我们希望自己的医生提供戒烟建议或者 24 小时内的预约(两个常用的 P4P 度量指标),结果却遭拒,大可以将业务转到别处。我们不需要支付者插足此类决策。

有些 P4P 的度量标准更加精细,它可能会过分地要求患者关注诸如 CPOE 采纳情况之类的东西。但是,我对 P4P 的微观管理心存疑虑。我们从使用审查的失败中汲取到的教训是,在告知提供者什么管用与付费让它们做管用的事情之间存在巨大的鸿沟。我认为,提供者有心做正确的事情。如果他(她)们选择不遵守最新的 P4P 度量指标,多半都是因为他(她)们打算将金钱和时间放到它们认为更值得的地方。

理论与新涌现出来的证据还表明,支付者应该严肃地对待多任务代理问题。我提请任何正在实施 P4P 的支付者思考如下的难题:找到两项可以度量的任务,不妨称之为 A 和 B,二者要竞争一位提供者的时间或金钱。实施一项对 A 给予奖励的 P4P 方案,并度量提供者是否在 B 上减少了投入。如果减少了,这就是一个问题。解决办法不是奖励 B,因为总是会有 C、D、E 等等。何况,如果支付者要奖励所有任务,哪又何必赋予医生自由裁量权呢? 这是错误的做法。

对结果进行奖励要明智得多。别担心提供者的行动与患者的结果有时候只有间接联系。基于结果的弱激励也可以产生强大效果。提供者仍然可以通过提升质量来获利。基于结果的奖励还促进了质量的总体提升,因为它们甄别出了在无形的方面(比如诊断技能)表现更优秀的提供者。基于任务的 P4P 绝对无法做到这一点。

如果患者对报告卡做出更强烈的反应,我们完全可以不搞 P4P。尽管纽约州有些证据鼓舞人心,但多数报告卡似乎都无人理睬。我们很难责怪那些还在依赖医生提供医疗指导的患者。必须更加重视报告卡的正是我们的医生。如果维尔比医生发现大地纪念医院的手术死亡率高得令人难以接受,我敢肯定,他(她)一定会告知自己的患者,并尖锐地批评手术工作者。更有必要离开"乌比冈湖"的是医生,而非患者。医生们可以每天上班前先花几分钟审视报告卡。医学院还可以提供更多报告卡统计学方面的培训,以便医生将来能更好地评估报告卡。如果医生要在信息时代继续担当我们的代理人,他(她)所需要的不仅仅是医疗培训。

管制须有存有废

医疗保健管制的清单要比本书附录中的医疗保健首字母缩略表的清单还长。下面考察对整个医疗保健体系成功最重要的一些管制。

哪些管用

无论我们喜欢与否,美国的医疗保健方法都取决于竞争,而没有竞争者就不可能有竞争。因此,反托拉斯法对这套体系的成功至关重要。总之,法庭曾经过于轻率地接受了医疗保健领域的竞争"不管用"这种被证明不可信的思想。幸运的是,美国司法部和联邦贸易委员会历来都在勤勉地搜集证据证明提供者竞争的好处,而且似乎镇定自若地让半信半疑的法官和陪审团相信了这一点。反托拉斯机构应该同样费心地保证支付者之间的竞争性。

保险市场也需要更多监督,以防它们沦为"撇脂"和逆向选择行为的牺牲品。由雇主资助的保障仍然适用于大多数美国人,COBRA 和 HIPAA 保证了续保能力,其他规则维系着风险共担池并提高了保险的便携性。在我们找到更全方位的办法之前——保留雇主的重要地位——这种管制的大杂烩仍要比没有好得多。

Medicare 的资助仍然基于一种很快就要面对不利的人口统计学现实——没有足够的工作人口来赡养那么多的受益人——的代际社会契约。美国国会已经明白了问题所在,也清楚解决Medicare 迫在眉睫的预算危机的有限的几种可行办法。机不可失,时不再来。但是,我绝不是第一个提出这样忠告的人。而且,像我之前的那些人一样,我预期自己的话也不会有人理会。

只要传统的 Medicare 继续存在,"美国医保服务中心"(CMS)就必定会插手市场。正如私人保险商必须制定治理提供者的支付与服务可及性规则,Medicare 也必须如此。Medicare 开发出的创新性规则的清单令人印象深刻,私人部门借鉴其做法的意愿最能说明问题。Medicare 最先推出用于向医院付费的 DRG 体系以及向医生付费的 RBRVS 体系。多数 MCOs 都仿效了这些做法。Medicare 创立了职业评议组织（PROs），而私人的使用审查（UR）机构就是从这里剥离出去的。当前，Medicare 正在力推信息技术标准并探索如何将成本有效性分析融入药品定价当中。也许，我是在无可救药地袒护 Medicare。但是，我认为，身为管制者的 Medicare 之所以能谱写出这些辉煌的记录，是因为它有虚心求教学术界最优秀最聪明的头脑来咨询、开发和实施变革同时不过分插手的悠久传统。[15]这种管制办法似乎管用。

哪些不管用

就在联邦贸易委员会和司法部想方设法维护竞争的时候，各州却在设法破坏竞争。从 20 世纪 90 年代开始，一些州就要求 MCOs 与"任何有意愿的提供者"（any willing provider）签约，这有效地重创了选择性签约。在多数州，这项规则仅适用于零售药店。但是，在不少州，它们也适用于医院和医生。为应对管理式医疗的强烈抵制而主动拓宽的网络减轻了其他州颁布类似法规的压力，但提供者游说团体正在试图复活这种思想。立法者应该对其置之不理。一些州已经在考虑彻底消除竞争，甚至允许医生公然相互勾结。所幸的是，这些提议总体上还没那么离谱，即便是它们获得立法通过，也不可能优先于联邦反托拉斯法。

医院投资许可证（CON）是最臭名昭著的反竞争管制，是多数患者拥有责任赔偿保险、多数医院基于成本赔付的时代残留下来的人造产物。如今，CON 已成为了妨碍急需的竞争的浪费性壁垒。几十年前拿到了宝贵的床位许可的医院在无限的将来都可以免受竞争影响。许多州已经废除了 CON。其余各州应该这么做。

最近，我从对 Medicaid 资助不足或没有为无保险人群提供保障的一些州的立法者那里听到了两个支持保留 CON 的新理由。其中一个理由是，CON 可以让充当保障网的医院免于竞争。借助 CON，立法者可以维持选择性签约时代之前的那种隐性的交叉补贴，无需为向 Medicaid 提供足额资助或为无保险人群提供保障而征税。这纯粹是玩弄政治花招。讽刺的是，立法者无论如何都得征税，因为 Medicaid 和 Medicare 的 HMOs 必须提高保费才能支付垄断医院索取的高价格。

立法者还有意阻止会"摘樱桃"——挑选出最盈利的患者，将治疗 Medicaid 患者和无保险人士的负担甩给社区医院——的专科医院进入。这么做固然有些好处。[16] 但是，我们再一次看到，CON 正在被用于克服体系的其他缺点，我们都将为此付出更高昂的代价。立法者应该停止这种治标不治本的愚蠢做法。

各州还急于管制保险市场。保险福利强制令恰好推高了那些支付能力最弱的买家（也就是小企业和无法免除 ERISA 的个人）的保费。大约有 10 个州允许小企业购买"精简版强制保险"计划。其余 40 个州必须加入它们的队伍。与此同时，联邦政府应该免除"协会健康计划"遵守强制令的责任，就像 ERISA 免除自我保险的企业那样。这比将所有"采购集团"集中到一起更有助于小企业购买到低成本的健康保险。

像所有"两只手的经济学家"一样，我确实对取消所有强制令有些惴惴不安。提供最简单的保单的保险商肯定能享受到有利的风险选择。为此，我要提出一些最低的保障要求，比如像 Medicare

Part B 和 D 中包含的那些(包括处方药)。这将排除那些困扰各州的保障规则的形形色色受政治驱动的强制令。

如果说还有什么别的需要强制的话,那应该是范围广泛的一系列预防性医疗保健服务。雇主和保险商都缺乏为预防提供保障的充分激励,这是医疗保健产业内龌龊的小秘密。背后的逻辑相当严密:雇主和保险商今天有什么理由为有助于预防某个别的雇主或保险商几年后发生支出的服务买单呢? 儿童的预防性服务问题更严重。保险商鼓励健康的儿童行为给自己带来好处的机会是零。这是经济学中的一个经典问题,而且有一个经典的解决办法。如果个人的自私行为让每个人都变得更糟糕,就应该鼓励人们"大公无私"。这正是我们防止污染、保持高速公路安全以及为国防筹资的方式。我们应该强制要求所有保险商为预防性服务提供保障。我们还应该更进一步,改写 ERISA 原有的规定,强迫自保险的计划也这么做。另外,有必要设立一个专家小组负责定期评议证据,确定哪些预防性措施值得保障。毕竟,不是所有的预防性服务都是成本有效的。

保障无保险人群

20 世纪 60 年代末,健康政策制定者肯定曾一度以为自己解决了可及性问题。绝大多数美国人都可通过自己的雇主得到保障:Medicare 和 Medicaid 为老人、残疾人以及许多经济困难的人提供保障;非营利医院、社区健康中心以及作为终极手段的政府提供者为数百万尚无保险的人们提供保障网。在很大程度上讲,这种独一无二的美国医疗保健办法反映了美国人的一种价值理念,即宁愿接受适度的不公平换取大体上自由的市场体系。结果却赫然发现，可及性上的不公平性超出了我们的承受范围；我们根本没有什么保障网，只有一床缝缝补补的破被子。在本书的剩余部分，我将介绍我们如何在保持竞争的同时为无保险人群提供保障。

从税收抵免到减税

当联邦政府在二战后对健康保险实行税收抵免时，它为已蒸蒸日上的私人健康保险市场提供了催化剂。但是，这种做法也扭曲了保险市场的经济学，让低成本的保险计划处于竞争劣势。借助 1996 年颁布的 HIPAA，美国国会允许个人为自己的 CDHPs 设立免税的 HSAs，在一定程度上恢复了保险税收待遇的平衡。然而，这对恢复其他低成本保险计划的竞争性平衡无济于事。小布什总统曾建议对所有健康保险单一视同仁地抵免税。这将营造公平的竞争环境，但市场仍然处于累退状态，而且对扩大无保险人群的保障助益不大。即使雇主支付保费的 75% 甚至更多，仍有不少低收入的个人拒绝购买保险。幅度低于保费 25% 的抵免税无助于提高大多数工人的保险购买率。必须通过别的方法来解决问题。

包括 Mark Pauly 和 Jonathan Gruber 在内的一些杰出的经济学家主张将抵免税改为减税。在减税政策下，购买保险的个人将有资格按照保险价格和自身收入享受联邦所得税返还。减税拥有不少相对于其他选项的优势。它切断了就业与保险资助之间的联系，从而遏制了劳动力市场的溢出效应；还可以通过减税参数的选择保证公平的竞争环境，平衡人们对中性或者累进税收结构、更高的保险购买率以及有限的预算影响的期盼。事实上，据经济学家们估计，减税要远比抵免税更加成本有效。

尽管减税是鼓励参保的最佳方式,但是,若没有政府支付100％的保费,仍然无法保证100％的参保率。不妨思考一下,在某些州,一个四口之家的保险可能要花1.2万美元甚至更多。如果将每个家庭的减税定为9千美元,每个家庭仍然需要再弄到3千美元来支付保费。有些家庭依旧会选择不买保险。

单纯依赖减税的胡萝卜来保证全民保障的成本高得离谱。我们还需要一些大棒。最大的棒子是购买强制令:所有收入达到贫困线两倍的个人都应该自费购买相对低成本的健康保险计划。如果拒绝购买保险,就得支付一笔税收罚款。当然,强制的金额应随收入而变动。除此以外没有别的办法能够阻止那些有足够经济实力的人搭乘市场化体系的便车。任何一个没有健康保险的人都随时可能成为一个占他人便宜的不劳而获者。

掏钱还是提供

我仍然预期,多数美国人会找自己的雇主帮忙购买健康保险。但是,很多雇主会畏缩不前,宁愿搭体制的便车。正如购买强制令可以阻止个人搭便车,一种"要么提供要么掏钱"的规则也能阻止雇主搭便车。雇主要么提供团体保险,要么缴一笔税。减税只适用于那些雇主选择不提供保险的个体。目前麻省正在尝试这种组合方案。加州州长施瓦辛格也提出了类似方案。然而,谁也不知道足以保证个人购买保险的减税是否会导致雇主资助的保障大批地撤出。麻省将为我们提供一个自然实验。

本人偏爱这种"要么提供要么掏钱"的方法。理由如下:其一,它保留了目前对多数在岗美国人运行得相当不错的团体市场。其二,它可以被校准到对大多数企业大体中性。其三,它保持了雇主

（以及它们的雇员）对健康经济的积极兴趣。我宁愿保险的购买由（相互争夺雇员的）雇主分散决策，也不愿意将这项责任交给地方政府。

何去何从？

撇开细枝末节不谈，为无保险人群提供保障的路实际上只有两条。我们可以通过私人部门扩大保障，比如用 Enthoven 风格的票券方案或者综合使用雇主强制令、个人强制令与税收优惠。另一条路是采纳某种公共资助的单一支付体系。几十年来，美国国会一直在为究竟该选择哪条路而纠结，Medicare 和 Medicaid 的设立是唯一的突破。今天医疗保健改革中真正的行动是由各州发起的，其前景令人鼓舞。没有人能预测缅因州和麻省正在进行的实验的命运。但是，我们至少有这些实验可供研究和学习。

这些还只是刚刚开始。半数的州正在考虑推出自己的健康改革举措。如果说还有什么挡道的话，那就是各州立法者们都有一种合理的担忧：为扩大保障面必须征收的新税可能将企业驱赶到相邻的州。对此我们有一种简单的预防措施：美国国会应该强制规定所有州都必须达到限定的无保险目标，比如 5 年内要低于5％。美国国会应该像 Medicaid 那样，将各州的守法情况与一套财务的胡萝卜和大棒捆绑在一起。为防止各州竞相降低门槛，美国国会应该明确规定最低的福利包，然后交由每个州自行设计能达到这些保障目标的最有效方式。

实验——让各州灵活地应对重大政策问题——是美国联邦主义的精髓。[17]有些州追随麻省实行了一种市场化体系，其他州可能选择由政府来控制。小布什总统支持这种联邦主义方法，甚至允许讨论政府控制的体系胜出市场化体系的可能性。[18]我的立场也是如此。

除非我们硬性规定一个支出上限，否则扩大保障面就没有免费的午餐。美国国会必须为各州创造有利条件。因此，国会应该限制健康保险抵免税，或者将抵免税改为减税。减少税收补贴以后，就有足够的钱周转，预计多数州都在急等着用这笔钱。

民主党人可能会反对这种做法。原因有二：其一，它无法保证全民保障。事实是，单一支付体系以外的任何体系都无法实现全民保障。有些企业既不缴税也不提供保险，有些个人不愿掏出一个子儿来购买保险（除非政府全额补贴）。其二，多数州都在尝试市场化改革，因为这种做法的税收负担最小。也许存在折中的办法。有些民主党人已经建议将 SCHIP 的收入门槛调高到联邦贫困线的 400％。共和党人反对说，按此项提议，70％的美国儿童都将被纳入政府保障。即便如此，扩大 SCHIP 的实际成本可能相对较低。除新生儿以外（大部分已得到 Medicaid 或 SCHIP 保障），儿童的医疗成本往往不太高。因此，SCHIP 扩张可能被证明是为无保险人群提供更全面保障的一种相对低成本但至关重要的一环，它让这场围绕医疗保健改革展开的旷日持久的争论中的全部利益相关者最终达成了共识。

在政府为年轻人和老人提供保险的情况下，我们要依赖州政府设法保证所有 65 岁以下的成年人都有保障，国会可以配套部分资金。在美国国会设立联邦 Medicare 计划但交由各州控制 Medicaid 时也曾达成类似的妥协。在僵持了 40 年之后，试试同样的办法应该无妨。

如果非得选的话

在我开设的"健康经济学"课程的最后一周，我会组织学生讨论医疗保健改革问题。在评估了各种选项的利弊之后，总会有学生问我，老师你究竟倾向于政府的解决办法还是基于市场的解决办法？联邦主义的方法可以帮我摆脱困境。作为一名学者，我可以等待数年观察究竟哪种解决办法最有效。但是，假如联邦主义行不通的话，我也知道自己会作何选择。

我对市场在提升质量和效率上的威力深信不疑，但是，医疗保健市场迄今为止的表现仍然没有公论。与此同时，单一支付体系也有不少可取之处。它最有可能实现接近100％的全民保障，而且体现了公平性。仅控制管理成本一项就可以将医疗保健总预算降低10％甚至更多。立法者可以对医疗保健支出硬性规定一个上限，从而限制未来的支出增长。

许多人会批评政府接管医疗保健体系筹资的做法，而且有充分的理由。当美国政客过分插手任何经济部门，让社会化医疗的幽灵徘徊时，极少会带来好结果。但是，这种批评必须与 Medicare 的成功进行权衡。何况，这种提议与社会化医疗相去甚远，因为提供者仍然属于私人部门。如果我们将初始预算设定在目前的医疗保健支出水平上，就可以（至少暂时）避免加拿大式的配给。

如果我们转而扩大私人部门，就无法保证所有无保险者都得到保障。我们也无法保证成本受到控制。总体而言，通过私人部门扩大保险范围可能会推高总支出，因为现有的数百万美国无保险者全都可以享受这套体系了。若不像单一支付体系那样硬性规定支出上限，医疗保健成本就会继续攀升。

支持单一支付体系的理由相当有蛊惑性。有时候，我都感觉自己快被拉过去了，直到我开始思考其中的细微差别。首先，在医疗保健支出上花更多的钱本身并没有错，只要我们认真地花好每一分钱。竞争，当它起作用时，是配置医疗保健资金的最佳方式。而且，单一支付体系必须通过征税来筹资，无可避免会拖国民经济的后腿。这些都是我们要加倍努力支持竞争性医疗保健市场的相当令人难以抗拒的理由。但是，是在回首美国医疗保健体系过去一个世纪以来的演进历程时，我才充分认识到了单一支付体系的危险，并最终抵挡住了它强大的诱惑。

技术变革

我的同事 Burton Weisbrod 认为，美国医疗保健体系最重要的长期引擎是技术变革。[19] 回首美国医疗保健体系的历史，我们很难对此提出异议。19 世纪末期出现的 X 光和消毒剂使得外科医生成为一门行当，但也推高了成本，让美国医疗成本委员会（CCMC）意识到健康保险的必要性。从 20 世纪中叶到今天涌现出的一长串令人叹为观止的创新曾经拯救了无数人的生命，并极大地提高了生存的质量。但是，它们同样也要我们付出相当大的财务代价。下一代医疗创新也许会带来前所未有的健康收益，即使我们担心没钱为它们买单。若不考虑创新带来的后果，对国家健康改革的争论就不圆满。

不妨从一个问题开始我们的讨论：新医疗技术是否值得我们付出代价？我想起了大约十年前西北大学主办的一场专题研讨会

上就这一问题展开的一场别开生面的讨论。其中一位主要演讲人是中西健康集团(Midwest Business Group on Health)的主席 Jim Mortimer。一位听众提了一个问题,按 20 世纪 90 年代的成本享受 20 世纪 90 年代的技术,跟按 20 世纪 80 年代的成本享受 20 世纪 80 年代的技术相比,哪个社会更好些? Mortimer 不假思索地回答说,他宁愿按 20 世纪 80 年代的成本享受 20 世纪 80 年代的技术。我怀疑,要是换到今天再做这样的比较,他是否依旧会如此作答。

Mortimer 必定在头脑中做过了某种成本收益分析,并得出结论说十年的新技术带来的收益(按寿命和生命质量)不值得我们为之付出这么多成本。我们不必将 Mortimer 的草率判断放在心上。现在,我们已经可以用美元衡量出新技术带来的收益,并直接进行必要的成本收益分析。

David Cutler 和多位同事一起就进行了这样的计算。[20] 他们估计出了治疗多种疾病(包括心脏病和癌症)的技术进步带来的收益,包括挽救的生命年和质量调整生命年(QALYs)。他们援引调查研究和经济学研究对健康改善赋予一个货币价值。[21] 最后,他们对收益的货币价值和增加的医疗成本进行了比较。

Cutler 等人证实,这些新技术确实相当昂贵,但带来的收益超出成本接近 5:1。这是惊人的投资回报,很难从经济中再找到回报率这么高的部门。毫无疑问,我们在技术上的开支有不少浪费在不必要的化验和程序上了。即便是考虑到这一点,收益仍然是巨大的。我们应该都希望按今天的成本享受今天的技术。每一分钱都花得值得。

目前，我们正处在另一波医疗创新浪潮的巅峰。生物技术与药物基因组学的进步将带来疾病诊断与治疗的革命，让医生得以从基因上对疾病进行解码从而提高药品疗效，并将药品的副作用降到最低。纳米医学让医生有机会应用微型机器人监控并从原子层面修理器官系统。设备制造商正在设法生产可以对更广大人群实施无创手术的微型起搏器、除颤器和脑部刺激器。FDA 最近批准了第一例临时可植入性人工心脏，将为等待心脏移植的患者带来福音。患者得到永久植入性人工心脏也指日可待。依靠在为烧伤患者开发人造皮肤的过程中学到的教训，培育出完整的器官已经是迟早的问题。我们还不清楚这些突破中究竟有哪些具有广泛的应用价值，但是，可以肯定的是，在不远的将来，医学实践会与今天截然不同。除非卢德分子一意孤行并中断技术变革前进的步伐，否则一切都将不可避免。

目前的创新动力大多来自由美国"国家健康研究院"（NIH）及其他公共部门机构资助的基础研究。NIH 的资助近年来首次出现了下降。这是美国国会必须立即纠正的可怕错误。开发创新并将它们推向市场这项成本更高而且更加耗时的重任，则仍要交给私人部门来做。毋需多言，除非它们预期会有合理的利润，否则私人企业是不会投资的。正是在这里，我们为无保险人群提供保障的选择变得至关重要。[22]

不管怎样，当医疗研发公司要寻找赚取利润的机会点时，总是会将目光转向美国。在这里，市场的力量也在一定程度上限制了医疗技术的价格与可得性。但是，与美国相比，其他国家的管控要严格得多。其结果是，企业依赖美国的利润来补偿它们的研发成本。因此，美国医疗保健体系的任何重大改革都会对全世界的技术变革步伐产生异乎寻常的影响。[23]

通过私人部门来扩大保障面对研发的激励或创新的渠道影响不大。当然，纵然有一个世纪的经验表明新技术的收益超过了成本，谁也不能保证这种趋势一定会继续。但是，如果我们将医疗保健的筹资国家化，那么，或迟或早（很可能是不久），立法者都将不得不面对如何遏制支出增长的挑战。我们可以预料，他（她）们将仿效其他国家对医疗技术支出设定严格的限制。这将导致技术企业削减研发支出。无人能肯定这会对创新的渠道带来什么样的影响，但肯定不会有好结果。[24]

我怀疑，有意将医疗保健筹资国家化的立法者会忽视今天的管制对明天的创新的影响，对医疗保健改革采取一种"我们不知道的就不会伤害我们"的鸵鸟态度。也许，在抠门的联邦预算控制下，多数的重大创新仍会从市场涌现出来。但是，谁也没法肯定这一点，联邦主义的实验无法对此提供答案。

结语

曾有过这样的时刻，我想到我们在修补医疗保健保障网所表现出来的爬行渐进主义特征，并彻底丧失掉在这个问题上能取得任何真正进展的信心。每逢此时，我明白私人医疗保健体系永远无法实现100%的保障，并感觉自己准备赞同某种单一支付者体系。但是，我马上又想到了自己的孩子（还有他或她们尚未出生的孩子），我扪心自问，真的要剥夺他（她）们享受我们今天做梦也想不到的医疗技术的机会吗？

我不愿意放弃对市场化医疗保健的希望。我们必须在为无保险的人群提供保障上做得比现在好得多，但是，这并不意味着我们一定要放弃任何别的东西。我们别在追求可及性的问题上过于一厢情愿，以至于忽视了我们今天做出的选择会对未来的医疗保健体系全局产生何等影响。这毕竟是生死攸关的大事。

附　录

医疗保健缩略词解析

AMA：*American Medical Association*. 美国医学会,历来反对国家健康改革和管理式医疗的行业团体组织。近年对健康改革的立场已趋于温和。

CCHP：*Consumer Choice Health Plan*. 消费者选择健康计划,是 Alain Enthoven 提出的一项基于市场原则的国家健康保险提议。

CCMC：*Committee on the Costs of Medical Care*. 医疗成本委员会,1932 年发布了一系列有关美国医疗保健体系的颇有先见之明的报告。

CDHP：*Consumer Directed Health Plan*. 消费者导向的健康计划,是以高起付线和享有税收优势的健康储蓄账户为特征的保险计划。

CMS：*Center for Medicare and Medicaid Services*. Medicare 和 Medicaid 服务中心,即美国医保服务中心是管理 Medicare 并与各州协同管理 Medicaid 的联邦机构。

COBRA：*Comprehensive Omnibus Budget Reconciliation Act of 1983.*《综合预算平衡法》,让工人在换工作后更容易保留保险。

CON：*Certificate of Need*. 医院投资许可证,是医院在扩建或新建设施之前先得到规划许可的资质证明。

COSE：*Council of Small Enterprises*. 小企业理事会，是 20 世纪 70 年代在克里夫兰发起的成功的小企业健康保险购买集团。

CPOE：*Computerized Physician Order Entry*. 计算机化医生嘱录入系统，也就是电子处方系统，是跟踪医院的药品处方和使用的计算机系统，是减少药物失误的高成本但有效的工具。

DRG：*Diagnosis Related Group*. 疾病诊断相关组，是 HCFA 在 1983 年配合 PPS 推行的一种分类方法，被用于按患者的病况和医疗需要确定医院的赔付额。

EMR：*Electronic Medical Records*. 电子病历，是政策制定者长久以来的梦想，很快就会变成现实。

ERISA：*Employee Retirement Income Security Act of* **1974**. 《雇员退休收入保障法》，允许自我资助的雇主保险计划豁免于州的保险法，包括福利强制令。

FMLA：*Family and Medical Leave Act of 1993.* 《家庭与医疗放假法》，它保证工人最多可以在因患病、生育或者收养儿童、或者照料病重的家庭成员离开工作后的 12 周内保留健康保险。

FPL：*Federal Poverty Level*. 联邦贫困水平，目前的个人贫困线划定的年收入门槛大约为 1 万美元，四口之家为 2 万美元。

GHC：*Group Health Cooperative of Puget Sound*. 普吉特海湾健康合作集团，一个早期的 HMO。

HIP：*Health Insurance Plan of New York*. 纽约州健康保险计划，另外一个早期的 HMO。

HCFO：*Health Care Financing Organization*. 医疗保健筹资组织，是 CMS 原先的名称。

HCTC:*The Health Coverage Tax Credit program.* 健康保障减税计划。2002 年设立,向在容易被对外贸易挤垮的产业中失去工作或提早退休的工人提供最多 65% 的保险成本减税。

HIE:*Health Insurance Experiment.* 健康保险实验,是由兰德公司主持的一项旨在研究共同支付如何影响健康支出与结果的随机化实验。

HIPAA:*Health Insurance Portability and Accountability Act of 1996.*《健康保险便携性与责任法案》,让被辞退的工人更容易继续享有保险的保障。

HIPC:*Health Insurance Plan of California.* 加州健康保险计划,是一个不成功的小企业健康保险购买集团。1992 年于加州发起,2006 年关闭。

HMO:*Health Maintenance Organization.* 健康维护组织,是一种通过颠覆提供者的激励来减少不必要医疗的组织。批评者声称 HMOs 做得过了头并且限制了必要的医疗的可及性。

HSA(1990 年以前):*Health System Agency.* 健康体系机构,负责 CON 执法的地方性规划委员会。

HSA(2000 年以后):*Health Savings Account.* 健康储蓄账户,是个人可以从中取钱用于支付医疗费的账户。未用完的钱可以滚动到下一年,65 岁以后可被用于非医疗保健支出。基本上与 MSA 是一回事。

IDS:*Integrated Delivery System.* 一体化递送体系,是一种多家医院拥有医生诊所及其他提供者组织并提供独立的人头付费健康保险计划的体系。

IOM：*Institute of Medicine*. 美国医学研究院，它发布的两份有关医疗保健质量的报告激发了目前的报告卡和按绩效付费运动。

MSA：*Medical Savings Account*. 医疗储蓄账户，是个人可以从中取钱用于支付医疗费的账户。未用完的钱可以滚动到下一年，65 岁以后可被用于医疗保健以外的支出。

NHI：*National Health Insurance*. 国家健康保险，目前仍是一个不切实际的幻想。

OAA：*Old Age Assistance Program*. 老年援助计划，1935 年设立，是 Medicare 最早的前身。

PCP：*Primary Care Physician*. 初级保健医生，也就是维尔比医生。

PHO：*Physician Hospital Organiztion*. 医生—医院组织，是一种为接受保险商的人头费换取一揽子医院与医生服务而设计的纵向一体化组织。

PPO：*Preferred Provider Organization*. 优先提供者组织，是一种依赖选择性签约来控制医疗支出的有管理的医疗形式。

PPS：*Prospective Payment System*. 预付体系，1983 年由 Medicare 开始实施。每次住院向医院支付一笔根据患者的 DRG 调整的固定住院费。

PRO：*Peer Review Organizations*. 同行评议组织，是为监督是否遵守了 Medicare 的 PPS 规则而设立的一个组织。

PSRO：*Professional Standards Review Organization*. 职业标准评审组织，是 20 世纪 70 年代规划过程的一部分，是后来的 PROs 和 UR 的前身。

QALY：*Quality Adjusted Life Year*．质量调整生命年，是一种被用于度量个人或全部人口的总体健康的尺度。

QOF：*Quality and Outcomes Framework*．质量与结果框架，是英国的按绩效付费计划。

SCHIP：*State Children's Health Insurance Program*．州立儿童健康保险计划，是一项由联邦和州政府共同管理、旨在将健康保险扩展到低收入家庭儿童的计划。

TANF：*Temporary Assistance for Needy Families*．对贫困家庭的临时援助。根据 1996 年的《福利改革法》设立的一项计划。TANF 保证孕妇及其孩子拥有享受 Medicaid 保障的资格，同时提出了一项自给自足的计划。

UR：*Utilization review*．使用审查，是对医疗决策的第三方监督，包括入院前的甄别和手术的二次诊断计划。

注　释

引言

1. Source：Third Bush-Kerry debate，in Tempe，AZ，October 13,2004.

2. Clinton（2004）。

3. Ginzberg（1977）。

4. Stevens 与 Stevens（1974）。

第一章　偶然形成的医疗保健体系

1. 来源：Woolley 与 Peters（2007）。

2. Temin（1988）。

3. Stevens 与 Stevens（1974）。

4. Starr（1982）。

5. Burrow（1977）。

6. 同上，151 与 152。

7. 医疗成本委员会 1972，19。（后文称之为 CCMC 1972）

8. Temin（1988）。

9. 1928 年平均 239 美元的成本相当于今天的大约 2,700 美元。在此期间，
   人均收入翻了六倍。因此,239 美元的费用占 1928 年的收入的比例相当
   于今天 16,200 美元的医疗费。

10. CCMC（1972）,21。

11. 当然，我们并非总是回避风险。但是，通过玩扑克或买彩票来冒风险包含了好玩和空想的成分，这与医疗支出不同。

12. CCMC（1972），24。

13. 同上，109。

14. http://www.ssa.gov/history/ces.html。

15. 美国社会保障局，《经济安全委员会报告》，1935 年 1 月发布。从社会保障局网站获取报告：http://www.ssa.gov/history/reports/ces.html。

16. Friedberg（1998）。

17. Myers（1970）。

18. Stevens 与 Stevens（1972）。

19. 有些经济学家认为，非营利组织能提供更高水平的"难以度量"的属性，比如员工的培训。关于非营利组织是否真的如此行事的证据尚无定论。有研究表明，许多非营利组织的表现就像是"伪装的营利组织"。

20. 据 Stevens 和 Stevens 报告，1960 年，获得老年收入救助的普通老年纽约人每年的医疗费为 700 美元。

21. Health Insurance Association of America 1962.

22. Beito（1994）。

23. Temin（1988）。

24. Falk、Rorem 与 Ring（1933）。

25. Anderson（1975），36。

26. 同上。

27. Aetna 事实上在 1899 年就开始出售第一份健康保险产品。它只向已经得到人寿或意外保障的个人出售，而且主要是被当成一种营销工具。资料来源：Aetna 公司网页：http://www.aetna.com/about/aag/history.html。

28. Source：Health Insurance Association of America 1959.

29. 对更多讨论（尤其是双蓝设立遇到的法律障碍），请参考 Cunning ham 与 Cunningham(1997)。

30. Pauly（1997）。

31. 许多雇主提供的健康福利不是采取 IRS 定义的保险形式，这使得 IRS 就税收待遇进行裁决的努力复杂化了（Thomasson 2003,1374 - 1375）。还可以阅读 Comment 1954,222—247。

32. Selden 与 Gray（2006）,1568 - 79。

33. Blendon 与 Benson（2001）,33 - 46。

第二章　*呼叫维尔比医生*

1. Enthoven（1978）, 650 - 58。

2. 根据一项调查,70％的美国人对经营医疗保健体系的人都"非常"有信心。到 1990 年,这一数字在 30％左右徘徊（Blendon 和 Benson 2001,33—46）。

3. Fuchs（1974）。

4. Roemer（1961）,36 - 42。

5. 这是以"萨伊定律"——供给创造自己的需求——著称的经济学概念的一个变体。Roemer 实际上发现,医院只有大约一半的新增床位被填满了,因此,该定量应该被表述为"每造一张床就会有半张被填满"。

6. Arrow（1963）,941 - 73。

7. 理想的自由市场促进有效率的生产与竞争性定价。商品按最低的成本被生产出来,并按边际成本出售给消费者。反过来,消费者只购买那些估价超过自身成本的商品。这保证了一个经济从既有的资源中得到最大的价值。

8. 尽管一个人可以为健康保险放弃快乐,比如通过少吃甜点。

9. Arrow 还提到了非营利医院的关键作用,他说,"利润一词就是否决信任关系的信号"（1963,208）。

10. Evans（1974）,162 - 73。

11. 尽管不是非常重要,但有必要指出的是当 Evans 做自己的研究时,领取固定薪水的医生们确实有开小处方的激励。

12. Satterthwaite（1982）。

13. 短缺地区的患者也可能面临治疗不足,尽管诱导理论家们没有做这样的解读。诱导还可以被视为对医疗失误的一种反应,但是,诱导理论以及诸多证据都在时间上先于此类关切。

14. 许多论文提出了类似观点。比如,Pauly 和 Satterthwaite（1981,488—

506)以及 Dranove 和 Wehner (1994,61—73)。Gruber 和 Owings 的一项研究似乎证实了诱导理论，他们证明，剖腹产率随产科医生的供给递增。不过，这种效应非常小(Gruber 和 Owings 1996,99—123)。

15. 比如，请参考 Barro 与 Beaulieu (2003)以及 Gaynor 等(2004),915-31。

16. 此类研究的实例包括 Office of Inspector General(1989)和 Hillman 等(1990)。

17. Hemenway 等(1990),1059-63。

18. 对医院规模经济的更早文献的回顾，请参阅 Long (1985),25—44。

19. 对此的一个总结请参考 Luft 等(1990)。

20. Pauly (1968),531-37。

21. 比如，1955 年，大约有三分之二的受访医生承认，健康保险提高了让他(她)们的患者住院和动手术的意愿。参阅 Freidson 和 Feldman (1959)。

22. 尼克松的计划更加有扩张性，研究的责任被转给"健康、教育与福利部"，也就是现在的"健康与人类服务部"(HHS)。

23. (后来在学术界任职的)兰德 HIE 部分参与者包括 Robert Brook (UCLA)，Emmett Keeler(UCLA)，Arlene Leibowitz(UCLA)，Willard Manning(芝加哥大学)以及 Charles Pheps(罗切斯特大学)。Newhouse 是哈佛大学的教授，同时为多个联邦医疗保健机构提供咨询。

24. 参保人分布在六个地区，其中包括大城市、郊区和小城市。

25. 西雅图的有些参与者加入了普吉特海湾健康合作集团(Group Health Cooperatives of Puget Sound)，这是一个大型 HMO 组织。

26. Newhouse 等人(1993)对比进行了彻底深入的综述。

27. 吹毛求疵的读者会指出，有限的价格再怎么上升也不会"趋近"无限。不那么挑剔的读者想必能领会我的同事想要表达的意思。

28. 到此时，蓝十字与蓝盾的界限已经模糊了。许多蓝十字计划也出售医疗保险，许多蓝盾计划也出售医院保险。

29. Robinson 与 Luft (1985),333-56。

30. Weisbrod (1991),523-52。

31. Mullan (2004)。

32. 同上。

33. Rothschild 和 Stiglitz（1976），629—650。Rothschild 和 Stiglitz 的学术经历都很辉煌。Rothschild 是普林斯顿的讲席教授和美国艺术与科学学院（AAAS）的院士。Stiglitz 则是哥伦比亚大学的讲席教授，AAAS 的院士，并担任克林顿总统经济咨询理事会主席。

34. 这些数字来自联邦政府发起的两项大型调查：收入与计划参与调查（SIPP）以及医疗支出面板调查（MEPS）。最新的数字略高于这里报告的。

35. Medicare 和 Medicaid 的投保人数的来源：1989 年美国医疗保健协会。

36. Medicaid 还向贫困的盲人提供救助。

37. 来源：Kaiser Family Foundation 以及 Health Research and Education Trust，（2005）。

38. 医疗承销涉及到对个体或团体的医疗支出的预测，以及相应的保费设定。

39. Bundorf 与 Pauly（2006），650 - 73。

40. 尽管事实证明难以可靠地估计保险对破产率的影响，但是，几乎可以肯定的是，前者是后者的主要预测指标。

41. Institutes of Medicine of the National Academies（2003）。

42. 该条款是对夏威夷颁布的雇主保险强制令的一种反应。这部法免除了夏威夷的义务，事实证明，这对后来的雇主"要么提供要么掏钱"规定的颁布是至关重要的。

43. 比如，保守主义的"国家政策分析中心"（NCPA）援引 Milliman 和 Robertson 对 12 项保险强制令的分析并得出结论，它们可能导致保险成本上升 15%～30%。NCPA 并没有说，只有在不提供福利时，才会发生这种事。参考 NCPA（1997）。

44. Jensen 与 Morrisey（1999）。

45. 公共财政经济学家 Jonathan Gruber 和 Brigitte Madrian 对这类文献提供了相当优秀的综述。这里的结论就是从中引用来的。参考 Gruber 和 Madrian（2002）。

第三章 医治不健康的健康经济

1. Tunney（1971），3。

2. 多数保险商只对得到非政府的"医疗保健组织资质认证联合委员会"的认可的医院给予报销。

3. "采访 Paul Ellwood"(1997)。

4. Williams (1991)。

5. Crowley (1996),139。

6. HMOs 在让患者保持健康上的激励不会比标准的责任赔偿保险计划更强。在医疗成本低时,两类保险计划都能成功。

7. Crowley (1996)。

8. Cutting (1971),20。

9. Williams (1971),17。

10. Williams (1971)。

11. 经济学家 Katherine Ho 提供的数据表明,对质量的负面感知仍然是 Kaiser 和 GHC 在传统的西海岸基地以外的重要进入壁垒。参考 Ho (2006)。

12. Coggeshall (1965),26。

13. Somers 与 Somers (1977),251。

14. 引用率最高的研究是 Salkever 和 Bice (1976),185—214。

15. Morrisey (1999)。

16. Conover 与 Sloan (1998)。

17. 这个例子援引自 Demlo(1983)。

18. 该计划还保障母子健康计划(Materal and Child Health)的患者。

19. Reischaver (1979)。

20. Dranove 与 Cone (1985)。

21. Assaf 等(1993)。

22. Golden 与 Kurkjian (1994);Thomas (1994)。

23. Lipman (1995)。

24. Morrisey、Sloan 与 Valvona (1988)。

25. 参考 Staiger 与 Gaumer (1992)、Cutler (1995)以及 Shen (2003a)。

26. Sussman 与 Langa (1993)。

27. 比如，有关养老院的质量是一种共用品的证据，请参考 Angelleli、Grabowski 和 Gruber(2006)。

28. Dranove 与 White (1998)。

29. Schwartz、Colby 与 Reisinger (1991)。

30. 来源：State Health Access Data Assistance Center (2006)。

31. 对挤出效应的最高估计是60%。研究挤出效应的开创性论文是 Cutler 和 Gruber (1996)。更多证据，请参考 Lo Sasso 和 Buchmueller(2004)以及 Gruber 和 Simon (2007)。

32. 该结论被 Madrian (1998)引用。

33. Gruber 与 Madrian (1996)。

34. Gruber 与 Madrian (1997)。

35. Gruber 与 Madrian (2002)。

36. Kaiser Family Foundation and Health Research and Education Trust 2007。

37. 对这类文献的回顾，请参考 Chollet(2004)。

第四章　管理式医疗药方

1. 二者都引自 Hall 和 Findlay (1997)。

2. Berg (1983)；Barron (1984)。

3. 被 Rosenbaum (1984)引用。

4. Newhouse 等(1993)。

5. Newhouse (2006)。

6. 据我所知，目前还没有系统的证据表明这些成本分担条款对医疗总支出有影响。这种影响不可能太大，因为支出仍在继续增长。

7. 来源：美国"健康与人类服务部"(2003)以及作者本人的计算。

8. Luft (1978)。

9. 同上。

10. Ginsburg (2000)。

11. 有关医生对质量改进的疑窦的讨论，请参考 Chassin (1996)。

12. Miller 与 Luft (1994)。

13. 比如，参考 Cutler 和 Sheiner (1997)。

14. Dranove 与 White（1998）。

15. Barro 与 Beaulieu（2003）。

16. Gaynor、Rebitzer 与 Taylor（2001）。

17. Wickizer、Wheeler 与 Feldstein（1989）。

18. Cutler、McClellan 和 Newhouse（2000）。这是一个高效的研究团队。Cutler 是克林顿医疗保健工作组的顾问，目前担任哈佛大学艺术与科学学院的院长；McClellan 是斯坦福大学教授，并兼职管理小布什总统的 FDA 和 CMS；Newhouse 是哈佛大学教授，被许多人视为健康经济学的"导师"，他领导了兰德研究，并担任一个 Medicare 顾问小组的组长。

19. 参考 Flood 等（1998）。

20. 本人在 1979—1983 年间做 Enthoven 的博士生。多数讨论都是基于本人与 Enthoven 的私下交流。

21. 与 Rothschild-Stiglitz 模型不同，无论健康需要如何，参保人都会支付同样的金额。

22. 引用来源：与 Alain Enthoven 私下交流。

23. 来源：在本人参加的这次健康改革研讨会上，Enthoven 与克林顿总统的顾问 Paul Starr 进行了辩论。Enthoven 显然对自己的思想演变成这样一种高度管制的方案感到失望。

24. 在主要报纸上最早对 HMOs 或管理式医疗遭到强烈抵制发表评论的文章似乎是《**圣彼得堡时报**》（1 月 12 日版）。5 月 19 日，《**纽约时报**》发表了由著名的医疗保健撰稿人 Milt Freudenheim 撰写的头版文章，题为"HMOs 应对削减成本的强烈抵制"。

25. Ad hoc Committee to Defend Health Care 1997.

26. Pham（1997）。

27. 来源：Harris Polls，被 Blendon 和 Benson（2001）引用。

28. 来源：同上。本次调查自 1978 年以来一直询问同样的问题。

29. Gawande 等（1998）。

30. Hellinger（1996）。

31. Miller 与 Luft（1997）。

32. Miller 与 Luft（2002）。

33. Reschevsky、Hargraves 与 Smith（2002）。

34. Chernew、Scanlon 与 Hayward(1998)；O'Neill（2002）。

35. Dranove 与 Satterthwaite（1992）。

36. 在《患者权利议案》失败多年以后，美国人仍在呼吁制定"保护 HMOs 患者的权利"的国家标准。请参考 Pew Research Center（2001）。

37. "Aetna"（2001）。

38. 2002 年,Rowe 接替 Donaldson 担任 CEO。

39. Hawkins（2000）。

40. Ho（2005）。

41. 来源:Current Population Survey,历年。

42. 对这项研究的总结,请参考 Town 和 Vogt(2006)。

43. American Medical Association（2006）。

44. 这里同样假定保险产业在 2000 年实现的接近于零的利润水平上能完好无损地存活。

45. 来源:美国"健康与人类服务部"。美国护士数量在 2000～2004 之间增长了 23.5％,预计这种趋势在 2005 年会延续。

46. Claxton 等(2005)。

47. Gruber 与 Washington（2003）。

48. Gruber（2007）。

49. Institutes of Medicine 1999；Institutes of Medicine 2000.

第五章　*自救*

1. Goodman（2004）。

2. "健康储蓄账户"这一术语是在 1980 年由 Edward Shapiro 创造的。

3. Worthington（1978）。

4. Hixson（1980）。

5. Goodman 和 Musgrave(1992)。这本书于 1994 年再版,并换了一个新书名《患者权力:克林顿健康计划的自由企业选项》。

6. "圣诞储蓄存款"是一种主要的储蓄手段。个人可以每月往自己的"圣诞储蓄存款"账户里存入一笔钱，然后在 12 月取出累积的金额购买礼物。

7. 今天，个人将根据法律授权继续享有保障。第七章对此有更多的论述。

8. 这些是源于 2007 年的增长。

9. 对许多参保人经历的沮丧的描述，请参考 Fuhrmans（2007）。

10. 对这类文献的概述，请参考 Buntin 等（2006）。

11. Hall 与 Havighurst（2005）。

12. Sullivan 与 Sharon（2006）。

13. AHIP Center for Policy and Research 2006.

14. Fronstin 与 Collins（2006）。

15. 这类调查存在的一个广为人知的问题是，个人往往不清楚自己加入的究竟是哪一类保险计划（多年来，这都是困扰 HMOs 或 PPOs 的参保人数统计的难题。）比如，本人受雇的西北大学今年开始提供一种设定了高起付线和医疗储蓄账户的新型"价值计划"。尽管西北大学就此举办过无数场普及教育讨论会，有些已经签约的同事却并未意识到它是一种 CDHP，甚至不清楚它设有健康储蓄账户（HSA）。这些人可是企业经济学家啊！

16. Kaiser Family Foundation and Health Research and Education Trust（2007）。

17. U. S. Government Accountability Office（2006）。

18. Sullivan 与 Sharon（2006）。

19. Buntin 等（2006）。

20. United Health Group 的新闻发布，2006 年 7 月 12 日。

21. Buntin 等（2006），w523。

22. 这些研究控制了可被研究者观测到的参保人特征（比如年龄），但并未控制可能影响到 CDHP 的参保决策与成本的无法被观测到的参保人特征，比如，参保人清楚近期自身健康状况的变化，但研究者无法掌握这一信息。这意味着，这些研究得出的结论存在"选择偏差"问题，因而是靠不住的。

23. Berenson（2005）。

24. 这里忽略了个人将高价等同于高质量这种非常真实的可能性，后者会削弱选购最低价格的提供者的激励。

25. 几乎不会有汉堡"异常值",也就是一口气吃掉 50 包番茄酱或找到一些别的办法急剧拉高汉堡成本的极品客户。

26. Shleifer（1985）。

第六章　质量革命

1. Brook 1998。

2. 质量评估领域在迅速演变。本章不打算对所有最新研究全面评述,而是介绍基本理论概念,并突出其中一些关键研究发现。我希望,本章提出的框架能帮助读者将出现的新研究综合到一起。

3. Brook 等（1983）。

4. 来源:美国医学研究院新闻发布,http://www. iom. edu/CMS/28312/5010/30506. aspx。2007 年 6 月 14 日搜索到。

5. Brook（1998）。

6. 美国医学研究院（1999）。

7. 美国医学研究院（2000）。

8. 来源:http://www. healthgrades. com/AboutUs/。2007 年 2 月 22 日搜索到。

9. 网址为:http://www. hospitalcompare. hhs. gov 和 http://www. medicare. gov/NHCompare/Home. asp。

10. Shearer 与 Cronin（2005）。

11. Weiler 等（1993）。

12. Donabedian（1980）。

13. 这篇经典论文是 Luft、Bunker 和 Enthoven（1979）。一篇后续的研究部分地解决了部分因果问题。请参考 Luft、Hunt 和 Maerki（1987）。

14. 更多的近期研究表明,心脏病手术存在明显的学习效应。尚不清楚的是,这种学习效应在其他手术上是否同等重要。请参考 Huckman 和 Pisano（2006）和 Ramanarayanan（2007）。

15. Schneider 与 Epstein（1996）。

16. 被 Burton（1999）引用。

17. Dranove 与 Satterthwaite（1992）。

18. 比如,"纽约州医院的心脏病手术结果改进",纽约医疗保健协会
（Healthcare Association of New York）的新闻发布,2005 年 10 月 31 日。

19. Dranove, Kessler, McClellan, and Satterthwaite 2003。

20. Werner（2005）。该文的一个版本是 Werner、Asch 和 Polsky（2005）。

21. 无论是种族还是以往住院经历都是医疗需要的间接指标,纽约州的统计
学家将风险调整因子局限于像血压这样来自医疗记录的直接指标。

22. Brennan 等(1991)。

23. Geraci 等(1999)。

24. Werner and Bradlow（2006）。

25. 2007 年 7 月 16 日登录。

26. Mennemeyer, Morrisey, and Howard 1997。

27. Mukamel 等(2004—2005);Dranove 和 Sfekas(2007)。有新证据表明,参
保人对管理式医疗报告卡做出了反应。比如,请参考 Scanlon 等(2002)。

28. 这种观点被明确地写入 1970 年设立法国健康保险体系"Carte Sanitaire"
的立法当中。

29. Merritt（2006）。

30. 在此感谢 Joel Shalowitz 教授,这里引用的是他在西北大学凯洛格学院讲
授的"国际健康体系"课程中的一个例子。

31. 在管理期刊发表的一篇被广泛引用的多任务文章的分析视角与此非常相
似。论文的标题为:*"On the Folly of Rewarding A, while Hoping for
B"*（Kerr,1995）。

32. Holmstrom 的第一篇有关代理的论文是每个经济学博士生必读的文献,
此后他继续围绕代理问题撰写了许多富有影响力的论文。请参考
Holmstrom（1979）。Milgrom 与我以前的指导教授 John Roberts(也是一
位诺贝尔奖候选人)合著的组织经济学书籍激发了战略经济学的学术研
究灵感。请参考 Milgrom 和 Roberts（1992）。Milgrom 在拍卖和博弈理
论上的贡献同样出名。

33. Holmstrom 与 Milgrom（1991）。

34. Poon 等（2004）。

35. Klasco（2003）。

36. Needleman 等（2002）。25 名实行每天 8 小时工作制的护士将增加大约 200 小时的护理时间。一家普通医院每周接收大约 150 名患者住院。因此，根据 Needleman 的结论，这些新增的人手相当于每名患者增加了 1.33小时的护理，足以对质量产生显著影响。

37. 对此类博弈发生的证据，以及对此类文献更宽泛的评述，请参考 Figlio 和 Getzler（2002）以及 Cullen 和 Reback（2006）。

38. Petersen 等（2006）。

39. Shen（2003b）。

40. Hagland（2006）。

41. Lindenauer（2007）。

42. 对这项计划及其实施结果的详细讨论，请参阅 Galvin（2006）。

43. Mullen、Frank 与 Rosenthal（2006）。

44. Lu（2007）。

第七章　修补保障网

1. "Risa Lavizzo-Mourey，医学博士、MBA、RWJF 的主席和 CEO，对联邦政府发布的无保险人数估计的声明"，Robert Wood Johnson Foundation 的新闻发布，普林斯顿，新泽西州，2006 年 8 月 29 日。

2. 绝大多数老年人都参保了，多数人反馈流程简便或比较简便。请参考 Weir（2007）。

3. 对 AHP 特色的精彩讨论，请参阅 Kofman 等（2006）。

4. 来源：Kaiser Family Foundation 和 Health Research and Edward Trust（2006）。

5. Gruber 与 Lettau（2004）。

6. 对小雇主和大雇主支付的保费的简单比较往往没有发现差别，但是，这些比较未就福利或风险差异进行调整。

7. 2004 年，伊利诺伊州有 51 个拿到牌照的小团体保险商。其中有些未在芝加哥地区经营，许多没有提供与西北大学购买的类似的 PPO 产品。即便如此，市场仍然有不少竞争者，市场力量仍在发挥作用。

来源：美国政府责任办公室给参议员 Olympia Snowe 的来信。标题是"私人健康保险：2004 年小团体健康保险商的数量与市场份额"。来信日期是 2005 年 10 月 13 日。信中提到，中位数州的小团体保险商超过 24 家。

8. Jack Myer 和 Lise Rybowski 对这些采购合作社进行了深入考察（Myer 和 Lise Rybowski，2001）。

9. Yegian 等（2000）。

10. 有关私人部门死亡螺旋实例，可以参考 Cutler 和 Zeckhauser（1997）。

11. 来源：Seteve Millanrd 和我的研究助手 Christa Vander Eb 之间的私下交流。

12. 国家经济理事会（2006）。

13. 来源：由 Henry J. Kaiser Family Foundation 赞助的网站 www.statehealthfacts. org。

14. 即便没有风险共担池，明尼苏达州的无保险人群比例也是最低的。

15. 传染病是一个明显例外，但只占卫生总支出的小比例。

16. 来源：www. statehealthfacts. org。

17. Pauly 曾就这一话题写过大量文章。比如，Patel 和 Pauly（2002）。

18. Herring 与 Pauly（2006）。

19. 对州立健康改革的优秀讨论，请参考 Brown 和 Sparer（2001）。

20. Kaye（2005）。

21. 来源：美国小企业管理局（2006）。《**各州各地的小企业概貌**》。

22. ERISA 允许夏威夷管制自我保险企业。这是唯一一个享受豁免的州。事实上，正是夏威夷的雇主保险强制令促成了 ERISA 立法。

23. Ostram（1994）。

24. Dirigo 是拉丁文，意思是"我指挥"。

25. "所有人的医疗保健？不完全是。"2007。

26. Bragdon（2006）引用。

27. 偶尔会有人抱怨该州的 Dirigo 保险商 Anthem 蓝十字主动或被动地打击了参保。比如，请参考 Langley（2006）。

28. 任何宣称保费与成本或竞争无关的人都必须解释为什么保险商不收取两倍甚至更高的费用。即便是完全垄断这也会将成本上升或下降的部分传导给顾客。

29. Belluck（2006）引用。

30. Moffit 与 Owcharenko（2006）。

31. Woolhandler 与 Himmelstein（2006）。

32. Robert Wood Johnson Foundation 保留了对各州推出的保障政策的最新编辑。请参考 http://www.statacoverage.net。

33. 来源：美国健康与人类服务部部长 Michael Leavitt 在美国企业研究院发表的演讲，华盛顿哥伦比亚特区，2007 年 4 月 24 日。

34. Hill 与 Wolfe（1998）。

35. Abramowitz（1992）。

第八章 重振美国医疗保健体系

1. Committee on the Costs of Medical Care（1972），x.

2. 有关风险调整的最新研究与应用实例，请参考 Pope 等（2004）以及 Ash，Ellis 和 Kramer（2001）。

3. 对 EMR 的成本的估计范围各有不同。这里的数字来自 Miller 等（2005）。

4. Walker 等（2005）。

5. Kleinke（2005）。

6. 来源：2007 年 1 月 31 日从 ANSI 网站搜索：http://www.ansi.org/standards_activities/standards_boards_panels/hisb/hitsp.aspx?menuid=3♯News。

7. 引自"标准面板为支持全国健康信息网络提供了可互通的规范"，PR Newswire，2006 年 11 月 1 日。

8. 多数私人保险商都利用了 Medicare 的结账体系的某种变形。无论是 DRGs 还是 RBRVS，在扩散到私人部门之前都是由 Medicare 先试先行。使用审查服务机构则发轫于 Medicare 的职业评议组织（PROs）。

9. Miller 与 Tucker（2007）。

10. 我并不拘泥这些确切的数字。我相信，这些计划将会通过实验找到最有效的区间。

11. 兰德的研究绝不是为了捕捉这种效应而设计的，但这种效应可能是巨大的。

12. 颇有声望的政策专家 Jeff Goldsmith 对发病期付费寄予了类似的期待和关切，但不认可信息技术的作用（Goldsmith，2007）。

13. 州政府还必须更好地生成统计数字表明它将会怎么做。由于未能考虑到潜在的博弈，目前的方法存在内在的统计偏差。州政府曾对这样的批评心存敌意，可以称得上是捍卫。州政府不应该将讨论有效统计指标与拒绝这一计划混为一谈。

14. Ware 与 Sherbourne（1992）。

15. CMS／HCFA 管理者的清单读起来就像是健康服务研究的《名人榜》，其中包括 Carolyn Davis、Gail Wilensky、Bruce Wadeck 和 Mark McClellen。顾问清单同样令人印象深刻。

16. 美国政府责任办公室（2003）。

17. Nivola（2005）。

18. HHS 部长 Michael Leavitt 在美国企业研究院发表的演讲，华盛顿哥伦比亚特区，2007 年 4 月 24 日。还有本人与 Leavitt 部长的私下交流。

19. Weisbrod（1991）。

20. Cutler（2005）。

21. 这与加拿大、澳大利亚和英格兰在健康机构考虑是否为新技术付费时所使用的估值不一致。

22. 有相当多的研究支持这一点。比如，参考 Finkelstein（2004）和 Acemoglu 和 Linn（2004）。遗憾的是，这些研究没有精练到足以弄清楚受产业利润下降影响最大的研究项目的类型。

23. 其他国家都搭了美国市场为获取潜在利润开发出来的技术的便车。联邦主义方法同样会发生这种情况，预算控制紧的州享受了别的州为获取潜在利润开发出来的药品。

24. 产业批评家，比如《**新英格兰医学杂志**》的前任编辑 Marcia Angell 正确地指出，制药公司赚到的回报率远远高于其他产业，并且在创新营销上花了跟研发一样多的钱（Angell，2004）。此外，许多研发导致了仅在边际上扩展了治疗机会的"仿制"药品，但是，很难找到既能遏制利润又不遏制创新激励的两全其美的办法。其他国家制定了向真正有创新性的产品——由管制者说了算——支付更高价格的规则。即便如此，这些创新产品在别国收取的价格也要低于美国。

参考文献

Abramowitz, M. 1992. "Oregon Plan Would Ration Health Care, Cover Every Resident." *Washington Post*, June 14, B4.

Acemoglu, D., and J. Linn. 2004. "Market Size in Innovation: Theory and Evidence from the Pharmaceutical Industry." *Quarterly Journal of Economics*, 119:1049–90.

Ad hoc Committee to Defend Health Care. 1997. "For Our Patients, Not for Profits: A Call to Action." *Journal of the American Medical Association* 278, 21:1733–38.

"Aetna: A leader makes up for lost time." 2001. *Modern Physician* (January):19.

AHIP Center for Policy and Research. 2006. "January 2006 Census Shows 3.2 Million People Covered by HSA Plans." Washington: America's Health Insurance Plans.

American Medical Association. 2006. *Competition in Health Insurance: A Comprehensive Study of U.S Markets: 2005 Update. Chicago: American Medical Association.*

"An Interview with Paul Ellwood." 1997. *Managed Care* (November).

Angell, M. 2004. "Excess in the Pharmaceutical Industry." *Canadian Medical Association Journal* 171, 12.

Angelleli, J., D. Grabowski, and J. Gruber. 2006. "Nursing Home Quality as a Public Good." NBER working paper no. 12361.

Anderson. 1975. *Blue Cross Since 1929: Accountability and the Public Trust.* Cambridge, MA: Ballinger Publishing, 36.

Arrow, K. 1963. "Agency and the Welfare Economics of Medical Care." *American Economic Review* 53, 5:941–73.

Ash, A., R. Ellis, and M. Kramer. 2001. "Finding Future High-cost Cases: Comparing Prior Cost Versus Diagnosis-based Methods." *Health Services Research* 36, 6:194–206.

Assaf et al. 1993. "Possible Influence of the Prospective Payment System on the Assignment of Discharge Diagnoses for Coronary Heart Disease." *New England Journal of Medicine* 329, 13:931–35.

Bragdon, T. 2006. "Maine's State-Run Health Plan Faltering." *Health Care News* (January).

Barro, J., and N. Beaulieu. 2003. "Selection and Improvement: Physician Responses to Financial Incentives." NBER working paper no.10017.

Barron, J. 1984. "General Motors Proposes Changes in its Employee Health Program." *New York Times*, A18.

Beito, D. 1994. "Lodge Doctors and the Poor." *The Freeman* 44, 5.

Belluck, P. 2006. "Massachusetts Sets Health Plan for Nearly All." *New York Times*, April 4.

Berenson, R. 2005. "Which Way for Competition: None of the Above." *Health Affairs* 24, 6:1536–42.

Berg, E. 1983. "Major Corporations Ask Workers to Pay More of Health Costs." *New York Times*, September 12, A1.

Blendon, R., and J. Benson. 2001. "Americans' Views on Health Policy: A Fifty-year Historical Perspective." *Health Affairs* 20, 3:33–46.

Bowen, W. 2005. *Policy Innovation and Health Insurance Reform in the American States: An Event History Analysis of State Medical Savings Account Adoptions (1993–96)*. Ph.D. Dissertation, Florida State University.

Brennan, T. et al. 1991. "Incidence of Adverse Events and Negligence in Hospitalized Patients: Results of the Harvard Medical Practice Study." *New England Journal of Medicine*, 324–70.

Brook, R. 1998. "Managed Care is Not the Problem, Quality Is." *Journal of the American Medical Association* 278, 19:1612–14.

Brook, R. et al. 1983. "Does Free Care Improve Adults Health? Results from a Randomized Controlled Trial." *New England Journal of Medicine* 309:1426–34.

Brown, L., and M. Sparer. 2001."Window Shopping: State Health Reform Politics in the 1990s." *Health Affairs* 20, 1:50–67.

Bundorf, M. K., and M. Pauly. 2006. "Is Health Insurance Affordable for the Uninsured?" *Journal of Health Economics* 25, 4:650–73.

Buntin, M. et al. 2006. "Consumer-Directed Health Care: Early Evidence about Effects on Cost and Quality." *Health Affairs*, 25:w516–30.

Burrow, J. 1977. *Organized Medicine in the Progressive Era*. Baltimore: Johns Hopkins University Press.

Burton, T. 1999. "Heart-Care Assessment Finds Reputation and Reality Don't Necessarily Match." *Wall Street Journal Interactive Edition*, April 22.

"Cardiac Surgery Outcomes Improve in New York Hospitals." 2005. Press Release from Healthcare Association of New York, October 31.

Catlin, A. et al. 2007. "National Health Spending in 2005: The Slowdown Continues." *Health Affairs* 26, 1:142–53.

Chassin, M. 1996. "Improving the Quality of Care." *New England Journal of Medicine* 335, 14:1060–63.

Chernew, M., D. Scanlon, and R. Hayward. 1998. "Insurance Type and Choice of Hospital for Coronary Artery Bypass Graft Surgery." *Health Services Research* 33, 3:447–66.

Clinton, H. 2004. "Now Can We Talk About Health Care?" *New York Times*, April 18. Available at: http://query.nytimes.com/gst/fullpage.html?sec=health&res=9A00E7DE1E38F93BA25757C0A9629C8B63 (Accessed March 12, 2007).

Chollet, D. 2004. *The Role of Reinsurance in State Efforts to Expand Coverage.* Academy Health Issue Brief 5, 4.

Claxton, G. et al. 2005. *Employer Health Benefits.* Menlo Park, CA: Kaiser Family Foundation and Health Research and Education Trust.

Coggeshall, L. 1965. *Planning for Medical Progress through Education.* Washington, DC: Association of American Medical Colleges, 26.

Comment: "Taxation of Employee Accident and Health Plans Before and Under the 1954 Code." 1954. *Yale Law Journal* 64, 2 (December):222–47.

Committee on the Costs of Medical Care. 1972(reprint of 1932 report). *Medical Care for the American People.* New York: Arno Press.

Conover, C., and F. Sloan. 1998. "Does Removing Certificate-of-Need Regulations Lead to a Surge in Health Care Spending?" *Journal of Health Politics, Policy, and Law* 23, 3:455–81.

Crowley, W. 1996. *To Serve the Greatest Number.* Seattle: University of Washington Press, 139.

Cullen, J., and R. Reback. 2006. "Tinkering towards Accolades: School Gaming under a Performance Accountability System." In *Improving School Accountability: Check-ups or Choice*, edited by T. Gronberg and D. Jansen. Advances in Applied Microeconomics, 14. Amsterdam: Elsevier Science.

Cunningham, R., and R. Cunningham. 1997. *The Blues: A History of the Blue Cross and Blue Shield System.* Dekalb, IL: Northern Illinois University Press.

Cutler, D. 1995. "The Incidence of Adverse Medical Outcomes under Prospective Payment." *Econometrica*, 63:29–50.

———. 2005. *Your Money or Your Life: Strong Medicine for America's Health Care System.* New York: Oxford University Press.

Cutler, D., and J. Gruber. 1996. "Does Public Insurance Crowd Out Private Insurance?" *Quarterly Journal of Economics* 111, 2:391–430.

Cutler, D., and L. Sheiner. 1997. "Managed Care and the Growth of Medical Expenditures." Harvard University, working paper.

Cutler, D., M. McClellan, and J. Newhouse. 2000. "How Does Managed Care Do It?" *Rand Journal of Economics* 31, 3:526–48.

Cutler, D., and R. Zeckhauser. 1997. "Adverse Selection in Health Insurance." NBER working paper W6107.

Cutting, C. 1971. "Historical Development and Operating Concepts." In *The Kaiser-Permanente Medical Program*, edited by A. Somers. New York: Commonwealth Fund, 20.

Demlo, L. 1983. "Assuring Quality in Health Care." *Evaluation and the Health Professions* 6, 2:161–96.

Donabedian, A. 1980. *Exploration in Quality Assessment and Monitoring*, Vol. 1: *The Definition of Quality and Approaches to Its Assessment*. Ann Arbor, MI: Health Administration Press.

Dranove, D., and A. Sfekas. 2007. "Do Report Cards Move Market Share? Yes and No." Northwestern University, unpublished working paper.

Dranove, D., and K. Cone. 1985. "Do State Rate Setting Programs Really Lower Hospital Expenses?" *Journal of Health Economics* 4:159–65.

Dranove, D., and M. Satterthwaite. 1992. "Monopolistic Competition when Price and Quality are Imperfectly Observable." *RAND Journal of Economics* 23, 4:518–34

Dranove, D., and P. Wehner. 1994. "Physician-induced Demand for Childbirth." *Journal of Health Economics*, 13:61–73.

Dranove, D., and W. White. 1998. "Medicaid Dependent Hospitals and Their Patients: How Have They Fared?" *Health Services Research* 33, 2:163–85.

Dranove, D., D. Kessler, M. McClellan, and M. Satterthwaite. 2003. "Is More Information Better? The Effects of Report Cards on Cardiovascular Providers and Consumers." *Journal of Political Economy* 111, 3:555–88.

Enthoven, A. 1978. "Consumer-choice Health Plan." *New England Journal of Medicine*, 298:650–58.

Evans, R. 1974. "Supplier-induced Demand: Some Empirical Evidence and Implications." In *The Economics of Health and Medical Care*, edited by Mark Perlman. London: MacMillan, 162–73.

Falk, I., C. R. Rorem, and M. Ring. 1933. *The Costs of Medical Care*. Chicago: University of Chicago Press.

Figlio, D., and L. Getzler. 2002. "Accountability and Disability: Gaming the System." NBER working paper no. 9307.

Finkelstein, A. 2004. "Static and Dynamic Effects of Health Policy: Evidence from the Vaccine Industry." *Quarterly Journal of Economics* 119, 2:527–64.

Flood, A. et al. 1998. "How Do HMOs Achieve Savings?" *Health Services Research* 33, 1:79–100.

Freidson, E., and F. Feldman. 1958. *Public Attitudes toward Health Insurance*. Health Information Foundation Research Series, 5.

Friedberg, Leora. 1998. "The Effect of Old Age Assistance on Retirement." NBER working paper no. 6548.

Fronstin, P., and S. Collins. 2006. "The 2nd Annual EBRI/Commonwealth Fund Consumerism in Health Care Survey." The Commonwealth Fund, December.

Fuchs, V. 1974. *Who Shall Live?* New York: Basic Books.

Fuhrmans, V. 2007. "Health Savings Plans Start to Falter." *Wall Street Journal*, June 12, D1.

Galvin, R. 2006. "Pay-for-Performance: Too Much of a Good Thing? A Conversation with Martin Roland." *Health Affairs Web Exclusive*, September 6, w412–19.

Gawande et al. 1998. "Does Dissatisfaction with Health Plans Stem from Having No Choices?" *Health Affairs* (September–October):184–94.

Gaynor, M. et al. 2004. "Physician Incentives in Health Maintenance Organizations." *Journal of Political Economy* 112, 4:915–31.

Gaynor, M., J. Rebitzer, and L. Taylor. 2001. "Incentives in HMOs." NBER working paper no.8522.

Geraci, J. et al. 1999. "The Association of Quality of Care and Occurrence of In-Hospital, Treatment-Related Complications." *Medical Care* 37, 2:140–48.

Ginsburg, M. 2000. "A Survey of Physician Attitudes and Practices Concerning Cost-effectiveness in Patient Care." *Western Journal of Medicine* 173: 390–94.

Ginzberg, E. 1977. *The Limits of Health Reform*. New York: Basic Books.

Golden, D., and S. Kurkjian. 1994. "The Fraud Factor: Hidden Costs of Health Care." *Boston Globe*, July 31, 1.

Goldsmith, J. 2007. "Physicians and Hospitals: Can They Cooperate to Control Costs?" *Health Affairs Blog*, January 19.

Goodman, J. 2004. "Health Savings Accounts Will Revolutionize American Health Care." National Center for Policy Analysis Brief Analysis no. 464.

———. 2007. "Physicians and Hospitals: Can They Cooperate to Control Costs?" *Health Affairs Blog*, January 19.

Goodman, J., and G. Musgrave. 1992. *Patient Power: Solving America's Health-care Crisis*. Washington, DC: Cato Institute.

Gruber, J. 2007. "Universal Coverage Rx: Tax-Code Changes, Money, Insurance Pools and a Mandate." *On My Mind: Conversations with Economists*. University of Michigan, interview with Jonathan Gruber.

Gruber, J., and B. Madrian. 1996. "Health Insurance and Early Retirement." In *Advances in the Economics of Aging*, edited by D. Wise. Chicago: University of Chicago Press.

——— 1997. "Employment Separation and Health Insurance Coverage." *Journal of Public Economics* 66, 3:349–82.

Gruber, J., and B. Madrian. 2002. "Health Insurance, Labor Supply, and Job Mobility: A Critical Review of the Literature." NBER working paper no. 8817.

Gruber, J., and E. Washington. 2003. "Subsidies to Employee Health Insurance Premiums and the Health Insurance Market." NBER working paper no. W9567.

Gruber, J., and K. Simon. 2007. "Crowd-out Ten Years Later: Have Recent Public Insurance Expansions Crowded Out Private Health Insurance?" NBER working paper no. 12858.

Gruber, J., and M. Lettau. 2004. "How Elastic is the Firm's Demand for Health Insurance?" *Journal of Public Economics* 88, 7:1273–94.

Gruber, J., and M. Owings. 1996. "Physician Financial Incentives and the Diffusion of Cesarian Section Delivery." *RAND Journal of Economics* 27, 1:99–123.

Hagland, M. 2006. "Pay-for-performance Programs Show Results, Spur Development." *Health Care Strategic Management* 24, 2:1–3.

Hall, M., and C. Havighurst. 2005. "Reviving Managed Care with Health Savings Accounts." *Health Affairs* 24, 6:1490–500.

Hall, M., and S. Findlay. 1997. "Clinton Panel To Write Patients' Bill of Rights." *USA Today*, March 27, 1A.

Hawkins, J. 2000. "HMO Moves to Mend Fences with Doctors." *Physician Executive* 26, 1:7.

Health Insurance Association of America. *Sourcebook of Health Insurance Data*, various years.

"Health Care for All? Not Quite." 2007. *Business Week Online*, April 16.

Hellinger, F. 1996. "The Impact of Managed Care on Market Performance: A Review of New Evidence." Agency for Health Care Policy and Research, mimeo.

Hemenway, D., et al. 1990. "Physician Response to Financial Incentives: Evidence from a For-Profit Ambulatory Care Center." *New England Journal of Medicine* 322:1059–63.

Herring, B., and M. Pauly. 2006. "The Effect of State Community Rating Regulations on Premiums and Coverage in the Individual Health Insurance Market." NBER working paper no. 12504.

Hill, S., and B. Wolfe. 1998. "Testing the HMO Competitive Strategy." *Journal of Health Economics* 16:261–86.

Hillman, B. et al. 1990. "Frequency and Cost of Diagnostic Imaging in Office Practices: A Comparison of Self-referring and Radiology-referring Physicians." *New England Journal of Medicine* 323:1604–5.

Hixson, J., ed. 1980. *The Target Income Hypothesis and Related Issues in Health Manpower Supply*. Bethesda, MD: U.S. Department of Health, Education and Welfare, Health Resources Administration.

Ho, Katherine. 2005. "The Welfare Effects of Restricted Hospital Choice in the U.S. Medicare Care Market."

———. 2006. "Barriers to Entry of a Vertically Integrated Health Insurer: An Analysis of Welfare and Entry Costs." Unpublished manuscript.

Holmstrom, B. 1979. "Moral Hazard and Observability." *Bell Journal of Economics* 10, 1:74–91.

Holmstrom, B., and P. Milgrom. 1991. "Multitask Principal-Agent Analyses: Incentive Contracts, Asset Ownership, and Job Design." *Journal of Law and Economic Organization* 7(Spring):24–52.

Huckman, R., and G. Pisano. 2006. "The Firm-specificity of Individual Performance: Evidence from Cardiac Surgery." *Management Science* 52, 4:473–88.

Institutes of Medicine. 1999. *To Err Is Human: Building a Safer Health System.* Washington, DC: National Academy of Sciences.

———. 2000. *Crossing the Quality Chasm: A New Health System for the 21st Century.* Washington, DC: National Academy of Sciences.

Institutes of Medicine of the National Academies. 2003. *Hidden Costs, Value Lost: Uninsurance in America.*

Jensen, G., and M. Morrisey. 1999. "Mandated Benefit Laws and Employer-Sponsored Health Insurance." Health Insurance Association of America.

Kaiser Family Foundation and Health Research and Education Trust. Various years. "Employer Health Benefits: Annual Survey." Menlo Park: Henry J. Kaiser Family Foundation.

Kaplan, R. 1995. "Utility Assessment for Estimating Quality-Adjusted Life Years." In *Valuing Health Care: Costs, Benefits, and Effectiveness of Pharmaceuticals, and Other Medical Technologies,* edited by F. Sloan. Cambridge: Cambridge University Press, chap. 3, 31–60.

Kaye, N. 2005. *Medicaid Managed Care: Looking Forward, Looking Back.* National Academy for State Health Policy (June).

Kerr, S. 1995. "On the Folly of Rewarding A, while Hoping for B." *Academy of Management Executive* 9, 1:7–14.

Klasco, R. 2003 "CPOE: Why Don't We Get It?" *Health Management Technology* (August).

Kleinke, J. D. 2005. "Dot-Gov: Market Failure and the Creation of a National Health Information Technology System." *Health Affairs* 24, 5:1246–62.

Kofman, M., et al. 2006. "Association Health Plans: What's All the Fuss About?" *Health Affairs* 25, 6:1591–602.

Langley, R. 2006. "Exposing the Myth." *Bangor Daily News,* December 25, A8.

Lindenauer, P. et al. 2007. "Public Reporting and Pay for Performance in Hospital Quality Improvement." *New England Journal of Medicine* 356, 5:486–96.

Lipman, L. 1995. "FBI Chief: Health-care Fraud Endemic." *Denver Post*, March 22, A13.

Long, M. 1985. "A Reconsideration of Economies of Scale in the Health Care Field." *Health Policy* 5:25–44.

Lo Sasso, A., and T. Buchmueller. 2004. "The Effect of the State Children's Health Insurance Program on Health Insurance Coverage." *Journal of Health Economics* 23, 5:1059–82.

Lu, Feng Susan. 2007. "Does Information Disclosure Improve Quality? Evidence from a Nursing Home Quality Initiative." Northwestern University, unpublished manuscript.

Luft, H. 1978. "How do Health Maintenance Organizations Achieve Their 'Savings?' " *New England Journal of Medicine* 298, 24:1336–43.

Luft, H. et al. 1990. *Hospital Volume, Physician Volume, and Patient Outcomes: Assessing the Evidence*. Health Administration Press Perspectives. Ann Arbor, MI: Health Administration Press.

Luft, H., J. Bunker, and A. Enthoven. 1979. "Should Operations Be Regionalized? The Empirical Relation between Surgical Volume and Mortality." *New England Journal of Medicine* 301, 2:1364–69.

Luft, H., S. Hunt, and S. Maerki. 1987. "The Volume-Outcome Relationship: Practice-Makes-Perfect or Selective Referral Patterns." *Health Services Research* 22, 2:157–82.

Madrian, B. 1998. "Health Insurance Portability: The Consequences of COBRA." *Regulation* 21, 1:27–33.

Mennemeyer, S., M. Morrisey, and L. Howard. 1997. "Death and Reputation: How Consumers Acted upon HCFA Mortality Information." *Inquiry* 34 (Summer):117–28.

Merritt, R. 2006. "Despite Health Insurance, People often Forgo Using Lifesavings Beta Blockers." *Medical News Today*, September 17.

Meyer, J., and L. Rybowski. 2001. "Business Initiatives to Expand Health Coverage for Workers in Small Firms." Commonwealth Fund Publication 475.

Milgrom, P., and J. Roberts. 1992. *Economics, Organization, and Management*. New York: Wiley Press.

Miller, A., and C. Tucker. 2007. "Privacy Protection and Technology Diffusion: The Case of Electronic Medical Records." Available at SSRN: http://ssrn.com/abstract=960233.

Miller, R. et al. 2005. "The Value of Electronic Health Records in Solo or Small Group Practices." *Health Affairs* 24, 5:1127–37.

Miller, R., and H. Luft. 1994. "Managed Care Plan Performance Since 1980: A Literature Analysis." *JAMA* 271 19:1512–17.

———. 1997. "Managed Care Performance: Is Quality of Care Better or Worse?" *Health Affairs* 16, 5:7–25.

Miller, R., and H. Luft. 2002. "HMO Plan Performance Update: An Analysis of the Literature, 1997–2001." *Health Affairs* 21, 4:63–86.

Morrisey, M. 1999. "State Health Care Reform: Protecting the Provider." In *American Health Care: Government, Market Processes, and the Public Interest*. Oakland, CA: The Independent Institute.

Morrisey, M., F. Sloan, and J. Valvona. 1988. "Medicare Prospective Payment and Post-Hospital Transfers to Subacute Care." *Medical Care* 26, 9:837–53.

Moffit, R., and N. Owcharenko. 2006. "Understanding Key Parts of the Massachusetts Health Plan." Web memo no. 1045.

Mukamel, D. B., D. L. Weimer, J. Zwanziger, S. F. Gorthy, and A. I. Mushlin. 2004–5. "Quality Report Cards, Selection of Cardiac Surgeons, and Racial Disparities: A Study of the Publication of the New York State Cardiac Surgery Reports." *Inquiry* 41:435–46.

Mullan, F. 2004. "Wrestling with Variation: An Interview with Jack Wennberg." *Health Affairs Web Exclusive*, October 7.

Mullen, K., R. Frank, and M. Rosenthal. 2006. "Can You Get What You Pay For? Pay-for-Performance and the Quality of Healthcare Providers." Unpublished manuscript.

Myers, R. 1970. *Medicare*. Bryn Mawr: McCahan Foundation.

National Economic Council. 2006. *Reforming Health Care for the 21st Century*. Report prepared for President George W. Bush, February 15.

NCPA. 1997. "The Cost of Health Insurance Mandates." Brief Analysis 237.

Newhouse, J. et al. 1993. *Free for All? Lessons from the RAND National Health Insurance Experiment*. Cambridge, MA: Harvard University Press.

Needleman, J. et al. 2002. "Nurse-staffing Levels and the Quality of Care in Hospitals." *New England Journal of Medicine* 346, 22:1715–22.

Newhouse. 2006. "Reconsidering the Moral Hazard-Risk Avoidance Tradeoff." *Journal of Health Economics* 25, 5:1005–14.

Nivola, P. 2005. "Why Federalism Matters." Brookings Institution Policy Brief no. 146.

Office of Inspector General. 1989. *Financial Arrangements Between Physicians and Health Care Businesses*. Washington, DC: Department of Health and Human Services.

O'Neill, L. 2002. "How Far Do Medicare HMO Patients Travel? 2002, Implications for Access and Quality." *Abstract Academy for Health Services Research Policy Meeting* 19:9.

Ostram, C. 1994. "Facts in Hand, Mrs. Clinton Sees No Reason to Alter State's Plan." *Seattle Post-Intelligencer*, July 24, A10.

Patel, V., and M. Pauly. 2002. "Guaranteed Renewability and the Problem of Risk Variation in Individual Insurance Markets." *Health Affairs Web Exclusive*, August 28.

Pauly, M. 1968. "The Economics of Moral Hazard: Comment." *American Economic Review* 58, 3:531–37.

———. 1997. *Health Benefits at Work*. Ann Arbor: University of Michigan Press.

Pauly, M., and M. Satterthwaite. 1981. "The Pricing of Primary Care Physicians' Services: A Test of Consumer Information." *Bell Journal of Economics* 12, 2:488–506.

Petersen, L. et al. 2006. "Does Pay for Performance Improve the Quality of Health Care?" *Annals of Internal Medicine* 145, 4:265–72.

Pew Research Center. *News Interest Index Poll*, conducted June 2001.

Pham, A. 1997. "HMOs seek cure to image malady." *Boston Globe*, June 12, C1.

Poon, E. et al. 2004. "Overcoming Barriers to Adopting and Implementing Computerized Physician Order Entry Systems in U.S. Hospitals." *Health Affairs* 23, 4:184–90.

Pope, G. et al. 2004. "Risk Adjustment of Medicare Capitation Payments Using the CMS-HCC Model." *Health Care Financing Review* 25, 4:119–41.

Porter, M. 1980. *Competitive Strategy*. New York: Free Press.

Ramanarayanan, S. 2007. "Does Practice Make Perfect: An Empirical Analysis of Learning-by-Doing in Cardiac Surgery." Northwestern University, unpublished manuscript.

Reischauer, R. 1979. Testimony before the Subcommittee on Oversight, U.S. House of Representatives, June 27.

Reschevsky, J., J. Hargraves, and A. Smith. 2002. "Consumer Beliefs and Health Plan Performance: It's Not Whether You Are in an HMO but Whether You Think You Are." *Journal of Health Politics, Policy, and Law* 27, 3:353–77.

Robinson, J., and H. Luft. 1985. "The Impact of Hospital Market Structure and Patient Volume on Average Length of Stay and the Cost of Care." *Journal of Health Economics*, 4: 333–56.

Roemer, M. I. 1961. "Bed supply and hospital utilization: a natural experiment." *Hospitals* 35(November):36–42.

Rosenbaum, D. 1984. "Chrysler, Hit Hard by Costs, Studies Health Care System." *New York Times*, March 5, A1.

Rothschild, M., and J. Stiglitz. 1976. "Equilibrium in Competitive Insurance Markets: An Essay of Imperfect Information." *Quarterly Journal of Economics*, 80:629–50.

Salkever, D., and T. Bice. 1976. "The Impact of Certificate of Need Controls on Hospital Investment." *Milbank Quarterly* 54, 2:185–214.

Satterthwaite, M. 1982. "Competition and Equilibrium as a Driving Force in the Health Services Sector." Paper prepared for the ARA/Wharton Conference on the Future of the Service Economy, November 19.

Scanlon, D. et al. 2002. "The Impact of Health Plan Report Cards on Managed Care Enrollment." *Journal of Health Economics*, 21:19–41.

Schneider, E., and A. Epstein. 1996. "Influence of Cardiac-surgery Performance Reports on Referral Practices and Access to Care. A Survey of Cardiovascular Specialists." *New England Journal of Medicine* 335, 4:251–56.

Schwartz, A., D. Colby, and A. Reisinger. 1991. "Variation in Medicaid Physician Fees." *Health Affairs* 10(Spring):131–39.

Selden, T., and B. Gray. 2006. "Tax Subsidies for Employment-related health Insurance: Estimates for 2006." *Health Affairs* 25, 6:1568–79.

Shearer, A., and C. Cronin. 2005. "The State of the Art of Online Hospital Public Reporting." Report Prepared for the CMS Hospital Three State Pilot Project, 2nd Edition, July.

Shen, Y. 2003a. "The Effect of Financial Pressure on the Quality of Care in Hospitals." *Journal of Health Economics*, 22:243–69.

———. 2003b. "Selection Incentives in a Performance-based Contracting System." *Health Services Research* 38, 2:535–52.

Shleifer, A. 1985. "A Theory of Yardstick Competition." *RAND Journal of Economics* 16, 3:319–27.

Social Security Administration. "Report of the Committee on Economic Security." Issued January 1935 and obtained from the Social Security Administration Web site: http://www.ssa.gov/history/reports/ces.html.

Somers, A., and H. Somers, eds. 1977. "The Philadelphia Medical Commons: The choices ahead." In *Health and Health Care*. Germantown, MD: Aspen Systems Corporation, 251.

Staiger, D., and G. Gaumer. 1992. "Quality of Care in Hospitals: Post-admission Mortality under Medicare's Prospective Payment System." Unpublished manuscript.

Starr, P. 1982. *The Social Transformation of American Medicine*. New York: Basic Books, 126.

State Health Access Data Assistance Center. 2006. "The State of Kids Coverage." Prepared for the Robert Wood Johnson Foundation.

Stevens, R., and R. Stevens. 1974. *Welfare Medicine in America*. New York: Free Press.

Sullivan, P., and C. W. Sharon. 2006. "Consumer-Driven Health Plans Gaining Stronger Presence." Aon Consulting/ISCEBS Survey, June.

Sussman, E., and K. Langa. 1993. "The Effect of Cost-containment Policies on Rates of Coronary Revascularization in California." *New England Journal of Medicine* 329, 24:1784–89.

Temin, P. 1988. "An Economic History of American Hospitals." In *Health Care in America*, edited by T. Frech. The Pacific Research Institute.

Thomas, J. 1994. "Senator: Health Care Fraud Costs Staggering." *St. Petersberg Times*, July 9, 6a.

Thomasson, Melissa A. 2003. "The Importance of Group Coverage: How Tax Policy Shaped U.S. Health Insurance." *American Economic Review* 93, 4: 1374–75.

Town, R., and W. Vogt. 2006. "How Has Hospital Consolidation Affected the Price and Quality of Hospital Care?" Robert Wood Johnson Foundation Polity Brief.

Tunney, J. 1971. U.S. Congress, Senate, Committee on Labor and Public Welfare, Subcommittee on Health, *Health Care Crisis in America, Hearings* before the Subcommittee on Health of the Committee on Labor and Public Welfare, 92nd Congress, first session, 3. Cited in Stevens, R., and R. Stevens, 1974, *Welfare Medicine in America*. New York: Free Press.

U.S. Department of Health and Human Services. 2003. *Health, United States.*

U.S. Government Accountability Office. 2006. "Consumer-Directed Health Plans: Small but Growing Enrollment Fueled by Rising Cost of Health Care Coverage." GAO-06–514, April 28.

United Health Group Press Release, July 12, 2006.

Walker, J. et al. 2005. "The Value of Health Care Information Exchange and Interoperability." *Health Affairs Web Exclusive* (January):W5–10.

Ware, J., and C. Sherbourne. 1992. "The MOS 36-Item Short-Form Health Survey (SF-36): I. Conceptual Framework and Item Selection." *Medical Care* 30, 6:473–83.

Weiler, P. et al. 1993. *A Measure of Malpractice*. Cambridge, MA: Harvard University Press.

Weir, D. 2007. "Most Seniors Now Have Drug Coverage." University of Michigan, unpublished report.

Weisbrod, B. 1991. "The Health Care Quadrilemma: An Essay on Technological Change, Insurance, Quality of Care, and Cost Containment." *Journal of Economic Literature* 29, 2:523–52.

Werner, R. 2005. "The Impact of Quality Report Cards on Racial Disparities and Health Outcomes." University of Maryland, unpublished manuscript.

Werner, R., D. Asch, and D. Polsky. 2005. "Racial Profiling: The Unintended Consequences of Coronary Artery Bypass Graft Report Cards." *Circulation* 111:1257–63.

Werner, R., and E. Bradlow. 2006. "Relationship between Medicare's Hospital Compare Performance Measures and Mortality Rates." *JAMA*, 296:2694–702.

Wickizer, T., J. Wheeler, and P. Feldstein. 1989. "Does Utilization Review Reduce Unnecessary Hospital Care and Contain Costs?" *Medical Care* 27, 6:632–47.

Williams, G. 1991. *Kaiser-Permanente Health Plan: Why it Works*. Oakland, CA: Kaiser Foundation.

Woolhandler, S., and D. Himmelstein. 2006. "Massachusetts' Mistake." Available at: http://www.tompaine.com/articles/2006/04/07/massachusetts_mistake .php (Accessed April 7, 2006).

Woolley, J., and G. Peters. 2007. *The American Presidency Online*. Santa Barbara, CA: University of California (hosted), http://www.presidency.ucsb .edu/ws/?pid=12892

Worthington, P. 1978. "Alternatives to Prepayment Finance for Hospital Services." *Inquiry* 15(September):246–54.

Yegian, J. et al. 2000. "The Health Insurance Plan of California: The First Five Years." *Health Affairs* 19, 5:158–65.

图书在版编目（CIP）数据

红色警报:如何安全重振美国医疗保健体系/[美]戴维·德
兰诺夫著;许永国,黄丞译. —上海:上海三联书店,2018.6
ISBN 978 - 7 - 5426 - 6165 - 4

Ⅰ.①红… Ⅱ.①戴…②许…③黄… Ⅲ.①医疗保健制度—
研究—美国 Ⅳ.①R199.712

中国版本图书馆 CIP 数据核字(2017)第 314289 号

红色警报：
如何安全重振美国医疗保健体系

著　　者 / [美]戴维·德兰诺夫
译　　者 / 许永国　黄　丞

责任编辑 / 黄　韬　郑秀艳
装帧设计 / 一本好书
监　　制 / 姚　军
责任校对 / 张大伟

出版发行 / 上海三联书店
　　　　　(201199)中国上海市都市路 4855 号 2 座 10 楼
邮购电话 / 021 - 22895557
印　　刷 / 上海盛通时代印刷有限公司

版　　次 / 2018 年 6 月第 1 版
印　　次 / 2018 年 6 月第 1 次印刷
开　　本 / 640×960　1/16
字　　数 / 300 千字
印　　张 / 19.5
书　　号 / ISBN 978 - 7 - 5426 - 6165 - 4/R·107
定　　价 / 68.00 元

敬启读者,如发现本书有印装质量问题,请与印刷厂联系 021 - 37910000